ECMO 手册

（第2版）

主　编　龙　村　赵　举

副主编　高国栋　楼　松

编　者　（以姓氏笔画为序）

于　坤	中国医学科学院阜外医院	陈改玲	中日友好医院
石　丽	中国医学科学院阜外医院	赵　举	中国医学科学院阜外医院
龙　村	中国医学科学院阜外医院	胡　强	中国医学科学院阜外医院
冯正义	中国医学科学院阜外医院	胡金晓	中国医学科学院阜外医院
刘　刚	中国医学科学院阜外医院	段雷雷	中国医学科学院阜外医院
闫姝洁	中国医学科学院阜外医院	高国栋	中国医学科学院阜外医院
李　敏	中日友好医院	黑飞龙	中国医学科学院阜外医院
李景文	中国医学科学院阜外医院	曾　敏	中国医学科学院阜外医院
杨九光	中国医学科学院阜外医院	楼　松	中国医学科学院阜外医院
张　涛	中国医学科学院阜外医院	管玉龙	中国医学科学院阜外医院

人民卫生出版社

图书在版编目（CIP）数据

ECMO手册 / 龙村，赵举主编. —2版. —北京：
人民卫生出版社，2019

ISBN 978-7-117-27974-1

Ⅰ. ①E… Ⅱ. ①龙… ②赵… Ⅲ. ①体外循环—手册
Ⅳ. ①R654.1-62

中国版本图书馆 CIP 数据核字（2019）第 019163 号

人卫智网	www.ipmph.com	医学教育、学术、考试、健康、
		购书智慧智能综合服务平台
人卫官网	www.pmph.com	人卫官方资讯发布平台

ECMO 手册
第 2 版

主　　编：龙　村　赵　举
出版发行：人民卫生出版社（中继线 010-59780011）
地　　址：北京市朝阳区潘家园南里 19 号
邮　　编：100021
E - mail：pmph @ pmph.com
购书热线：010-59787592　010-59787584　010-65264830
印　　刷：北京九州迅驰传媒文化有限公司
经　　销：新华书店
开　　本：850×1168　1/32　印张：12.5
字　　数：292 千字
版　　次：2013 年 6 月第 1 版　　2019 年 3 月第 2 版
　　　　　2024 年 5 月第 2 版第 7 次印刷（总第 11 次印刷）
标准书号：ISBN 978-7-117-27974-1
定　　价：65.00 元

打击盗版举报电话：010-59787491　E-mail：WQ @ pmph.com
（凡属印装质量问题请与本社市场营销中心联系退换）

前　言

　　体外膜肺氧合（extracorporeal membrane oxygenation，ECMO）作为有效地循环／呼吸功能支持治疗正在我国各类需要体外生命支持（extracorporeal life support，ECLS）的急危重症领域发挥着越来越显著的作用。中国医学科学院阜外医院（后简称阜外）团队在过去10多年的ECMO支持治疗中经历了坎坷、总结了经验、锻炼了队伍、培训了队友。阜外团队在《ECMO手册》第1版的基础之上，结合阜外400多例ECMO临床管理经验和继续教育培训成果，并充分参考近年来国际ECMO救治技术快速发展成果，编写了第2版《ECMO手册》。旨在以临床技术为要点、救治经验为重心，进一步展现ECMO治疗当中的临床实际问题，为广大ECMO专业人员提供可以借鉴的临床手册，希望形成良好合作、技术过硬的ECMO攻坚团队。

　　此手册面向所有参与ECMO治疗的专业人员，包括体外循环医师、呼吸和循环重症监护医生及护士、急救团队医护人员、胸心外科医生等其他相关体外生命支持的专业人士，尤其是刚刚开展或即将开展ECMO支持的救治团队。

　　因编者水平有限，内容不免有不足之处，敬请不吝赐教！

龙　村　赵　举

2019年1月

第1版前言

　　体外循环（cardiopulmonary bypass，CPB）至今已有 50 余年的历史，其技术在理论、实践及器材等方面均发生了巨大的进步。体外膜肺氧合（extracorporeal membrane oxygenation，ECMO）就是 CPB 技术范围扩大和延伸的典型范例。ECMO 可对危重患者进行有效地循环和呼吸支持，对于危重心功能衰竭和呼吸衰竭的救治有积极的作用。我们根据国内外的经典文献，结合我们的临床经验，编写出这本 ECMO 手册。本手册侧重于 ECMO 治疗中的实用性问题，以简明扼要的形式，阐述 ECMO 的临床问题。

　　此书适用于全国的体外循环师、麻醉医师、心血管外科医师及 ICU 医师阅读。由于编者水平有限，不足之处希望广大读者提出宝贵意见。

龙　村

2007 年 5 月

目　录

目录

第1章

ECMO 概况

第一节　ECMO 的特点

一、基本原理

ECMO 是体外膜式氧合（extracorporeal membrane oxygenation）的英文缩写。ECMO 是将静脉血从体内引流到体外，经膜式氧合器氧合后再用血泵将血液灌注回体内（图 1-1）。临床上主要用于重症呼吸功能不全和心脏功能不全的支持。ECMO 能够进行有效地血液气体交换和组织灌注，可通过保护性肺通气，

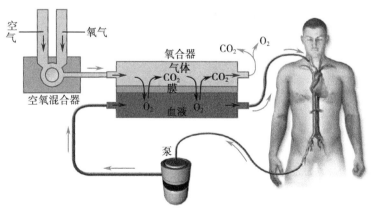

图 1-1　ECMO 原理图

减少呼吸机对肺的损伤；通过降低前后负荷和正性肌力药及血管活性药，使心脏和肺脏得到充分休息，为心肺功能的恢复或脏器移植赢得时间。

二、ECMO 的治疗目的

（一）保障组织灌注

从血液气体交换的角度来看，呼吸机只是通过管道通气的压力、频率和气体浓度的变化来改善肺的气体交换功能。一旦肺解剖或生理发生一系列改变，通过呼吸机进行气体交换就难以实现。例如肺小动静脉短路循环、肺泡严重水肿、呼吸膜严重纤维化等。ECMO 通过体外循环（extracorporeal circulation，ECC），血液通过膜肺能进行有效气体交换。体外循环氧合的血液注入体内可明显改善患者的气体交换功能。

一些重症心力衰竭患者血流动力学的维持主要靠正性肌力药物或血管活性药物，大剂量使用这些药物将导致微循环血管收缩，长时间使用可使微循环灌注不足，组织缺氧、缺血。ECMO 可通过机械的血液灌注，使正性肌力药或血管活性药的用量明显减少，微循环收缩得以改善，从而使组织灌注得以保障。

由于 ECMO 可有效进行血液的气体交换和机体组织灌注，对于极重症呼吸和循环衰竭患者，ECMO 可延长生命。这是 ECMO 的第一步。对于少数患者，ECMO 撤离后可维持低水平的新陈代谢，以达到延长寿命之目的。

（二）等待心肺功能恢复

对重症呼吸衰竭的患者，ECMO 支持时呼吸机的参数可调到较低的范围，以达到保护性肺通气的目的。一些急重症的呼吸衰竭患者，如 ARDS、新生儿呼吸衰竭等，在 ECMO 支持过程中肺可得到充分的休息,肺的组织结构或病理状况得以改善,最终得以恢复。

对重症心力衰竭的患者,ECMO 支持时可有效地降低心脏的前负荷、减少正性肌力药物或血管活性药物的应用,进而使心肌氧耗减少,氧供增多。心脏这种休息状态对于缺血再灌注损伤心肌功能的恢复至关重要。有些患者在心脏手术后,心室心肌的收缩不能克服外周阻力,如心脏移植供体右室小、肺阻力高、法洛四联症根治术后左室发育差等。ECMO 期间可逐渐控制流量,慢慢增加心室负荷,以达到心肌训练的效果,最后使心室心肌的收缩力量能够克服外周阻力,保障机体灌注。

(三)等待心肺移植

对重症慢性肺功能衰竭和心力衰竭不能维持正常新陈代谢的患者,ECMO 的支持可维持充分的组织灌注和内环境稳定,阻断病理生理的恶性循环。这样就可赢得充分的时间等待移植供体,并在肺或心脏的移植术后使其功能得到尽快恢复。

(四)供体捐献

对于某些脑死亡患者(如严重外伤),如果进行器官捐献要通过一系列的法律手续和临床检查(如组织配型、血管造影等)。ECMO 的支持可维持充分的组织灌注和内环境稳定,避免大剂量正性肌力药物或血管活性药物的应用。这样可提高移植供体的质量,保护移植器官,并在移植术后使被移植的器官功能恢复更快。

三、ECMO 的治疗特点

ECMO 治疗期间,心脏和肺得到充分的休息,而全身氧供和血流动力学处在相对稳定的状态。此时膜式氧合器可进行有效的二氧化碳排除和氧的摄取，血液驱动器使血液周而复始地在机体内流动。这种呼吸和心脏的支持优越性表现在：①有效地改善低氧血症。现有氧合器能将静脉血氧合为动脉血。在ARDS 急性期气体弥散障碍，肺小动静脉分流时，ECMO 可满足机体组织细胞的氧需要，并排出二氧化碳。②长期支持性灌注为心肺功能恢复赢得时间，目前 ECMO 最长的支持时间为603 天。③避免长期高氧吸入所致的氧中毒。④ECMO 期间的保护性肺通气，避免了机械通气损伤。⑤有效的循环支持。ECMO 治疗期间可进行右心辅助、左心辅助或全心辅助，心脏射血可由离心泵代替，机械射血能力可达 5L/min。同时它可通过调节静脉回流，降低心脏前负荷。在保证血流供应时，适当应用扩血管药，可改善微循环灌注并降低心脏后负荷。此时扩血管药使用安全度很大。由于前、后负荷改善，在没有或较少的正性肌力药物作用下，心肌获得充分休息。⑥ECMO 治疗中可用人工肾对机体内环境如电解质进行可控性调节，其安全度高、效果好。

四、ECMO 的其他名称及缩写

ECMO 在临床应用中有很多形式和目的，所以有很多的名称和缩写，本书列举了一些相关常见词组供大家参考（表 1-1）。

表 1-1 ECMO 的其他名称与缩写

缩写	英文全称	中文全称
$ECCO_2R$	extracorporeal carbon dioxide removal	体外 CO_2 排除
ECLA	extracorporeal lung assist	体外肺支持
ECLHA	extracorporeal lung and heart assist	体外心肺支持

缩写	英文全称	中文全称
ECLS	extracorporeal life support	体外生命支持
ECPR	extracorporeal cardio-pulmonary resuscitation	体外心肺复苏
ELSO	extracorporeal life support organization	体外生命支持组织
AREC	assistanc respiratory extracorporeal	体外辅助呼吸
IVBGE	intravenous blood gas exchange	静脉内血气交换
IVOX	intravenous oxygenator	静脉内氧合
EPBGE	extrapulmonary blood gas exchange	肺外血气交换
PCPS	percutaneous cardiopulmonary support	经皮心肺支持

第二节　ECMO 发展趋势

一、器械改进

ECMO 的膜肺要求长时间的气体交换能力, 硅胶膜肺在这方面虽有特长, 但其交换能力有限, 预充量大, 阻力高, 无抗凝涂层。传统中空纤维膜肺抗血浆渗透能力弱, 限制其在 ECMO 中的应用。现在的一些中空纤维经过涂层处理后, 不仅可保持长时间良好的气体交换能力, 还具有抗凝、抗血浆渗透和迅速排气的功能。ECMO 的驱动泵以离心泵为主, 其设计增加了血液驱动力, 对血液摩擦力小, 减轻了热量和血栓的产生, 其流量控制较为精确, 不仅用于大体重患者, 还适合小体重婴儿。通过流量监测反馈系统, 使离心泵保持一定转速, 防止血流倒流。Jostra 公司的 CardioHelp 离心泵设计轻巧, 同时具有温度监测、压力监测、氧饱和度监测, 整个 ECMO 系统可形成手提式, 利于野外急诊抢救。VV ECMO 的静脉双腔插管（double lumen canula，DLC）原来主要用于小儿，并采用切开置管。目前绝大部分患者的插管均采用经皮穿刺法，迅速简便，并发症少。特别是成人的静脉双腔管经皮穿刺，对 ECMO 的迅速建立和减少 ECMO 的血液再循环有非常积极的作用。

二、临床技术提高

ECMO 应用于婴幼儿呼吸功能不全的比例明显下降。1992 年 ELSO 统计的新生儿 ECMO 呼吸支持为 1281 例，到 2004 年则下降至 680 例。主要是因为其他的治疗方法有更明显的效果，如一氧化氮和表面活性物质的应用；人工呼吸方法和呼吸机的改善。ELSO 的资料表明循环支持 ECMO 的比重越来越高。以往单纯的呼吸支持 ECMO 主要采用的是 V-A 转流。临床中发现，V-V 转流患者血流动力学更为平稳，易于管理，目前呼吸支持 ECMO 的 V-V 转流比例渐渐增大。近年来流行性重症病毒性肺炎频发，成人为易感人群，成人 ECMO 呼吸支持日益增多。随着临床经验的增多，器械的完善，成人 ECMO 呼吸支持的临床疗效明显提高。目前 ECMO 系统均采用涂层技术，经皮插管技术使 ECMO 循环支持能得以迅速建立，促进 ECPR 的应用。ECPR 不仅在医院急诊室、导管室建立，院外建立 ECPR 也越来越多见。

近来在导管室中采用导管房间隔穿透术（即通过周围静脉进入右心房，再通过穿透的房间隔至左心房），可不开胸建立有效的左心辅助。在离心泵的负压吸引下，血流可有效地引至体外，再通过周围动脉注入体内。此法不需要手术，可有效地降低左心房压力（left atrial pressure，LAP），并保证组织灌注，估计今后应用前景广泛。

一般认为，ECMO 建立的前提是心肺功能的可恢复性，对于慢性晚期的呼吸衰竭、心脏衰竭为禁忌证。如果患者的经济条件许可，患者家属和患者的态度积极，ECMO不失为挽救生命、延长寿命的有效方法。阜外医院在大量的临床实践中发现，利用ECMO可对心室肌进行力量训练，一般为5～7天。具体的适应证有：心脏移植供体不能耐受受体的肺动脉高压；移植供体心脏太小，不能满足供体血流需要；先天性心脏病畸形矫治满意，心室相对狭小，如Switch手术、F4根治术等。

　　ECMO在移植受体的获得中发挥积极作用。在供体取出前有一系列严格的医疗和法律程序需要时间完成。一些供体患者特别是交通事故者内环境紊乱，血流动力学不稳定，靠大量的血管活性药物维持，这对供体脏器产生严重的损伤，对移植效果产生不良影响。此时用ECMO可为完成法律程序赢得时间。此过程可满足移植供体的血流，减少血管活性药物的应用，对内环境可进行有效的纠正，使供体器官活力较强，在完成移植后，可在短时间内恢复相应功能。

　　2008年以前，大部分ECMO患者采用麻醉肌松，气管插管，辅助呼吸机；现在，很多患者在ECMO期间保持清醒状态，维持自主呼吸，或气管切开，辅以面罩给氧。这种状态利于护理，减少了褥疮的发生，利于肠道营养和肠道菌群正常平衡。2008年前ECMO系统多未采用涂层技术，ECMO系统易发生血栓。在应用大量的肝素后，又导致一些患者渗血不止。ECMO医师的注意力主要集中在并发症的处理上，其日常工作非常忙乱。现在ECMO系统均采用涂层技术，大大提高了ECMO系统的生物相容性和抗凝功能，进而减少了肝素的应用。对于一些特殊患者，如心脏外科术后或多发性创伤，可在有出血或渗血时停用肝素，在保障ECMO系统充分血液流动的前提下，避免ECMO系统内血栓形成。2008年前，ECMO只能在少数大的医疗中心开展,需要专家实时看管;现在,很多医院可常规开展此项技术,一般情况下只需一名护士按照常规看护即可,医师的大部分精力集中在如何保障 ECMO 期间的组织灌注,尽量使心肺康复。正是因为上述变化,ECMO 的并发症越来越少,成功率越来越高。Bartlett 对未来 10 年展望中认为,随着 ECMO 对慢性心功能和肺功能衰竭患者的支持,2025 年家庭 ECMO 有望成为可能。

　　表 1-2 反映出 ECMO 适应证和禁忌证的变迁。原来的禁区被不断突破。应该指出,不同国家和医院的技术水平有差别,经济水平也有差别。在进行 ECMO 之前,应充分考虑对 ECMO 成功的把握度。如果成功的概率很小,对患者进行 ECMO 一定要慎重,否则会增加患者痛苦,消耗社会资源,并造成相关医务人员的劳动负担。

表 1-2　ECMO 适应证和禁忌证的变迁

状况	1990 年	2000 年	2010 年	2017 年
脑出血	×	×	×	?
高龄	×	×	?	?
多脏器衰竭	×	×	×	?
严重出血	×	×	×	√
慢性脑功能损伤	×	?	?	√
呼吸机时间过长	×	×	?	√
免疫抑制状态	×	×	?	√
癌症患者	×	?	?	?
长途转运	×	?	√	√
一般性出血	×	√	√	√
感染性休克	×	√	√	√

注:×,禁忌证;?,不确定;√,适应证

　　预计今后的 ECMO 将向小型化、接近生理，以及多种技术联合的方向发展。未来，ECMO 的操作更为简单、并发症更少，甚至可不需要抗凝，在家应用将给更多生命垂危的患者带来生的希望。因此，人工心肺的终身替代可能不是梦想。

（龙　村）

第2章

ECMO 治疗的氧代谢基础

ECMO 是抢救垂危患者生命的一项新型技术，其生理学目标是为机体提供足够的氧合血液，满足其代谢需要并改善代谢废物的排出。组织氧代谢障碍是危重患者病理生理的重要特点，并成为危重症患者病情发展的共同基础。

第一节　氧代谢的生理学

机体组织细胞生存有赖于持续的氧供（DO₂），氧耗（VO₂）则是代谢需求的反映，在心肺和血液系统功能相互配合下，达到合适的氧供需平衡，才能维持良好的组织氧合和生命功能，这一过程由呼吸、循环和血液系统共同完成，从大气到肺泡、血液和组织细胞的氧分压呈逐渐下降趋势，称氧阶梯。

一、氧和二氧化碳在肺、血液和组织中的压力变化

肺泡内的 PO_2 是 104mmHg，进入肺毛细血管的静脉血 PO_2 是 40mmHg，血液 PO_2 迅速升高接近 104mmHg。98% 进入左心房的血液是经过肺毛细血管氧和的血，2% 的血液是由主动脉直接进入支气管循环供应肺组织自身代谢后回流的静脉血，造成左心室血氧分压下降至 95mmHg。当动脉血进入周围组织毛细血管，氧迅速向组织液弥散，通过毛细血管后血 PO_2 降至

40mmHg。由于氧由毛细血管到达组织细胞的弥散距离不等，正常细胞内 PO_2 从 5～40mmHg 不等，平均为 23mmHg。由于满足细胞生化反应所需的 PO_2 差仅为 1～3mmHg，所以细胞内 23mmHg 的 PO_2 有很大的安全保障。

细胞产生的二氧化碳顺 PCO_2 压力梯度进入毛细血管之后再进入肺泡排出，与氧转运的方向相反。但是二氧化碳的弥散速度是氧的 20 倍。所以驱动二氧化碳弥散的二氧化碳压力阶差较氧低。动脉血 PCO_2 为 40mmHg，细胞内 PCO_2 大约 46mmHg，毛细血管静脉端 PCO_2 约 45mmHg。

二、氧在血液中的转运

97% 的氧是与血红蛋白（Hb）结合形式存在。氧与血红蛋白可逆性结合，氧离曲线反映了不同 PO_2 下 O_2 与 Hb 的结合及分离情况。血液流经组织时释放出的 O_2 容积相当动脉血 O_2 含量的百分数称为 O_2 的利用系数，组织在毛细血管从动脉血中摄取氧的百分比称为氧摄取率（oxygen extraction ratio，O_2ER），可用公式：$O_2ER=VO_2/DO_2$。正常值为 22%～32%。$O_2ER=(CaO_2-CvO_2)/CaO_2×100\%$。$DO_2$ 减少时，机体通过增加 O_2ER 而维持 VO_2 恒定，O_2ER 最高可超过 70%。在体外循环（cardiopulmonary bypass，CPB）中有许多因素可以影响氧离曲线的倾斜度及曲线的位移，包括 pH、PCO_2、温度、2，3-DPG 等。

三、氧在细胞中的代谢

组织细胞与毛细血管的距离很少超过 50μm，氧可以快速由毛细血管弥散入细胞，细胞内呼吸酶系统在 PO_2 高于 1mmHg 时即可触发，最重要的限速因素是细胞内 ADP 浓度。组织每分钟的氧供量取决于单位体积血液的氧含量和每分钟组织的灌注流量。当组织灌注流量下降时,组织细胞内的 PO_2 有可能下降到 1mmHg 以下,在这种情况下,组织氧利用受灌注流量的限制,无论细胞氧利用是受弥散限制还是灌注流量限制,细胞氧供很快就会低于维持生存的水平。

四、缺氧对机体的损伤

(一)缺氧导致的细胞损伤

在细胞内 ATP 含量减少以前,细胞膜电位已开始下降,其原因为细胞膜对离子的通透性增加,导致离子顺浓度差通过细胞膜,造成 Na^+ 内流、K^+ 外流和 Ca^{2+} 内流。Na^+ 内流严重时导致细胞水肿,血管内皮肿胀可堵塞微血管,加重组织缺氧。K^+ 外流使细胞内缺 K^+,导致合成代谢障碍,酶的生成减少,进一步影响 ATP 的生成和离子泵的功能。Ca^{2+} 内流增加和肌浆网 Ca^{2+} 摄取障碍,胞浆 Ca^{2+} 浓度上升会抑制线粒体的呼吸功能,激活磷脂酶引起溶酶体的损伤及其水解酶的释出,增加自由基形成,加重细胞损伤。

轻度缺氧或缺氧早期线粒体功能是增强的。严重缺氧首先影响线粒体外的氧利用,当线粒体部位氧分压降到临界点 1mmHg 时,可损伤线粒体的呼吸功能,使 ATP 生成更减少。严重时,线粒体肿胀,嵴崩解,破裂和基质外溢。

缺氧时因糖酵解增强使乳酸生成增多和脂肪氧化不全导致酸中毒,引起磷脂酶活性增高,使溶酶体膜磷脂被分解,溶酶体肿胀、破裂和大量溶酶体释出,从而导致细胞及其周围组织的溶解、坏死。

(二)缺氧对机体各脏器的损伤

缺血缺氧情况下,机体通过血流的重新分配和不均等性血管收缩,可以将一些重要脏器的氧供需平衡维持在正常水平

（如心、脑、肺），但这是以牺牲其他器官如肠道、肾脏等的氧供为代价，因而产生氧债、组织缺氧、休克以及相关的器官衰竭，并有组织酸中毒，对脏器产生损伤。

脑对缺血缺氧最为敏感，正常情况下，脑血流占心输出量的 15%，脑氧耗占总氧耗的 23%，脑灰质比白质耗氧多 5 倍，对缺氧耐受性更差。缺氧和酸中毒导致脑毛细血管通透性增加，出现脑细胞和脑间质水肿。

严重的全身缺氧可使心脏受累，发生心力衰竭。肺泡缺氧可使肺血管收缩，增加肺循环阻力，造成严重的肺高压。心肌缺氧可降低心肌的舒缩功能，甚至使心肌发生变性坏死。缺氧还会引起窦性心动过缓、期前收缩，甚至心室颤动。全身严重缺氧使机体乳酸和腺苷等代谢产物堆积，扩张外周血管，使回心血量减少。

急性缺氧可造成肺水肿，影响换气功能，导致 PaO_2 进一步下降。

第二节　危重患者氧代谢

一、全身氧供 / 氧耗失衡的机制

（一）氧供

氧供（DO_2）是机体通过循环系统于单位时间内向外周组织提供的氧量，由心输出量（cardiac output, CO）、SaO_2、Hb 和 PaO_2 等因素决定，$DO_2=CO×CaO_2×10ml/（min·m^2）$，正常值为 $520\sim720ml/（min·m^2）$。无论患者体重大小，正常 DO_2 都是 VO_2 的 4~5 倍。正常动脉血的氧含量一般为 200ml/L，不同体重和不同代谢强度的患者氧供主要取决于心输出量。危重患者的管理中，氧含量是重要的检测指标。有关 PaO_2、SaO_2 和氧含量的关系见图 2-1。正常血液 PaO_2 40mmHg 时的氧含量比贫血血液 PaO_2 100mmHg 的氧含量要高。

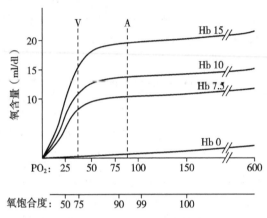

图 2-1　血液中 PO_2、血红蛋白、氧饱和度与氧含量之间的关系

（二）氧耗

氧耗（VO_2）是组织在单位时间内实际摄取的氧量。通常用反向 Fick 公式计算：$VO_2=DaO_2-DvO_2=(CaO_2-CvO_2)\times CO=CO[(SaO_2\times Hb\times13.8)-(SvO_2\times Hb\times13.8)]=CO\times Hb\times13.8\times(SaO_2-SvO_2)$，其正常值为 110～160ml/（min·m²）。VO_2 由组织代谢率控制，因此在静息、麻醉和低温状态下氧耗降低，而在肌肉运动、感染、发热和体内儿茶酚胺与甲状腺素增加状态下氧耗增多。氧供充足且组织可以有效地利用氧时，VO_2 即氧需要量。当机体处于氧供不足的状态下时，VO_2 仅表示实际氧利用而不能反映机体氧需要量。

（三）临界 DO_2 值（DO_2crit）

DO_2 和 VO_2 的正常比值为 5∶1。氧供临界值（DO_2crit）代

表充足的组织氧合所需要的最低水平 DO_2。如果 DO_2 低于这个水平，VO_2 就会低于正常水平，从理论上讲，这种情况发生于氧供与氧耗的比值小于 $1:1$ 时，但实际上，这种情况在比值小于 $2:1$ 时即可发生。存在这种理论与实际差异的原因在于部分全身氧供分布到一些耗氧少的组织，如皮肤、脂肪和韧带等。当 DO_2 低至 VO_2 开始降低而出现无氧代谢时，即达到所谓 DO_2crit，此时的氧摄取率（ERO_2）称为临界氧摄取率（ERO_2crit）。一般将 DO_2 10ml/($kg \cdot min$) 作为危重患者 DO_2 的"安全"值进行调控。在 DO_2/VO_2 比值的临界点 $2:1$ 到正常比值 $5:1$ 的区间范围内，氧供减少被增加血液氧释放的方式所代偿，混合静脉氧饱和度（SvO_2）可准确反映这个比值。如果动脉血充分氧合，SvO_2 降低部分就是动脉血氧释放部分。因此，如果氧释放率为 20%，SvO_2 即为 80%；如果氧释放率为 33%，SvO_2 则为 67%。

（四）VO_2 对 DO_2 的依赖现象

VO_2 对 DO_2 的依赖性实际上是氧需要量对 DO_2 的依赖性。此时，VO_2 随着 DO_2 的改变而变化，氧摄取率却不随 DO_2 改变而变化。

1. 生理性氧供依赖（physiologic supply dependent）　正常情况下，DO_2 在一定范围内发生变化，VO_2 仍可保持恒定，称为生理性氧供依赖。DO_2crit 正常值 8ml/($min \cdot m^2$)，此时斜率（O_2ER）最大，可达到 70%。

2. 病理性氧供依赖（pathologic supply dependent）　重危患者代偿机制耗竭，随着 DO_2 的减少，O_2ER 仅有限增加，VO_2 在更大的范围内依赖于 DO_2，发生无氧代谢，称为病理性氧供依赖（图 2-2）。这与重危患者微血管自身调节功能障碍和血管栓塞、细胞利用氧的能力降低、弥散障碍等有关。

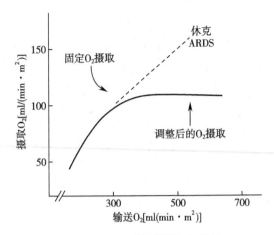

图 2-2　ARDS 时氧摄取和氧消耗

(五) 氧债

氧债是在缺血缺氧期间所积累的、必须在缺血缺氧期后组织供氧恢复时偿还的氧缺失量。计算公式为：$VO_2debt=VO_2need-VO_2actual$。在循环功能衰竭时 VO_2 很低，后来在循环功能改善后的一段时间内达到超正常水平（超射）。确定氧债存在的指标包括氧供依赖性氧耗、术前 VO_2 与术后 VO_2 之差、平均 VO_2 与术后实际 VO_2 之差、血乳酸浓度的升高、DO_2 低于 DO_2crit、呼吸商>1.0、氧流试验阳性等。

氧债形成累积的时间长短和程度直接与患者内脏器官衰竭的数量以及术后死亡率密切相关。累积的时间越长、程度越重，患者内脏器官衰竭的数量越多，术后死亡率越高。发现早期氧债的成因，如低血容量，低氧血症，组织低灌注以及组织缺氧并给予及时纠正，是减少内脏器官衰竭甚至患者死亡的有效措施。

二、危重患者氧代谢障碍的原因

组织的供氧量＝动脉血氧含量×组织血流量；组织的耗氧

量 =（动脉血氧含量－静脉血氧含量）× 组织血流量。可见患者氧代谢与循环和呼吸功能均有关。

1. 呼吸功能不全　呼吸功能不全主要造成低张性缺氧。动脉血氧分压（PaO_2）、氧含量（CaO_2）和氧饱和度（SaO_2）均下降。毛细血管床中氧压力梯度不够，向组织、细胞弥散的动力不足。各种原因如创伤、胃酸或毒性气体的吸入、感染脓毒血症、休克以及氧中毒等造成的肺损伤都可能导致呼吸衰竭，影响氧的交换，发生低氧血症，机体供氧显著下降。ARDS 患者的这种代偿机制耗竭，在所有氧供水平都出现氧耗对氧供的绝对依赖或病理性依赖（图 2-3）。

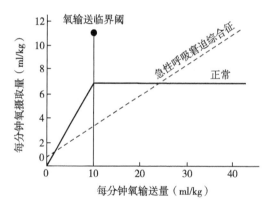

图 2-3　正常人和 ARDS 患者的氧代谢曲线

2. 循环功能衰竭　循环功能衰竭主要造成循环性缺氧。PaO_2、CaO_2、SaO_2 是正常的。单位时间内流过毛细血管的血量下降，故弥散到组织、细胞的氧含量下降，导致组织缺氧。

3. 血液氧转运能力下降　血液性缺氧是由于 Hb 数量下降或性质改变，以致血氧含量下降或 Hb 结合的氧不易释出所引起的组织缺氧。

4. 组织细胞氧利用障碍　原因包括细胞结构功能严重破坏、线粒体损伤、毛细血管内皮损伤和组织水肿等引起氧的利用障碍；组织性缺氧时 PaO_2、CaO_2、SaO_2 一般均正常。

5. 组织氧耗增加　全身或局部严重感染、营养不良、手术的再打击以及创伤修复本身对氧的需求增加，患者可能处于代谢过盛状态。应激反应时，血压升高，脉搏增快，呼吸急促，体温升高，代谢增强，对氧的需求明显增加。PvO_2、CvO_2 较低。

三、危重患者氧代谢的特点

1. 氧消耗量大　创伤、感染、脓毒血症、出血、大手术等，随着机体的应激反应，儿茶酚胺增多，交感神经兴奋，心率、呼吸增快，机体对氧和能量的需求量成倍增大，这是伤后为修复机体及抗感染而提高代谢率的一种正常反应。此时如果氧供不能同步增加，机体可进一步通过提高心率、加快呼吸频率、加深呼吸运动来代偿，同时通过血管紧张素 II 的调节，减少非重要脏器的血流，确保重要器官的血供和氧供，这都加重了氧的消耗。多器官功能障碍综合征（multiple organ dysfunction syndrome，MODS）和脓毒症的晚期则不同，由于存在影响组织细胞氧摄取的因素，氧利用明显降低，表现出其静脉血氧含量反而增高的不正常状态。

2. 机体做功增加　危重患者全身应激反应剧烈增强，使代谢率异常增高，突出表现在心率、呼吸增快，无效腔增大，心肺做功增加。

3. 氧供效率降低　危重患者往往存在诸多有损氧供和氧利用的因素。休克使组织灌注降低，组织缺氧和缺乏能量，进行着乏氧代谢。贫血减少了氧载体的数目，特别是合并有急性心功能不全（AMI）和 ARDS 时，使氧供明显减少。

4. 监测指标的不确定性　反映健康人氧代谢的监测指标不一定能真实地反映非常状态下组织细胞的缺氧情况。因为此刻在组织微循环上发生了显著的病理生理变化：肾上腺素增多，削弱微血管自身调节功能；全身炎性反应所致的内皮肿胀、组织水肿以及体液中的血管活性物质平衡失调，可使部分毛细血管处于机械性阻塞和功能性痉挛的状态；红细胞凝集成微栓，改变血流分布，动、静脉短路降低毛细血管密度，血管内皮细胞损伤、基膜破坏、内皮细胞间隙增大、通透性增加，组织液外渗，加重了细胞间隙水肿；血液黏度增加，微血流缓慢、淤滞，妨碍氧的输送弥散。这些都直接影响细胞摄取氧，构成了危重患者病理性氧代谢的基础，出现常见的虽然动脉血气指标大致正常，但组织细胞仍然缺氧的现象。

5. 脏器对缺氧反应的多样性　由于机体各组织器官的组织结构的差异，循环和代谢情况十分复杂，各组织器官的基础代谢和对病理变化的反应有很大不同，表现在脏器对缺氧的耐受程度及对缺氧性损害的表现上不一样。一般来说，组织的氧供与其代谢和功能相适应，心、脑等重要生命器官血液灌流量高，氧耗量也大，对缺氧的耐受性差。

四、危重患者氧障碍的纠正

（一）对因治疗

积极治疗原发病，如对引起急性心源性休克（cardiogenic shock，CS）和 ARDS 的原因进行治疗。是否进行氧治疗应具体情况具体对待，对通气不足、通气血流比值失调，弥散功能减退等均可通过提高吸氧浓度来改善缺氧。而对贫血型循环障碍及心脏畸形的缺氧，通过吸氧、增加血浆物理溶解氧量起一定辅助作用，但不能彻底纠正缺氧。

（二）增加全身和局部氧供

治疗时应增加 DO_2 直到 VO_2 出现平台。DO_2 和 VO_2 升高可能是良好预后的标志，总体 DO_2 正常，由于血流分布不均，局部仍可能存在组织灌流不足，故除测量 DO_2 和 VO_2 外，还应测量组织代谢指标如乳酸、动静脉 PCO_2 差、黏膜内 pH 等可靠组织氧合指标，更好地预测预后。增加全身和局部氧供的具体方法包括：吸氧；充分及时的液体复苏；维持充足的组织灌注、改善微血管功能恢复微循环灌注；改善细胞组织的微环境、维持正常水、电介质和酸碱平衡，消除炎症介质和毒性物质等；以及改善细胞代谢、增加能量底物等。

（三）减少氧需要量

低温可以降低机体代谢率和氧耗，低温还有助于高能磷酸化合物的储存及减少兴奋性神经递质的释放，这对神经系统的保护是特别重要的。对于高热患者特别是神经系统有缺血、缺氧高危因素的患者，需要全身或头部降温。镇静止痛防止患者紧张躁动以减少氧耗。对于严重创伤、意识丧失和呼吸衰竭的患者需行气管插管机械通气。

第三节　ECMO 治疗原理

ECMO 的基本工作原理是将患者的静脉血引流至体外，氧合后，再回输到患者的动脉或者静脉，替代或部分替代心脏、肺脏功能，可在一段时间内持续维持患者基本生命体征，以争取心、肺病变得到治愈及功能恢复的机会。ECMO 作为一种危重患者的治疗手段主要用于循环支持、呼吸支持及替代体外循环三个方面。循环支持主要用于急性心肌炎、急性心肌梗死（acute myocardial infarction, AMI）导致的心源性休克和心脏术后心源性休克的抢救以及安装心室辅助装置、人工心脏及心脏移植前的过渡。呼吸支持包括 ARDS 及新生儿肺疾病的治疗。替代体外循环主要用于肺移植、神经外科、供体脏器支持、急性肺栓塞（acute pulmonary embolism，APE）的抢救等。

一、ECMO 模式

ECMO 的实施包括静脉血引流，经过氧合器氧合并排出二氧化碳，使静脉血变成动脉血，最终进入人体静脉（VV）或动脉（VA）系统。

（一）静脉 - 动脉模式

静脉 - 动脉（VA）模式对患者的心脏和肺都有支持作用，在主动脉内 ECMO 灌注血流和左心室射出的血流混合，所以患者动脉血的氧含量和二氧化碳含量是两种来源的血流混合的结果。ECMO 之前，由于内源性和外源性儿茶酚胺的作用，机体 VO_2 高，同时伴有全身缺氧，动脉氧饱和度低至 85%，而静脉氧饱和度降至 50%。VA 模式一旦建立，动脉和静脉饱和度可以很快恢复到正常水平。ECMO 血流是否足够，可通过监测患者的混合静脉氧饱和度来判断，一般维持 SvO_2 在 65%～75%。

（二）静脉 - 静脉模式

静脉 - 静脉（VV）模式仅对患者的肺有支持作用，经氧合器氧合后的动脉血泵入患者静脉系统，与体循环回流的静脉血混合，提高右心房血液的氧分压，降低二氧化碳分压。有一部分混合后的血液又进入 ECMO 管路，称之为"再循环"，另一部分进入右心室经过肺进入体循环。因为静脉回流的血液量与进入静脉系统的血液量相等，故对中心静脉压、左右心室充盈度和血流动力学没有影响。体循环灌注血流是心脏自身的输出量。进行 VV 模式后静脉和动脉氧饱和度均有改善，达到 80% 以上。可以降低呼吸机参数，使得全身氧耗量逐渐恢复正常。

（三）动脉 - 静脉模式

近年来动脉 - 静脉（AV）模式 ECMO 逐步在临床上使用，采用动静脉压力差来驱动血液流经低阻力膜肺，完成气体交换，使肺得到充分的休息。主要用于呼吸支持，患者需要能耐受动静脉分流和心输出量的增加，AV 模式使血流经过氧合器，可以增加二氧化碳的排出，降低机械通气条件。AV-ECMO 能快速改善血液动脉氧分压和有效地移除体内二氧化碳。

有关不同模式 ECMO 的主要差异见表 2-1。

表 2-1　三种模式 ECMO 的比较

鉴别要点	VA ECMO	VV ECMO	AV-ECMO
插管位置	动脉输入：腋动脉，CFA 或主动脉 静脉引流：RIJV，RA，CFV	动脉输入：RIJV，CFV 静脉引流：隐静脉，CFV，RA	动脉输入：CFV，RIJV 静脉引流：CFA，RCCA
循环支持	部分，全部	无直接影响，心功能改善随氧供改善	增加动静脉分流
心脏效果	降低前负荷，增加后负荷，对脉搏压力有影响，冠脉血流来源于左心室射出的血，自身肺功能差可影响心脏供氧	对 CVP 影响很小，对脉搏压力无影响，心脏氧供改善可以降低右室后负荷	增加前负荷，降低后负荷，增加自身心输出量
对血流动力学影响	影响大	影响小	有影响
体循环灌注	CO+ 机械辅助流量	CO	CO- 分流量
肺循环血流	减少	不变	增加

鉴别要点	VA ECMO	VV ECMO	AV-ECMO
动脉压	脉搏波形平坦	脉搏波形正常	脉搏波形正常
中心静脉压	受多种因素影响	准确反映容量状况	受影响
肺动脉压	与 ECC 流量成反比	与流量无关	与分流量成正比
存在右向左分流	混合静脉血进入灌注血流	无	无
存在左向右分流	肺动脉高灌注需提高流量	对 ECC 流量无影响	存在
选择性右上肢、脑灌注	发生	无	无
对气体交换的影响			
充分气体交换流量	80～100ml/(kg·min)	100～120ml/(kg·min)	20～30ml/(kg·min)
动脉血氧和	SaO_2 取决于 ECC 流量	SaO_2 最大流量时可达 80%～95%	SaO_2 最大流量时可达 80%～95%
二氧化碳排出	取决于膜肺型号和通气量	同 VA	取决于膜肺型号、分流量和通气量
氧合器 FiO_2	0.4～0.6	0.6～0.8	0.4～0.6
降低通气条件	快	慢	慢
氧合监测指标	SvO_2 或 PaO_2	SaO_2 或 PaO_2，脑 SvO_2	SaO_2 或 PaO_2，脑 SvO_2
PaO_2	80～150mmHg	45～80mmHg	45～80mmHg

注：RIJV，右颈内静脉；CFV，股静脉；RCCA，右颈总动脉；CFA，股动脉；ECC，体外循环

二、ECMO 治疗期间的气体交换

（一）氧输送

ECMO 期间，氧供受到四方面因素的控制，是体外机械泵流量、这部分血液在氧合器中氧合、患者自身 CO 和这部分血液在自身肺内氧摄取等综合作用的结果。

1. 膜肺的氧交换　血液在氧合器中氧合受多方因素影响，如呼吸膜的构型、膜的材料和厚度、血层的厚度、FiO_2、红细胞经过气体交换区域的时间、血红蛋白水平、氧合器入口处的血液氧饱和度等。反映膜式氧合器功能的参数额定流量可以概括上述各种影响因素。额定流量是正常静脉血单位时间内经过氧合器血氧饱和度由 75% 上升至 95% 的量。膜式氧合器的气体交换面积为 $0.8m^2$ 和 $1.5m^2$ 时，膜面积 $0.8m^2$ 的氧合器额定流量是 1L/min，实际氧转运为 50ml/min。这一指标在为患者选择氧合器和 ECMO 支持中评价其功能具有参考意义。

2. 氧供的决定因素　由于转流中的流量一般都低于膜式氧合器的额定流量，血液经过膜肺后可被充分氧合，机体的氧供取决于灌注流量和氧摄取能力。每升血液的携氧量等于 Hb (g/L)$\times 1.39 \times (SaO_2 - SvO_2)$。当血红蛋白水平低或静脉血氧饱和度高时，血液经过膜肺后摄氧量降低，可以通过降低血红蛋白氧结合能力或提高灌注流量来代偿。反之，我们可以通过提高血红蛋白氧结合能力在较低流量的情况下增加氧供。新生儿在接受 VV 和 VA 模式的 ECMO 时，患儿氧需要量是 200ml/L，满足这一条件在 VA 模式中灌注流量为 400ml/min 即可，VV 模式灌注流量为 660ml/min（图 2-4）。

3. ECMO 治疗期间机体氧供　最终机体动脉氧分压和氧供是患者自身心肺和 ECMO 支持的共同结果。

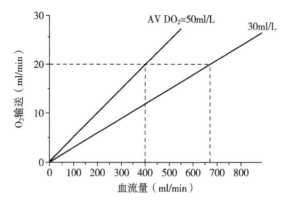

图 2-4 当膜肺在推荐最大流量时使用,血液释放的氧量与静脉血氧饱和度成负相关
为了达到 200ml/L 的氧供,在不同的静脉血氧饱和度下血流量不同。$AVDO_2$ 为 50ml/L 是 VA 灌注的典型指标,而 $AVDO_2$ 为 30ml/L 是 VV 灌注的典型指标

(1)VV 模式:假定患者自身的肺没有气体交换能力。在这种条件下,VV 模式转流时,PaO_2 和 SaO_2 与混合静脉血的值是相等的,不会超过 95%。通常 SaO_2 在 80%~90%,PaO_2 在 40mmHg 上下。只要心输出量可代偿性增加,氧供可以满足机体需要。患者自身肺功能改善后,动脉血氧饱和度将会提高,VV 模式转流中通过动静脉血氧饱和度的差异可以准确衡量自身肺的功能状况。

(2)VA 模式:机械泵灌注的血液氧饱和度通常是 100%,SvO_2 大约是 75%,如果血红蛋白含量是 150g/L,ECMO 灌注的血液氧含量大约为 200ml/L。动脉血气是自身过肺血液和体外灌注血液综合作用的结果(图 2-5)。机体血氧含量 = 体外灌注血液氧含量×(ECC 流量 / 总流量)+ 左心室血氧含量×(过肺血流量 / 总流量)。在下述情况中机体 PaO_2 会上升:流量不变,肺功能改善;体外支持流量不变,心输出量下降;心输出量不变,体外支持流量增加。但是, ECMO 动脉插管的部位和体循环血气的采样部位往往对血气结果的判定有很大影响, 如选择股动、静脉插管时, 冠脉血流和右上肢的血流来自患者的左心室, 是经过自身肺氧合后的血液, 反映患者肺功能状况, 而下肢血液主要是经 ECMO 氧合后的血液。

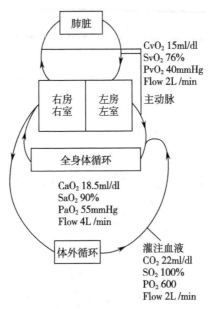

图 2-5 在 VA 循环下, 一半的静脉回流进入体外管路, 另一半进入右室、肺循环和左室

在本例中, 肺内无气体交换, 因此肺动脉血、肺静脉血和主动脉根部的血流氧含量是相同的。这种未氧合的血液和完全氧合的体外血流在主动脉弓混合, 使得体循环动脉氧饱和度为 90%

(二)二氧化碳的排出

1. 膜肺的二氧化碳交换 ECMO 期间膜肺排出二氧化碳的量与膜肺的构型、材料、气体交换面积、进入膜肺的静脉血

PCO_2、灌注流量、膜肺通气量等有关。通常膜肺通气中不含二氧化碳，通气充分时，二氧化碳弥散的压力阶差等于血液的二氧化碳分压。血液经过膜肺，PCO_2 不断降低，压力阶差减小，故二氧化碳在膜肺入血口处排出速度较出血口处快。所以，二氧化碳排出的量与膜肺血液流量关系不大，与进入膜肺血液的 PCO_2 有一定关系，膜肺的气体交换面积和通气量是决定二氧化碳排出的决定因素（图 2-6）。在额定流量下，二氧化碳排出能力较氧摄取能力强。在任何硅胶膜和微孔膜的膜肺中，通气量充足时，二氧化碳的排出较氧合效率高。膜肺的设计通常是为了氧合需要，所以有排出更多二氧化碳的储备能力。

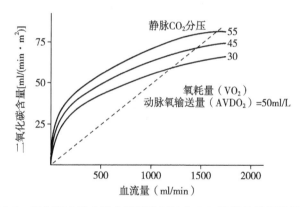

图 2-6　任何氧合器在最大推荐流量以内 CO_2 排出总是好于氧合
在本例中，在 AV DO_2 50ml/L 下氧摄取见虚线，而该氧合器的最大流量维持在 500ml/L 氧供，在任何血流量下，CO_2 排出都超过摄氧，静脉血中 PCO_2 越高，CO_2 排出越多

　2．ECMO 治疗期间机体二氧化碳排出　假设患者自身肺没有气体交换能力，VV 模式 ECMO 时，$PaCO_2$ 与 $PvCO_2$ 相等；VA 模式转流时，$PaCO_2$ 是机械辅助流量和自身心输出量混合

后的结果。由于膜肺二氧化碳排出的高效性，通过调节膜肺的通气量排出机体产生的二氧化碳，使 PCO_2 维持在任一水平。在临床实践中，为了达到充足的氧合效果，膜肺的二氧化碳排出往往是过量的，造成严重的呼吸性碱中毒。这种情况需要在膜肺的通气中加入少量二氧化碳，降低其压力阶差，或降低通气量，以减少二氧化碳的转运。如果患者自身肺的氧交换能力可以满足机体需要，ECMO 的目的是为了排出二氧化碳，可以采用低血流量 VV 模式或 AV 模式。

现在越来越多的聚甲烯戊烯（PMP）无微孔中空纤维膜肺用于临床，其膜面积有所下降，但是氧气和二氧化碳交换的基本原则是不变的，其气体流率与血液流率都是有一定限度的，但是其较低的阻力使得预充和血流分布都更加高效（表 2-2）。

表2-2　膜式氧合器气体交换特点

CO_2 交换（气体流量依赖）	O_2 交换（血流量依赖）
与血流量无关	与气体流量无关
依赖于气体弥散阶差；吹入气体流量；膜表面积	依赖于血流量；血层厚度；弥散膜的厚度；O_2 浓度；膜表面积

动脉 / 静脉压力关系在体外管路中也是一样的。管路动脉端压力决定于泵前负荷、泵流量和血流阻力（管线、管路组成、插管和患者自身血压）。随着流量增大，管路动脉端压力升高，同时管路漏血崩脱的风险也升高，一般认为 300mmHg 之内的压力是安全的。由于静脉血流是由虹吸或者泵产生的负压吸引产生的，管路静脉侧压力较低。如果管路静脉侧压力低于大气压，静脉血流中进气的风险增加（如通过三通阀）；如果负压过大，血液形成气穴，同时红细胞破坏增加。不管使用何种灌注系统，中心静脉血引流量决定了泵的前负荷，也决定着泵流量。

回血插管的位置决定着 ECLS 的模式。回血插管口径应该满足体外支持所需要的流量，又不产生过高的管路压力。回血插管位于静脉中就是 VV 模式，回血插管位于动脉中就是 VA 模式。根据 ECLS 模式的不同，体外支持生理也被称为"串联"（VV）模式或者"并联"（VA）模式。

三、ECMO 期间患者自身肺的情况

（一）肺功能正常时机械通气的原则

当 ECMO 仅用于循环支持时，转流期间无论是从胸部 X 线表现还是生理功能上，肺均处于正常状态。VA 模式下通气血流比极度不匹配，无效腔增加，在呼吸机上表现为呼气末二氧化碳压力降低，如果这时减少机械通气，气道压力过低可能发生肺泡萎陷，所以最好采取呼气末正压（positive end-expiratory pressure，PEEP）通气，气道峰压和平台压不宜过高，维持较低的潮气量和呼吸频率（respiratory rate，RR）。

（二）呼吸功能不全时机械通气的原则

通常，患者存在一定程度的肺部异常和呼吸功能不全，程度从轻度的心源性肺水肿（ECMO 用于心脏支持）到严重的肺功能不全（ECMO 用于呼吸支持）不等。在这种情况下，只要原先存在的高气道压力下降，膨胀的小气道和肺泡可能萎陷，肺部的实变充血在影像学上表现为胸片变白，这时肺部气体交换的生理功能几乎丧失，这在 VA 和 VV 模式的 ECMO 中很常见，患者完全依赖 ECMO 实现气体交换，在此期间如果中断 ECMO，即使只有 1～2 分钟也会造成患者严重缺氧或心脏停搏。因此，在 ECMO 中断期间，需要设置呼吸机通气条件以确保患者安全，一般 FiO_2 为 100%，吸气峰压（peak inspiratory pressure，PIP）<40cmH_2O，PEEP 为 10cmH_2O，呼吸频率 20～30 次 / 分。

ECMO 支持期间为了减轻肺部实变，PIP 低于 40cmH$_2$O，FiO$_2$ 低于 50%，平均气道压力（MAP）维持在 10～20cmH$_2$O。

（三）肺纤维化的预防

肺实变会造成数日至数周的严重肺功能不全，在肺损伤的急性纤维增生期肺功能的恢复伴随着一部分肺组织的破坏和继发性纤维化。实验研究提出减轻肺损伤和纤维化的一些方法，但目前临床上，除了避免呼吸机过高的通气设置外，没有防止进行性肺损伤的方法。

（四）预测肺功能转归

VV 模式支持下，当肺没有气体交换功能时，动脉和混合血静脉氧饱和度相等，呼气末二氧化碳分压很低。当肺功能改善后，动脉血氧饱和度上升，胸片表现为部分区域出现通气，呼气末二氧化碳分压有所增加。处理得当的话，ECMO 3～7 天后，自身肺可以实现总通气量的 20%～40% 的气体交换。ECMO 转流 7 天后，若自身肺气体交换功能低于总量的 20%，肺功能恢复的可能性很低。也有 ECMO 转流 4 周后肺功能未见改善，而最终完全恢复的个案。条件允许的情况下，严重肺功能不全患者 ECMO 期间要维持其肺泡的膨胀状态，同时要避免呼吸机对肺的损伤。建议维持平均气道压（MAP）10～20cmH$_2$O，严格限制 PIP 低于 40cmH$_2$O，FiO$_2$ 低于 50%。传统的治疗方法还包括变换体位、体位引流、利尿脱水、加强营养等。

肺血管阻力是预测肺功能转归的重要指标之一。虽然在肺完全实变时低氧造成的肺血管收缩严重，但肺血管阻力仅轻度升高。这种情况在 VV 模式 ECMO 中较为明显，因为肺循环血量与体循环血量相等，所以即使不监测心输出量，通过平均动脉压（mean arterial pressure，MAP）和平均肺动脉压的比较，可以得出体循环阻力和肺循环阻力关系的比值。当肺完全实变时，肺动脉压可能轻度上升并维持数日；如果继发肺损伤和纤维化，纤维组织取代了肺毛细血管床，肺血管阻力将上升达体循环水平；如发生右心力衰竭，病情则难以恢复。所以，ECMO 期间，肺循环和体循环平均压的比值是肺功能恢复的重要指标。

四、ECMO 期间自身循环系统功能

（一）VV 模式

对血流动力学没有影响，无论是采用两根单独的插管或一根双腔插管，静脉引流回来的血流量与输入体内的血流量相等。

（二）VA 模式

1．心脏　在体外循环中，左心引流一般是必需的，VA ECMO 中，只要左室有适宜的射血量，一般不需要左心引流。在 ECMO 用于循环支持时，或出现心肌顿抑导致严重左心功能不全时，左心系统可能出现过度膨胀，继而造成心功能进一步损害和肺水肿。在这种情况发生时，当然最好是在其发生之前，应该放置左心减压。左心过胀就会导致严重的心肌损伤和肺水肿，由于这个原因，维持部分左心功能和心输出量是非常重要的，如果心力衰竭程度很重，无力对抗动脉压而不能有效射血，应该应用血管扩张剂降低外周循环阻力或实施左心减压。可以通过开胸直接放置左心引流管或通过心导管人为造成一个小的房间隔缺损。

2．体循环灌注　动脉搏动的波形和脉压可反映 VA 模式对体循环灌注的影响。因为体外机械泵产生的是平流血流，所以流经体外管路的血量越多，动脉波形越平坦。一般来说，VA 模式体外支持的血流量占静息心输出量的 70%～80%，而过肺和左心血流占 20%～30%。这种情况下，脉搏波形减小，但仍可以清晰辨别。只要总的灌注流量适宜，动脉波形的大小并没有

太大的生理意义。在总的灌注流量较低时,搏动血流可以适度缓解灌注不足和酸中毒。原因在于非搏动血流对主动脉和颈动脉窦的压力感受器的刺激作用较强,造成内源性儿茶酚胺释放增多,对微循环产生不利影响。在 ECMO 期间,所有的措施都旨在维持机体充足的氧供。肾脏是对非搏动血流最敏感的脏器,非搏动血流会刺激近球小管产生中度抗利尿作用,这一现象可被小剂量利尿剂拮抗。

五、ECMO 治疗期间不同时期机体氧代谢特点

患者行 ECMO 治疗前往往已处于濒危状态,脏器灌注和组织氧供不足,必须借助氧代谢的动态观察。氧代谢监测理论和技术的发展改变了对危重患者的评估方式和治疗策略,对危重患者的治疗由以往的血流动力学调整转向氧代谢状态的改善,最终目标是纠正外周组织缺氧,使氧供与氧需要量达到平衡。为防止发生氧障碍和氧债,在维持和改善全身血流动力学及氧代谢相关参数的同时,还应注意局部组织氧障碍的参数,并以此调节相关治疗。

(一)氧债偿还期

ECMO 建立前患者存在各种原因导致的缺氧状态。维持正常组织氧合需要"充足"的全身氧输送,这意味着必须满足两个重要条件:① CO、Hb 和 SaO_2 需要维持 DO_2 在临界值以上;②必须满足各器官的氧需求,在初步复苏后如仍怀疑氧合是否正常,首先应测量全身 DO_2、VO_2 和乳酸水平,综合评价以确保终末器官的灌注和氧合。

1. ECMO 初期氧代谢　ECMO 建立后,机体循环状态改善,缺氧情况缓解。氧供满足机体需要,微循环改善,细胞功能恢复,组织有氧代谢增强,患者氧代谢障碍逐渐恢复。蓄积的

酸性代谢产物被机体清除,血乳酸水平迅速下降。此期往往还存在短路循环引起的有效弥散减少,水肿引起的弥散距离增加和微栓塞引起的弥散面积减少。针对这种状况要减少缩血管药物的用量,利尿超滤排出机体多余水分,适度抗凝避免微栓形成。ECMO 治疗初期的一个重要特点是偿还氧债,这时需要有充足的灌注流量,血液要有充分的氧合状态,保证满足机体氧耗。

2. 超正常的氧供策略

(1)概念:超正常的氧供策略是指以纠正氧债为准,以达到超正常氧运输参数作为治疗方法的措施,增加氧供值达到超正常水平,以偿还氧债为治疗原则,以心指数>4.5L/(min•m²)、氧释放指数>600ml/(min•m²)及氧消耗指数>170ml/(min•m²)为预定目标。

(2)效果:大量研究表明,对所有危重患者有意使之达到心指数、氧释放和氧消耗的超生理指标,并不能明显降低病死率。某些作者提出复苏至超正常氧运输水平,实际上是有害的。近来对使用超正常氧运输参数作为复苏终点的观点,并未得到支持。

(二)氧代谢平衡期

ECMO 建立后,氧供需平衡,组织氧代谢改善,机体各项氧代谢指标正常后,就进入了氧代谢平衡期。机体依赖 ECMO 辅助,ECMO 支持所提供的 DO_2 与机体 VO_2 相匹配,这时主要是等待心肺功能的恢复,预防并发症的出现。

(三)储备恢复期

此期,患者自身心肺功能逐渐恢复,对 ECMO 辅助流量和血液氧合的依赖逐渐减少,机体氧供/氧耗比值逐渐接近正常,氧代谢进入正常储备期。这时可考虑 ECMO 的撤除。

六、ECMO 期间患者的管理

灌注血流量应该达到可以为机体提供充足的氧供和排出二氧化碳的水平，机械通气降低条件进行保护性通气，使肺脏充分休息。同样，患者的心功能严重受损时，血泵可以代替心脏泵血功能，维持血液循环，让心脏得到休息。动脉血气需要即时监测，通过增减机械辅助流量使混合静脉氧饱和度维持在预定水平。通过调节灌注流量或通气量使 $PaCO_2$ 维持在 40mmHg。通过容量调节保持适宜的体循环血压。血红蛋白维持在 100～150g/L，血小板（platelet，PLT）计数应 $>75×10^9$/L，激活凝血时间（activated clotting time，ACT）维持在 180 秒左右（正常值的 1.5 倍）。其他设置没有变化的情况下，静脉血氧饱和度大幅下降多由代谢率的增加所致，可以是一过性的（哭闹或痉挛），也可能是持续的。如发热，持续性的代谢率增高时，可以适当提高机械灌注流量，加强镇定或肌松，适度降温。其他设置没有变化而静脉氧饱和度大幅升高，说明氧代谢率降低或自体肺功能改善。低血容量、插管梗阻或移位、气胸和心包积液都会导致静脉引流骤降。进行性的体循环氧饱和度下降伴随 PCO_2 上升是膜肺功能下降的一个标志，这时要考虑更换新的系统，虽然这种情况很少发生。ECMO 需要操作者对心肺系统的病理生理知识有深入的理解，还需要具备全面的重症监护相关技能，详细内容请见本手册相关章节。

（于   坤）

第3章

ECMO 呼吸支持

一、ECMO 的呼吸支持概况

截止到 2017 年 1 月，全球已有近 300 所医院成立了 ECMO 中心，ECMO 治疗呼吸衰竭的疗效得到普遍肯定。ECMO 在新生儿呼吸衰竭的急救中发展迅速，目前已成为对机械通气和药物治疗无效的新生儿呼吸衰竭的标准治疗方法，平均存活率由早期的 20% 提高到目前的 84%。ECMO 治疗成人及儿童呼吸衰竭的效果也显著提高，2009 年发表的常规通气支持与 ECMO 治疗成人重型呼吸衰竭（conventional ventilation or ECMO for severe adult respiratory failure，CESAR）研究报告，通过对 180 例 ARDS 患者的随机对照研究发现，ECMO 结合传统治疗方法治疗组生存率为 63%，而单纯传统治疗组为 47%。尽管对该研究的设计方法存在争议，但其研究价值仍得到承认。截止到 2017 年 1 月，ELSO 统计的 ECMO 呼吸支持疗效见表 3-1～表 3-4。

表 3-1　ECMO 呼吸支持疗效

患者年龄阶段	患者人数	存活患者数	存活率	出院人数	出院率
新生儿	29 942	25 205	84%	21 948	73%
儿童	8070	5424	67%	4632	57%
成人	12 346	8242	66%	7157	57%

表 3-2　成人 ECMO 呼吸支持情况

病种	患者人数	平均支持时间（小时）	存活人数	存活率
病毒性肺炎	1286	331	848	65%
细菌性肺炎	1460	266	896	61%
吸入性肺炎	219	259	143	65%
手术 / 创伤后 ARDS	466	258	264	56%
非手术 / 创伤后 ARDS	1055	310	599	56%
非 ARDS 的急性呼吸衰竭	2105	277	1202	57%
其他	5015	247	2813	56%

表 3-3　儿童 ECMO 呼吸支持情况

病种	患者人数	平均支持时间（小时）	存活人数	存活率
病毒性肺炎	1756	317	1150	65%
细菌性肺炎	786	285	469	59%
间质性肺炎	36	369	19	52%
吸入性肺炎	334	241	227	67%
手术 / 创伤后 ARDS	199	244	125	62%
非手术 / 创伤后 ARDS	605	307	331	54%
非 ARDS 的急性呼吸衰竭	1437	269	802	55%
其他	2827	229	1460	51%

表 3-4　新生儿 ECMO 呼吸支持情况

病种	患者人数	平均支持时间（小时）	存活人数	存活率
CDH	7889	259	4021	50%
MAS	9076	133	8488	93%
PPHN	5138	155	3948	76%

续表

病种	患者人数	平均支持时间（小时）	存活人数	存活率
RDS	1560	136	1309	83%
脓毒血症	2915	144	2111	72%
肺炎	377	246	218	57%
空气渗漏综合征	134	169	99	73%
其他	2737	182	1688	61%

二、呼吸衰竭的治疗

（一）呼吸衰竭传统治疗及缺点

1. 呼吸衰竭（respiratory failure） 呼吸衰竭是各种原因引起的肺通气和（或）换气功能严重障碍，以致不能进行有效的气体交换，导致缺氧伴（或不伴）二氧化碳潴留，从而引起一系列生理功能和代谢紊乱的临床综合征。

2. 呼吸支持疗法 有效的呼吸支持是各种病因所致呼吸衰竭最重要的救治措施，就气体交换而言，呼吸功能可分为通气功能和换气功能。呼吸支持疗法也相应分为两大类：一类为模拟通气功能的机械通气支持疗法，如间歇正压通气，负压通气和高频通气等。另一类为模拟换气功能的肺外气体交换疗法，如 ECMO，体外 CO_2 清除技术（extracorporeal CO_2 removal，$ECCO_2R$）和静脉内氧合技术（intravenacaval oxygenation，IVOX）等，所有方法的最终目的都是为了维持有效的气体交换。

3. 机械通气的缺点 机械通气是目前最为重要的呼吸支持手段，但患者肺部病变的不均一以及通气功能正常的肺泡明显减少，使其在应用机械通气时易发生呼吸机所致肺损伤

(ventilator-induced lung injury，VILI)。在呼吸衰竭患者进行机械通气治疗时，原本存在的肺损伤和炎症进一步加重。这类患者一般都同时存在多种可致肺损伤的危险因素，这些因素的存在不仅使患者对机械通气所致肺损伤的易感性增加，而且降低机体对肺损伤的修复能力。呼吸衰竭治疗的研究显示，肺进行性损伤的原因部分在于高压通气，或由于肺泡过度膨胀，导致肺泡损害，肺纤维化。为减少 VILI 的发生，目前采用的"肺保护策略"主要包括：①小潮气量通气，严格限制跨肺压，容许性高碳酸血症；②加用适当的 PEEP，让萎陷的肺泡复原。由于"肺保护策略"严格限制了通气水平，常常会造成 CO_2 潴留和氧供不满意。

（二）ECMO 治疗极重症呼吸衰竭

1. 鉴于呼吸衰竭传统治疗方法存在的缺点，肺外气体交换技术逐渐得到重视。肺外气体交换的目的是用肺外气体交换装置为患者提供必要的氧合和排出 CO_2，让患者的肺充分休息，减轻或消除 VILI，为受损肺组织提供修复愈合的时机。ECMO 是体外循环技术的简化和延伸，为患者提供全部或部分的呼吸支持，可提供较长时间的心肺支持，目前已成为抢救严重呼吸衰竭的"终极手段"。

2. ECMO 治疗可逆性肺损伤所致的呼吸衰竭的优越性

（1）迅速改善难以纠正的低氧及二氧化碳潴留：对于严重呼吸衰竭患者，如重症急性呼吸窘迫综合征（acute respiratory distress syndrome，ARDS）、大面积肺栓塞、支气管哮喘以及部分需要接受肺移植的终末期肺病患者，有创正压通气难以纠正低氧血症及二氧化碳潴留。ECMO 作为一项体外生命支持技术，通过离心泵提供动力，将静脉血引出体外，经过体外氧合器进行氧合及清除二氧化碳，再重新通过静脉或动脉输回体内，迅速达到改善氧合及通气的治疗效果。

（2）"肺休息"策略：ECMO 正常运行后，可部分甚至全部替代肺脏功能，在维持氧合和通气的同时，可让肺脏充分休息（低通气压力、低呼吸频率、低吸氧浓度），避免传统高水平支持条件的正压通气对肺脏的损伤，有利于减少呼吸机相关肺损伤的发生。随着 ECMO 设备材料的不断改进，其安全支持时间不断延长，可为肺脏的自我修复及原发病的治疗赢得充足的时间。

（3）避免人工气道相关并发症：长时间的气管插管机械通气，不可避免地会带来人工气道相关并发症。ECMO 可维持患者的氧合及通气，降低机械通气的支持条件，甚至辅助拔除气管插管，部分情况下可达到"清醒 ECMO"的治疗目的，从而有效避免人工气道相关并发症及呼吸机相关性肺炎（VAP）的发生。

三、ECMO 呼吸支持的临床应用

（一）小儿 ECMO 呼吸支持的临床应用

新生儿呼吸衰竭应用 ECMO 支持最常见的诊断是胎粪吸入综合征（meconium aspiration syndrome，MAS）、先天性膈疝（congenital diaphragmatic hernia，CDH）、新生儿持续性肺动脉高压（persistent pulmonary hypertension of the newborn，PPHN）、呼吸窘迫综合征（respiratory distress syndrome，RDS）、脓毒血症、肺炎和空气渗漏综合征。年龄较大的患儿，需要 ECMO 呼吸支持最常见的诊断是病毒性肺炎、细菌性肺炎、ARDS 和吸入性肺炎。肺出血或卡氏肺囊虫感染也有抢救成功的报告。目前应用于儿童的 ECMO 尚没有统一的标准，比较公认的入选标准为：机械通气时间，<2 岁时应<10 天；2～8 岁时<8 天；>8 岁时应<6 天；呼吸衰竭，无大出血或免疫抑制，无心脏停搏伴神经损害，近期无颅脑 -

血管意外，生命质量评价较高。实施标准：① PEEP>8cmH$_2$O，FiO$_2$>0.8 持续 12 小时，PaO$_2$/FiO$_2$<150 或 A-aDO$_2$>450mmHg；② PIP>40cmH$_2$O 时 pH<7.28 或发生空气渗漏综合征。

（二）成人 ECMO 呼吸支持的临床应用

应用 ECMO 之前应对病情进行充分的评估和筛选，评判其疾病潜在的可逆程度，这是决定是否实施 ECMO 治疗的重要先决条件。具体病种所致呼吸衰竭的 ECMO 临床应用分述如下：

1. ARDS　挽救治疗参考标准：采用肺保护性通气（Vt 6ml/kg，PEEP≥10cmH$_2$O）并且联合肺复张、俯卧位通气和高频振荡通气等处理，在吸纯氧条件下，PaO$_2$/FiO$_2$<100，或 A-aDO$_2$>600mmHg；或通气频率 >35 次 / 分时 pH<7.2 且平台压 >30cmH$_2$O；年龄 <65 岁；机械通气时间 <7 天；无抗凝禁忌。对于具有气压伤高风险或有明显 CO$_2$ 潴留的患者，可采用 AV-ECMO 有效降低平台压和潮气量或 CO$_2$ 水平。重症肺炎所致严重呼吸衰竭可参考上述标准。

2. 肺移植　①肺移植前，ECMO 可以维持通气与氧合，还可以避免气管插管所带来的肺部感染等并发症，保证术前康复锻炼，使患者有足够长的时间等待供肺；②移植术中，在阻断一侧肺动脉或行单肺通气时不易维持通气和氧合，或肺动脉压力急剧升高致严重血流动力学障碍，此时可采用 ECMO 可保证手术顺利进行；③移植术后，因严重再灌注肺水肿、急性排斥、感染或手术并发症致严重呼吸衰竭，也可采用 ECMO 进行呼吸支持。

3. 支气管哮喘　哮喘患者的 ECMO 成功率高达 79.3%。对于平台压 >35cmH$_2$O 同时伴有严重呼吸性酸中毒（pH<7.1），或血流动力学难以维持者，若无 ECMO 禁忌，可积极行 VV

ECMO 或 AV-ECMO。

4．肺栓塞 对于伴有严重血流动力学障碍而又不宜常规溶栓者，或者需要手术迅速解除梗阻者，行 VA ECMO 以迅速降低右心负荷，稳定血流动力学，并改善氧合。

5．大气道阻塞 由于新生物或异物所致大气道阻塞往往需要气管切开或气管镜介入治疗，以 ECMO 支持可以保证上述操作安全进行，大部分报道均取得较好的疗效。

6．慢性阻塞性肺疾病（chronic obstructive pulmonary disease，COPD） 病例对照研究表明，AV-ECMO 可使大部分需要有创通气的重症 COPD 避免插管，并维持较好的通气与氧合。

四、ECMO 呼吸支持的管理特点

（一）ECMO 呼吸支持方式

1．VV ECMO 它是目前用于成人呼吸衰竭支持治疗的主要途径，心功能良好是其应用的前提条件，V-V ECMO 对血流动力学无明显影响。

2．VA ECMO 同时存在呼吸、循环衰竭时，可选择 VA ECMO 进行生命支持。

3．AV-ECMO 主要适用于心功能较好（CO>6L/min，MAP>70mmHg）而由于各种原因所致血氧合功能差（FiO_2=1.0，PaO_2≤50mmHg）或 CO_2 排除功能障的成人呼吸衰竭患者。

（二）ECMO 能提供充足的氧供

VV ECMO，SaO_2 维持在 85% 以上即可。当呼吸机参数下调后，体外血流逐渐降低，根据 SvO_2 和 SaO_2 调整，直至 SaO_2 在 90% 左右，FiO_2 低于 0.5，利用呋塞米或输血使血细胞比容（hematocrit，HCT）达到 45%。如果患者肺功能严重受损，本身代谢率高，提高 VV ECMO 流量并不能保证充足氧供，可通过镇静或适当降温降低氧耗。通过调整流量和气体浓度将 $PaCO_2$ 维持在 40mmHg。

（三）"再循环"问题

VV ECMO 过程中再循环问题始终存在，特别在当前使用的双插管技术下尤为明显。通常颈内静脉回血端置入深度为 14～15cm，而股静脉引血端置入深度为 40～45cm，插管结束可以通过 X 线了解插管位置，股静脉引血端应在下腔静脉（inferior vena cave，IVC）接近右心房开口处，大约在横膈水平、T_{10} 椎体左右，颈内静脉开口端应在上腔静脉接近右心房开口处，大约以 T_4 椎体下缘作为标记。任何一种 VV 入路都会产生再循环现象，并且随着流量增加，再循环量也增加。

（四）ECMO 中机械通气管理

通过 ECMO 呼吸支持可使肺脏得到休息，避免机械通气损伤 / 气压伤；减少氧中毒的危险，但围 ECMO 期仍需机械通气辅助。在 ECMO 不同阶段，患者机械通气的程度不同。ECMO 建立前为高机械通气状态，机械通气最初可设 FiO_2 为 1.0，气道峰压 30，PEEP 10，呼吸频率 20～30bpm。一旦 ECMO 开始，机械通气设置应降低。VV ECMO 和 VA ECMO 中，小气道和肺泡趋于闭合气道压力降低，患者几乎完全依赖 ECMO 进行氧合和 CO_2 排除，机械通气可降低为 $FiO_2<0.5$，气道峰压 20～30cmH$_2$O，PEEP 10～15，呼吸频率 5～10bpm，通气量 3～6ml/kg。

（五）ECMO 呼吸支持使肺脏功能恢复

①避免高机械通气损伤肺脏；②恢复肺泡功能；③维持气道平均压为 10～20cmH$_2$O，$FiO_2<0.5$。目的为避免肺膨胀不全和肺部严重感染，如果出现肺膨胀不全可将 PEEP 升至 12～15，若高于 15 应考虑采用高频率的振荡通气。通常在 24 小时

后肺膨胀改善可降低 PEEP，而 PIP 则不需调整，当升高 PEEP 不能改善肺膨胀时，可采取肺复张措施或俯卧位通气，避免肺泡闭陷。

（李　敏）

第4章

ECMO 的循环支持

第一节 临 床 应 用

一、明确目标

ECMO 可通过有效的血液灌注和气体交换来维持生命,血流动力学在常规治疗无改善的情况下即可应用此技术,但一定要明确应用 ECMO 的目标。其主要目标有:①情况不明时,建立 ECMO,保障组织血液灌注,阻断一些病理生理的恶性循环。尽快明确病情,以确定下一步治疗方案。②如心脏有恢复的可能,ECMO 期间让心脏充分休息,为功能恢复创造条件。③维持或改变内环境,稳定或改善一些脏器功能,等待心脏移植供体。④对脑死亡或一些植物状态的患者,在 ECMO 过程中完成一些法律手续和医疗检查,以保障移植供体的质量。

二、应用时机

对于严重心力衰竭患者 ECMO 的目的有两个,其一是让心脏充分休息等待心功能的恢复;其二是作为桥梁作用,等待移植供体。一般来说,在正性肌力药和血管活性药应用一定量〔多巴胺>10μg/(kg•min),多巴酚丁胺>10μg/(kg•min),肾上腺素>0.2μg/(kg•min),去甲肾上腺素>0.2μg/(kg•min)〕时血流动力学仍难以维持,可考虑安装 ECMO。长时间、大剂量正性肌力药和血管活性药的应用可使微循环血管收缩,即可造成组织的缺血、缺氧,乳酸明显增加。高乳酸是死亡独立因素之一。乳酸值超过 16mmol/L,死亡率明显增加。应该认识到时机延迟的结果,ECMO 不仅要面对患者的心脏问题,还有更复杂的多脏器衰竭问题。如果脑损伤很严重,为不可逆的损伤,一切努力均为徒劳。如果患者瞳孔散大且不对等,无对光反射,应放弃 ECMO 的努力,除非此患者为供体捐献者。心肺复苏(cardio-pulmonary resuscitation,CPR)时心脏按压的有效性直接和患者脑损伤有密切关系。

不提倡预防性使用 ECMO,因为 ECMO 会带来诸多并发症,且花费大、人员消耗多。预防性 ECMO 无益,只会造成社会财富的浪费,并可能会给患者带来不必要的伤害。

三、禁忌证

体外生命支持组织(extracorporeal life support organization,ELSO)在指南中明确指出下列情况不要建立循环 ECMO 支持:①心脏功能无恢复可能,同时没有心脏移植和安装心室辅助器的可能;②颅内出血(intracerebral hemorrhage,ICH);③严重不可逆的脑损伤;④终末期的肿瘤患者;⑤主动脉瓣关闭不全;⑥长时间心肺复苏;⑦不确切的心肺复苏,如心搏骤停时间不详,复苏方法不当;⑧不可逆的多脏器损伤。

另外还有三个问题需要认真对待:①严重出血患者不宜运行 ECMO。②体外循环高流量还不能维持基本血流动力学稳定,不宜运行 ECMO。ECMO 只能提供部分循环支持,如果全部的血流都通过 ECMO 系统,可导致肺循环的血流缓慢或停滞,进而发展为肺小血管的严重栓塞。③心脏收缩无功能时,建议安装心室辅助装置。如此时应用 ECMO,左心室会因肺静脉的回流而过度膨胀,或血液在心室内易形成血栓。

四、适应证

排除了 ECMO 的禁忌证,ECMO 就可以用于常规方法不能维持循环功能的患者,如:①心源性休克;②顽固性心搏骤停;③心脏手术不能脱离体外循环;④心肌炎;⑤中毒或感染导致的心脏抑制;⑥心脏移植后的功能衰竭;⑦心脏移植的过渡;⑧心室辅助器安装的过渡;⑨移植供体的前期准备;⑩维持生命,判断病情,等待决断。

第二节　ECMO 循环支持的管理

一、ECMO 建立

(一)患者评估

在严格把握适应证的前提下,应用时机是 ECMO 治疗成功的关键。因此,在会诊协商时要严格掌握适应证和时机,具体可参考表 4-1。目前认为在以下状况可进行 ECMO 循环支持。

表 4-1　ECMO 循环支持的时机

心脏指数<1.8L/(min·m^2),并伴有以下情况:

- 左心房压力或肺毛细血管楔压(pulmonary capillary wedge pressure, PCWP)>20mmHg
- 平均动脉压:成人<60mmHg,婴幼儿<50mmHg
- 尿量<0.5ml/(kg·h)
- 代谢性酸中毒
- 体循环血管阻力>2100(dyne×sec)/cm^5
- 大剂量的正性肌力药的治疗〔肾上腺素>0.2µg/(kg·min),多巴胺或多巴酚酊胺>12µg/(kg·min)〕

　　患者评估时尤其要注意脑功能的可恢复性，一旦脑功能不可恢复，则会造成人力、财力的巨大浪费。向患者或家属交代病情，解释 ECMO 的益处及危险性，以及 ECMO 辅助治疗期间可能出现的并发症等，征得家属同意。一旦决定使用 ECMO，应迅速建立，以免延误时机、影响治疗效果。时机太晚，患者不仅有严重的心脏问题，还伴有多脏器衰竭，后者将增加 ECMO 的难度，直接影响患者的存活率。时机和适应证的把握目前看法不一。阜外医院的基本共识为：患者生存率<10% 不积极用 ECMO，患者生存率>50% 可考虑使用 ECMO。此外，还要考虑 ECMO 成活患者以后的生活质量和尊严。

（二）插管方式

　　循环支持患者均采用 VA ECMO 方式（图 4-1）。

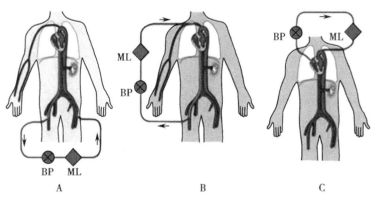

A　　　　　　　　　　　B　　　　　　　　　　　C

图 4-1　VA-ECMO 插管示意图

BP: 血泵；ML: 膜肺

　　1. VA ECMO 股动、静脉插管（图 4-1A）　为最常见的插管方式。因此类插管简单、迅速、有效。其不足表现在以下方面：

　　（1）远端肢体易发生缺血性坏死。

（2）主要用于成人。小儿因肢体血管细小，不宜采用。

（3）当心脏有射血时，ECMO 经股动脉射血很难使血液到上半身，这样可出现上半身自身心脏灌注，下半身 ECMO 灌注的交叉状态。如继发肺功能不全，可出现上下半身氧供不匹配的现象。

2. VA ECMO 股静脉、腋动脉插管（图 4-1B）　在患者心功能极差时可积极采用此插管方法。它可保证全身的血流供应。但腋动脉的插管方法难度较大，一旦发生肢体缺血或奢侈性灌注，后果非常严重。

3. VA ECMO 中心插管（图 4-1C）　主要应用于小儿心脏术后的患者。其引流充分、灌注有效，但在 ECMO 安装和终止时，需开胸插管和拔管。在 ECMO 运行中因胸骨未闭合，发生感染概率较大。对于成人，胸骨未闭合易出现胸骨严重渗血，故不建议采用此类插管。

4. 小儿颈动、静脉插管 VA ECMO（图 4-2）　主要应用于婴幼儿的循环支持。由于小儿头部血管较粗，此部位易于插管。但对新生儿，在 ECMO 结束时，颈部血管难以修复，一般采用结扎方法。从长期的随访结果来看，这种简单的血管结扎对小儿的大脑发育有不良影响。

成人应尽量采用外周插管方式，可有效减少感染。最常见的途径是血液从股静脉引出，经氧合后经股动脉注入。如果患者肺功能很差，可表现为下半身氧合参数好，上半身氧合参数差，即俗称的"阴阳人"或"南北综合征"。因为上半身主要接收患者肺氧合不良的血液，下半身接收 ECMO 氧合完全的血液。此状态如不及时处理，可造成心、脑组织缺血。处理的方法为：①通过颈部动脉或腋动脉灌注氧合血；②通过颈静脉向右心房灌注氧合血，通过三尖瓣（tricuspid valve，TV）和肺循环，注入左心房（图 4-3）。

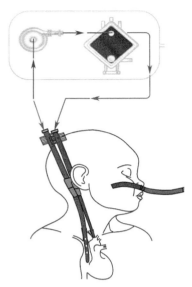

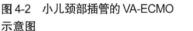

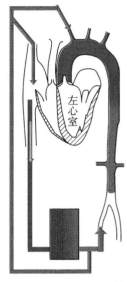

图 4-2　小儿颈部插管的 VA-ECMO 示意图

图 4-3　VA-ECMO 股动、静脉插管的阴阳现象和改变插管示意图

　　VA ECMO 灌注血流和心脏血流为对冲状态。对于严重左心功能不全者，左室射血困难，使左心膨胀。此时心脏得不到休息，心室内易产生血栓。应增加左心引流，减轻左心前负荷，并可减少心室血栓的危险。

　　（三）管道预充

　　使用晶体液预充系统。一般使用 0.9% 生理盐水或醋酸林格液（勃脉力）：成人 1500ml，小儿 600ml。一般依靠重力引流，先预充离心泵，再预充管道，最后预充膜肺。预充过程中轻击排气，防止小气泡形成。晶体预充排气后成人一般应用血定安或万汶 500～1000ml。小儿一般使用库存血预充，有条件时预充液中可加入白蛋白 10～20g。新生儿由于体重小，血液容量少，缓冲能力低，如果库血存储时间长，应对此血液进行净化处理,否则在 ECMO 开始时易发生心搏骤停。

(四) ECMO 启动

动静脉插管与动静脉管道连接完成后,台上、台下分别检查核对管道,确保无误后,先打开静脉管道钳,启动 ECMO 泵,旋转流量开关,调至转数达到 1500rpm 以上,再打开动脉管道钳,ECMO 开始运转。观察血流方向和流量读数,打开气体流量仪,观察动静脉血颜色及动静脉氧饱和度,观察静脉引流情况,注意患者血流动力学变化;体外循环过渡至 ECMO 要注意其流量的平稳;中心插管患者要注意右心房的密封状态,以免管道负压进气。

二、ECMO 运行

(一) ECMO 早期

ECMO 早期主要是指 ECMO 开始的 1～2 天。此时 ECMO 的治疗原则是稳定生命体征,减轻心脏负荷,偿还氧债,纠正内环境紊乱。

1. 循环管理　循环管理的原则是降低前负荷,适当维持后负荷,减少血管活性药物的应用,让心脏得到充分的休息。

心房压力偏低是心肌休息的基础条件。由于患者右房血液部分引流进入 ECMO 管路中,因此左室的前负荷降低,自身的心输出量下降。通过利尿剂增加尿量以及血液超滤或人工肾可以加速液体的排出。人工放血也能够达到降低前负荷的目的。VA ECMO 的动脉血流和心脏射血的方向相反。对于严重左心功能不全,ECMO 流量比例较大时,左心易发生膨胀。此时及时进行左心减压使左室得到充分休息。心脏术后的患者可在左房放置引流管。未开胸的患者可通过大静脉经皮置管,通过房间隔,将左房的血液引流,可达到有效减压;或房间隔开窗达到左心减压的目的。

维持适当的后负荷可通过调整 ECMO 的流量实现。一般情况下,婴幼儿血压维持在 40～50mmHg,儿童或成人血压维持在 60～70mmHg 即可。ECMO 不宜强调正常动脉压力。ECMO 充分的流量灌注,保障组织的氧供、氧耗平衡,血压稍低可以耐受。此时,如乳酸在正常范围、中心静脉氧饱和度＞60%、尿量正常,就提示机体组织有充分的血液灌注。

ECMO 期间血流动力学稳定,首先减少正性肌力药的用量,目的是让心脏得到充分休息,充分发挥 ECMO 的辅助作用。此时心率减慢,心肌收缩减弱,利于心脏休息。去甲肾上腺素和肾上腺素可调整到 0.05μg/(kg·min),逐渐减少多巴胺和多巴酚丁胺的应用,维持在 5μg/(kg·min)为最佳。

ECMO 运行时泵负压不宜低于 −40mmHg,否则易造成血液破坏,甚至血液内气体析出。静脉吸引负压偏高时,应排除下列原因:①静脉管道偏细;②管道头端不在右心房;③容量不足;④表测量误差。根据具体原因分别处理。

ECMO 辅助早期主要以偿还氧债为主。泵流量最高可达心输出量的 80%。参考流量一般为新生儿 150ml/(kg·min),婴幼儿 100ml/(kg·min),儿童 70～100ml/(kg.min),成人 50～75ml/(kg·min)。表现为脉搏氧和静脉氧饱和度提高,末梢循环改善,有尿排出,乳酸缓慢下降,酸中毒减轻。

2. 呼吸管理　呼吸管理的原则是保证呼吸通畅,避免肺泡萎陷,减少肺泡渗出,避免氧中毒。

一般情况下,患者采用机械辅助呼吸的方式。气管插管,持续机械通气,成人采用同步间歇指令通气模式,以容量控制为主,具体参数为,FiO_2 0.4～0.6,呼吸频率 8～12 次 / 分,潮气量 8～10ml/kg,PEEP 3～5cmH$_2$O。

如果患者呼吸功能尚可，$SpO_2 > 96\%$、$PaO_2 > 80mmHg$、$PaCO_2 < 45mmHg$，意识清楚，配合治疗，可拔除气管插管，在清醒状态下进行 ECMO。其优点表现为：

（1）避免呼吸机带来的并发症，如气压伤、氧中毒、气道感染等。

（2）自主进食，可保证每日能量供给，避免肠道菌群紊乱。

（3）由于无肌松药的使用，患者可在医护人员的指导下进行小范围肢体活动，减少褥疮的发生率。

小儿机械辅助呼吸的方式主要以容量控制为主，并根据体重进行调整。具体见表 4-2。

表 4-2　不同体重小儿 ECMO 进行时呼吸机的调节参数

患儿分类	潮气量 （ml）	呼气末正压 （cmH_2O）	呼吸频率 （次／分）	气道峰压 （cmH_2O）
新生儿	8～10	3	30～40	<20
5kg 小儿	8～10	4	20～30	<22
10kg 小儿	10～15	5	20～30	<23

膜肺的氧浓度可通过血气检查结果调整，一般维持氧分压在 130～180mmHg 之间，一方面可有效维持氧供，另一方面可防止氧中毒的发生。

3．血气和电解质管理　维持酸碱平衡正常，保持水、电解质平衡，维持内环境稳定是 ECMO 管理的关键。

进行 ECMO 支持的患者一般都有严重的代谢性酸中毒和水、电解质紊乱。同时，ECMO 中大多数患者处于全麻状态，无主观症状，酸碱代谢状况应以血气为准，一旦失调，应首先处理病因，如内源性代谢性酸中毒以改善组织灌注为主。如内环境紊乱严重，纠正一般不可能立竿见影，需要一个较长过程，一般

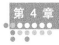

情况下血流动力学的改善常先于内环境的改善。

乳酸是反映组织代谢的一个重要指标,乳酸浓度>3mmol/L 则提示异常,持续增高说明氧供、氧耗失衡,组织缺氧。具体原因有:应用 ECMO 前,存在严重心力衰竭,组织血液灌注不足,乳酸堆积;应用 ECMO 过程中,辅助流量低,血液氧合不良,麻醉偏浅、感染、体温增高等也可引起乳酸堆积;此外,严重的肝衰竭等也会导致乳酸水平升高,应针对不同的原因加以处理。长时间应用 ECMO,如发现乳酸急剧升高,提示患者已发生感染,大量的乳酸来自白细胞的"呼吸爆发"。

胶体渗透压的检测对 ECMO 患者水平衡管理有重要意义。成人正常值为 22～24mmHg;新生儿较低,为 14～17mmHg。如果患者水钠潴留严重,可在 ECMO 管道中安装血液超滤器或人工肾,加强水的排出,同时以白蛋白或人工胶体增加胶体渗透压,使细胞间质的水流至血管,再通过肾脏或滤水器排出体外。另外,ECMO 期间应积极避免高胶体渗透压,因为胶体渗透压的过高可带来下列不良后果:①血压下降;②尿量减少;③痰液黏稠,难以排出。

4. 抗凝管理　ECMO 期间最常见的并发症是凝血功能紊乱。出血与渗血难以鉴别,出血应以外科手段解决。ECMO 期间抗凝不足,则有血栓形成的危险,而抗凝过度又可导致严重出血,因此,ECMO 期间抗凝管理尤显重要。一般肝素首次负荷剂量为 100IU/kg,以后每小时给予肝素 5～30IU/kg。阜外医院的实践发现,应用肝素涂抹管道和应用小剂量肝素,使 ACT 维持在 120～160 秒,可有效地减少出血,同时严重血栓并发症也很少发生,与国外多数报道的 ACT 时间相比(160～200 秒)要短,这可能与国人的体质等有关。但为了防止抗凝不足引起血栓,应定期监测跨膜压差。ECMO 实践早期,国外大都使用未经肝素涂层抗凝的硅胶膜肺，另外西方人的凝血功能要高于国人；因此，早年 ECMO 时建议使 ACT 达到 200 秒左右。北京阜外医院的 ECMO 患者多为心脏手术后，自身凝血已受损，凝血功能差。采用表面涂层抗凝的中空纤维膜肺，只要 ECMO 血流速度够高，凝血的概率不大；心脏手术后第 1 天的 ECMO 支持患者尽量不给予肝素，直至没有明显出血和渗血 8 小时后，逐渐用肝素抗凝使 ACT 值至 180 秒左右。在没有肝素抗凝时，成人 ECMO 系统流量<1L/min 时，系统产生凝血的概率较大。如系统出现少量凝血块，无气体交换障碍，可不更换系统，但应避免系统振动，以防凝血块脱落。ACT 监测仪应具备用血量少、结果准确、速度快的特点。ECMO 期间不要应用其他抗凝药（如阿司匹林、华法林）。应及时发现出血原因并纠正。维持温度在 36~37℃。在上述处理下仍有渗血情况，应积极补充凝血因子，并使血小板高于 $50×10^9$/L。

　　5. 肢体并发症　对于股动、静脉插管患者，插管部位远端肢体缺血是常见的并发症。可采用 16 号套管针或 8F 动脉插管对股动脉远端供血。此时应：①每 3 个小时对比观察肢体情况，如温度、颜色、周径等；②从肢体远端的灌注管输入肝素，减少血栓发生；③直接监测插管部位远端肢体灌注血流，成人一般的流量为 200~300ml/min，如果流量明显降低，或无流量灌注应及时处理；④近红外线光谱成像监测肢体的氧饱和度可有效动态反映肢体的灌注状况。

　　ECMO 期间，一旦发现肢体并发症应及时处理，如更换插管位置、血管内拉栓子、肢体筋膜切开等。

　　（二）ECMO 中期

　　是指从 ECMO 第 3 天至 1 周。其治疗重点为维持较为满意的生命体征，等待心脏功能恢复。

1. 循环功能的管理　判断心功能恢复的主要方法有以下几种：

（1）超声心动图：主要通过定期观察，前后对比，判断心功能恢复情况。心功能恢复的主要表现为心肌活动增强、心室舒张末径减小、心室射血分数（ejection fraction，EF）增加。

（2）正性肌力药：ECMO 中期心脏只用少量正性肌力药，低负荷工作，使心肌得到充分休息、恢复。

（3）血流动力学及实验室检查：心功能恢复表现为血流动力学稳定，脉压加大，心肌酶不断下降，心电图恢复正常。心钠素（心房肽）明确作为心力衰竭评价指标，其变化趋势与患者预后高度相关。

经过 ECMO 早期的高流量辅助，机体缺氧状况一般会得到显著改善。一般心肌缺血恢复需要 3～5 天的时间。如果 ECMO 的目的是心室训练，则可根据血流动力学情况和超声检查，逐渐减低 ECMO 辅助流量，使心室功能得到锻炼，逐步恢复。一般心室训练需要的时间为 5～7 天。

在 ECMO 中期，血流动力学可比较容易地维持在正常状态。一般平均动脉压维持在 60～80mmHg 即可，组织灌注情况主要根据乳酸、静脉血气、末梢脉搏氧饱和度来估计。

2. 呼吸功能的管理　和早期阶段相似，但应避免 ECMO 血流高氧分压造成的损伤。ECMO 长时间的高氧状态，易造成视神经损伤，小儿患者可出现一过性失明。ECMO 的氧分压应控制在 100～200mmHg。

3. 并发症的预防　ECMO 循环辅助的患者并发症主要有出血、神经损伤、肾脏损伤、心血管并发症、肺部并发症和感染等；机械并发症主要有氧合器故障、管道破裂、驱动泵失灵、热交换器障碍、血栓形成、气栓及插管意外等。ECMO 期间应定期观察患者及 ECMO 辅助系统状况，及时发现，积极处理。膜肺的血浆渗漏使气体交换能力可出现明显下降，一旦出现应更换氧合器。每天常规检测游离血红蛋白，正常应低于 50mg/L。如果游离血红蛋白出现急剧增加，并有血红蛋白尿，在排除负压过高、泵速过快、动脉管径过小、心内畸形和其他溶血因素后，应判断为离心泵头或膜肺内形成血栓，应及时更换 ECMO 系统。

4．凝血功能的调节　由于各脏器功能的恢复，特别是肝脏功能的恢复，肝素代谢增加，此时应及时追加肝素，使 ACT 维持在 120～160 秒，APTT 50～70 秒。但 ACT 仪器的稳定性及患者对抗凝的个体差异，常使不同患者 ACT 安全范围变化较大。临床工作中应密切观察、定时监测。长期 ECMO 支持的患者血小板会有一定消耗，如果无明显出血或渗血，血小板 $<50 \times 10^9$/L，可考虑补充血小板。有些患者在血小板输入后其总数不升，反而下降，应予以高度重视，一旦发现，立刻停止输入。

5．营养支持　在 ECMO 支持中期，患者仍处于高分解状态，因此，营养支持非常重要。此时，除全胃肠外营养（total parenteral nutrition，TPN）外，还应根据患者情况给予肠内营养。如有可能尽量拔除气管插管，自主进食。如不能拔管，则应尽量行肠道营养。

6．预防感染　开胸感染的高峰期一般在 7～10 天，预防感染是此阶段的主要环节。ECMO 要求 ICU 或手术室有清洁的环境，空气流通，定时消毒，并且常规使用抗生素预防感染。伤口无菌操作、及时更换敷料、患者定期翻身以及良好的护理，对预防感染非常重要。维持消化道菌群正常对预防感染也有积极的作用。对已出现感染的患者，要及时进行血、痰和分泌物的培养，及时发现致病菌和敏感抗生素，使抗感染治疗精确有效。

7. 其他　ECMO 进行 1 周后，如发现心功能尚无恢复的迹象或进一步恶化，一定要组织内科、外科、ICU 和体外循环医师讨论，对下一步进行慎重的评估：被迫放弃；安装长时间心脏辅助装置或心脏移植。ECMO 支持期间出现不可逆的脑损伤、其他重要器官的衰竭或不可控制的出血，应终止 ECMO。

（三）ECMO 后期

ECMO 后期是指 ECMO 结束前的 1～2 天，其主要工作是逐渐降低 ECMO 辅助流量，逐渐让心脏行使正常功能。EF 在 40% 左右，心肌酶接近正常，少量的正性肌力药〔多巴胺，多巴酚丁胺<5μg/(kg•min)〕能保持正常血流动力学和氧代谢即可考虑减少 ECMO 流量。对于肺循环阻力高，心脏发育不良，移植心脏过小的患者，不要急于停用 ECMO。ECMO 流量逐渐减低对心肌是一训练和适应的过程。

1. ECMO 脱机的原则

（1）见好就收：一般缺血再灌注损伤的心脏，在 ECMO 辅助下 2～5 天即可恢复。心功能恢复后应尽早撤出 ECMO，以减少并发症的产生。

（2）逐渐减流量：让心脏逐渐行使血液驱动作用。如果达不到基本灌注的要求，不要勉强撤除 ECMO。

2. ECMO 脱机的指标

（1）心功能恢复：血流动力学参数正常、脉压恢复正常、动脉和静脉血氧饱和度恢复正常、心电图正常、超声心动图收缩舒张功能正常，心肌酶谱恢复正常。

（2）ECMO 循环流量仅为患者血流量的 10%～25%，可维持机体正常代谢，乳酸水平正常或进行性降低，尿量正常。

3. 停机前的准备工作　减 ECMO 流量前要根据患者具体

情况制订计划。动脉压、静脉压、左心房压力、脉搏氧饱和度、SvO_2 达到预定目标即可减流量。如果效果不佳,可适当增加血管活性药和正性肌力药。如仍不能改善,应恢复 ECMO 原有流量。在减 ECMO 流量时,要增加肝素,使 ACT 维持在 300 秒左右,以防止 ECMO 系统内的血栓形成。

　　ECMO 的拔管过程中需要进行充分镇静和麻醉。清醒、无气管插管的 ECMO 患者,在停 ECMO 前 4 个小时开始禁水、禁食。此措施对于防止呕吐造成误吸有非常积极的作用。

　　在终止 ECMO 1～3 小时后,观察患者情况,如果病情稳定,可拔除循环管道,机器撤离。

（龙　村）

第5章

ECMO 的物品

ECMO 的设备包括血液驱动装置（血泵）、气体交换装置（氧合器）、动静脉管路及插管、空气氧气混合调节器、变温器、各种血液参数监测仪、各种安全监测仪及各种应急装置等。

第一节　驱　动　泵

目前应用在ECMO 的血泵以离心泵为主。

1. 离心泵设计原理　在密闭圆形容器（泵头）的圆心和圆周部各开一个孔，当其内圆锥部高速转动时，圆心中央部为负压，可将血液吸入，而圆周部为正压，可将血液甩出。

2. 离心泵结构

（1）驱动部分：由电机和泵头组成。电机具有体积小、重量轻、噪声小、磨损小等优点。早期的泵头为涡流剪切力式，分层塔状锥体形设计，利用液体剪切应力使其产生流动。为了增加液体运动，减弱转速，减少产热，中期的离心泵头内设计有转子叶片，泵效率高，目前新型离心泵头平滑，预充体积小，为了减少长期使用会产生血栓的缺点，甚至设计为没有中轴的磁悬浮结构，离心泵结构示意图见图 5-1。离心泵的转子与电机用导线连接，增加了活动性，可进行远距离操作。泵头内采用了涂层技术，生物兼容性好，可不用或少用肝素，更增加了离心泵的安全性。

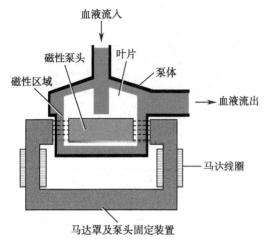

图 5-1　离心泵结构示意图

（2）控制部分：要求操作简便、调节精确、观察全面。所有的离心泵均采用计算机控制技术以达到上述要求，可对自身状态进行检测，一旦出现问题，及时报警并出现提示信息以利调整。为了预防意外断电，离心泵还备有内部电池，在断电时能在 5.0L/min 流量下工作近 30 分钟。为了使灌注更接近生理，靠微处理器控制电机高速和低速交替运转而使血流形成脉冲进行搏动灌注。离心泵通常配有一个流量传感器，分为电磁传感和超声多普勒两种类型。电磁流量传感器精确度高，干扰因素小，但需要特制的一次性无菌探头；超声多普勒传感器不需要探头，可反复使用。

　　虽然离心泵安全性较高，但由于离心泵非阻闭的特点，体循环阻力或血压上升、动脉插管扭折、患者翻转时压迫胸腔都会导致泵输出量明显降低。同时，容量血管扩张、全身循环阻力降低、低血容量、静脉回流管路扭折也会因引流量减少而导致泵输出量降低。此外，有报道在低流量（0.3L/min）时，使用离心泵比滚压泵溶血指标显著升高，这是由离心泵的高转速和产生的热量造成的。

现在的离心泵的控制系统体积小、重量轻、移动性强、集成度高，能实时进行流量、压力、温度、气泡、红细胞容积和血氧饱和度等的监测（图 5-2）。

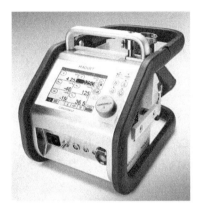

图 5-2　新型便携的离心泵

第二节　氧　合　器

一、气体交换装置分类

目前 ECLS 所使用的氧合器，有排出二氧化碳、氧气交换与血液温度调节功能。根据其制造材质可分为两大类：硅胶膜与中空纤维。其中硅胶膜氧合器已不多见，临床主要使用中空纤维膜氧合器。目前多为无规则缝隙样微孔纤维膜，可有效减少微气栓和血浆渗漏的发生，进一步提高了膜式氧合器的有效性和安全性。涂层技术可在不影响气体交换的情况下做到膜表面光滑、无微孔,具有很强大的抗血浆渗漏的能力。

新的中空纤维进一步增加了气体交换能力、减少了交换面积。采用中空纤维外走血内走气的设计方案可以很好地解决层流问题,血液在中空纤维之间流动时不断改变方向,使红细胞和血浆充分混合以达到单位面积的最佳氧合效果,从而大大减少了中空纤维的用量和预充量。

中空纤维的表面涂层技术增加了膜肺的生物相容性,加强了膜肺抗血浆渗漏能力,明显提高了膜肺的使用时间而广泛应用于长期 ECMO 支持。

现代膜式氧合器中变温与氧合的完美结合为体外生命支持提供了极大的便利。随着高效率热交换系数材料的问世,膜式氧合器变温装置的设计、性能和体积都发生了很大改进。MAQUET 生产的 Cardiohelp 将氧合器和离心泵、流量探头、温度探头、血氧饱和度探头、压力探头等集合为一体,减少 ECMO 的管道长度和血液预充量,使 ECMO 操作更加安全简便(图 5-3)。

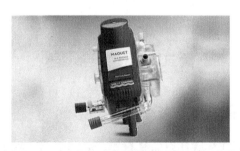

图 5-3　MAQUET 生产的集成中空纤维氧合器

二、气体交换装置的病理生理学

肺的功能容易受到水肿、栓塞和不扩张的影响。在氧合器中,类似的中空纤维内形成水雾,纤维膜渗漏或血栓形成等状况会改变膜一侧的血液与另一侧的气体之间的匹配性,引起通气血流比例失调,同样会影响氧合器的气体交换。人工肺与人的肺一样,二氧化碳的交换比氧气的交换效率更高。

中空纤维内的气体一侧发生的变化包括气腔陷闭、堵塞(不张)或水冷凝(水肿),可在气体流速过慢时发生。在这种情况下,首先是氧合器后的血液中二氧化碳分压或浓度逐渐升高,直到交换面积明显减少,氧气的交换才会下降。

中空纤维外的血液一侧发生的变化主要由栓塞引起。这导致通气血流比例升高,首先是膜后的血液氧气分压下降,如果交换面积减少很多,二氧化碳的交换才会受影响。有明显栓塞的另一征象是跨膜压差会升高。

第三节 插管和管道

一、ECMO 管路

ECMO 的管路由 PVC 管构成。管道的尺寸从新生儿和婴幼儿用的内径 1/4in 到儿童和成人用的 3/8in(1in=25.4mm)。每个 ECMO 中心会设计一种最符合本单位需求的 ECMO 管路。监测探头和注射孔可以放置在不同的位置。ECMO 管路设计应符合以下几条基本原则。

(一)管路越短越好

管路中的阻力与长度成正比。而且 ECMO 管路越长,越增加血液与异物表面接触的表面积、预充液体总量和热量损失。管路长度应刚好够从泵到患者,并能保证患者安全运送。其次,接头越少越好。管路中每一个接头都增加了湍流的发生。这些湍流的部位就是血栓形成的部位,并且会使红细胞破坏增加。另外，制造商应尽可能优化设计每一个接头。用化学方法密封，减少高压状态下接头脱落的可能性。

(二) 表面涂层

众所周知，血液接触异物表面时会激活血小板、补体及炎性介质等。补体系统的激活和炎症介质的释放会造成急性呼吸窘迫和其他器官功能不全的发生。

目前市场上已有多种涂层产品，其成分和原理不尽相同。目前的涂层管路产品大致分为生物活性表面和生物惰性表面两大类。

生物活性表面包含肝素结合表面，一氧化氮结合 / 释放表面，双嘧达莫和赖氨酸表面涂层等。其中肝素结合产品又分为早期的肝素可逆结合涂层和后来的肝素不可逆结合涂层，有一致的证据表明肝素涂层表面可以抑制补体的激活而减轻炎性反应。

血液与异物表面接触反应首先是蛋白的吸附，生物惰性表面涂层通过在聚合物血液接触表面形成交替排列的亲水和疏水（极性和非极性）微区域，改变表面对蛋白的吸附作用，达到最小化细胞和蛋白与表面相互作用的目的。

生物涂层技术在一定程度上减轻了炎性反应，更有利于血液保护。最理想的涂层表面应该是血管内皮，但目前成本及活体细胞保存问题等尚未解决。

二、ECMO 插管

体外生命支持（extracorporeal life support，ECLS）的建立，必须先根据患者年龄、体重、病情等决定应用 VV ECMO 还是 VA ECMO，再决定插管的位置，以便 ECLS 顺利进行。

(一) 原则

在 ICU、急诊室或手术室以及院外都可进行 ECMO，插管前先给予肝素 50～100IU/kg，3 分钟后测 ACT 达 200～300 秒后，方可置管。

插管是 ECMO 流量的主要限制因素之一。因为插管内径越小血流阻力越大，无论动脉还是静脉插管，太细均会导致 ECMO 难以提供足够的流量支持。更粗的插管可以减轻血液破坏和减少管路崩裂的发生，并减小阻力降低 ECMO 系统的后负荷。

插管规格以法制单位（F）来表示，表明了插管的外径。管壁厚度和插管的长度也必须考虑。不同厂家生产的相同规格的插管，内径可能并不相同。

静脉插管一般末端和侧面都有孔，即使末端堵塞血流也可通过。单管双腔插管为 VV ECMO 支持提供了一个简便的方法。早期这种技术主要用于小儿，后通过改进，成人也可以采用此方法。这种插管在上下腔静脉开口处分别有引流口将静脉血引出，同时将氧合血经插管的另一个腔射入右心房。由于氧合血回流口正对三尖瓣，有效地减少了血液在右心房内的无效循环，很可惜目前国内没有供货，期待此类双腔插管能在不久的将来应用于我国成人 VV ECMO。

动脉插管一般只有末端孔以防止动脉损伤，部分动脉插管也有少量侧孔（2～4 个）。虽然插管需要薄壁、可弯曲以尽可能减少阻力，但不应扭折。带金属丝的插管如 Bio-Medicus（Medtronic，Minneapolis，MN）非常有弹性，不易扭折。

（二）支持类型

其辅助模式主要有两类：静脉 - 静脉（VV）模式与静脉 - 动脉（VA）模式，另外还有据此衍生出的静脉 - 动脉 - 静脉（VAV）模式以及静脉 - 静脉 - 动脉（VVA）模式。VV 模式，将患者乏氧血液通过静脉插管引流到体外，经血泵驱动入氧合器，氧合并排出二氧化碳后,再通过插管将氧合血注入静脉内,以达到辅助或支持人体肺脏的功能。常经股静脉引流经颈内静脉回流,或颈内静脉至右房置入双腔管的方式来实现。VA 模式,是将患者乏氧血液由静脉插管引流到体外,经由血泵注入氧合器,氧合并清除二氧化碳后,再通过动脉插管将氧合血注入人体大动脉,以达到辅助或支持人体心脏与肺脏功能。可通过外周插管,颈静脉 - 颈动脉、股静脉 - 股动脉或中心插管(右房 - 主动脉)的方式来实现。

(三)插管技术的选择

VA 模式常用切开插管,需要动脉结扎以防止插管周围渗血,以及血液从插管旁缓慢流过引起的远端栓塞。在婴幼儿中,单侧颈动脉一般可以安全地结扎,不会留下严重后遗症。VV 模式既可以使用静脉结扎技术也可通过经皮或半开放技术而避免血管结扎。虽然颈静脉结扎一般耐受良好,但有证据表明静脉结扎会使静脉压升高,可导致脑淤血。婴幼儿经皮置管使用 Seldinger 技术有血管破裂的危险,因此推荐使用半开放技术。该技术通过一个小切口看到静脉尺寸,帮助选择合适的插管型号,还可以通过切口看到置管过程,且不做血管结扎。目前,伴随血管超声的应用使得经皮穿刺技术进行 ECMO 动静脉置管越来越普遍,此技术插管并发症少,正在越来越受到各大 ECMO 中心的青睐。

(四)插管方法

1. 新生儿 ECLS 的插管　新生儿 ECLS 的置管非常有挑战性,因为他们的血管很细小。置管的入路依采用的模式而定。如同时需要心肺支持或 VV 模式无法置管(例如静脉太过细小),则适用 VA 模式。在 VA 模式中,静脉引流的推荐位置是经右颈内静脉至右心房,动脉回输的推荐位置是经右颈总动脉至主动脉弓。颈内静脉和颈动脉是新生儿较粗大的血管，一般容易置管。在 VV 模式中，经右颈内静脉放置双腔插管至右心房，该方法受静脉尺寸的限制，因为目前最小号的插管是12F。

2. 儿童 ECLS 的插管 >20kg 的患儿对旁路循环的要求与成人相同。他们的血管较粗大，可选的置管方式更多。推荐使用 VV 模式给予呼吸支持、VA 模式用于心脏支持，包括心脏手术后不能脱离 CPB 的患儿。还不会行走的幼儿股动、静脉非常细小，不适于置管。因此，<20kg 的患儿 VV 模式必须使用颈静脉双腔插管，VA 模式必须使用颈静脉和颈总动脉的单腔插管。偶尔，有呼吸衰竭的幼儿颈静脉太细，不能置入 VV 模式所需的双腔插管，则必须代之以 VA 模式。从股静脉引血、从颈静脉回输能使动脉血氧饱和度较高（即氧供较多）。尽管总的流量较低，但再循环量更少，故推荐 VV 模式中使用这种方法。并且推荐股静脉插管到达肝区的下腔静脉，此处血管粗大不会陷闭。对于心脏手术后的患儿，可以选择中心插管建立 VA ECMO 支持。

3. 成人 ECLS 的插管

（1）VV 模式：成人 VV 模式两根插管分别置入颈静脉和股静脉。都可以用经皮穿刺的方法安全置管。应使用较大插管（20～24F）引血，用较小的插管（17～21F）回输。特别重要的是引流管除顶端开孔外还要有侧孔以增加流量，一般从股静脉引血、通过颈静脉回输入右心房。

（2）VA 模式：成人 VA 模式可使用几种不同的插管方式。颈静脉 - 颈动脉路径效果良好，尤其在同时心肺支持时。它能为主动脉弓和远端主动脉的所有分支提供良好灌注，但它升高了主动脉压，因而增加了左心室后负荷。颈静脉到股动脉路径能提供充分的远端灌注,但如果心功能较好则体外膜肺氧合的血不能达到主动脉弓,股静脉到股动脉路径亦相似。如果肺功能差,左心室射出的血液氧合不良,主动脉弓部不能得到充分氧合血供应,会导致身体的上半部分缺氧。此种情况下可以另加一根回输管路到静脉循环(颈静脉)形成静脉 - 动脉 - 静脉(VAV)旁路来解决这个问题。这像 VV 模式一样增加了右心室血液的氧合,又能提供 VA 模式的血流动力学支持。VA 模式中后负荷增加,使衰竭的左室射血受阻,导致左心房压力升高和肺水肿。可胸部切开直接在左心房置管或介入下房间隔造口,将左房血液引流出,使心脏得到充分休息。

动脉置管可经皮穿刺或直接血管切开。无论哪种方法,如果插管较粗易阻断血流,可能导致远端缺血。为解决这个问题:切开置管时,在插管侧壁用接头连一根远端灌注插管,在切口处将插管插入远端的血管;此外,经皮穿刺时,可测量足背动脉或胫后动脉压力;如果压力<50mmHg,则需要建立侧支向肢体远端灌注血液。

静脉拔管可直接按压止血,也可切开修复破损的血管壁。动脉拔管较复杂:经皮穿刺的动脉插管也可以直接按压,动脉插管越粗大,越可能引起假性动脉瘤或动脉狭窄。切开置管的动静脉插管拔管时均需要进行缝合修复血管破口,保证远端血流通畅,局部无血肿。

有些情况下,VA 模式的经颈部或股动静脉置管不可能或不现实,尤其是不能脱离 CPB 的患者或胸骨切开后进行复苏的患者。此时,使用 CPB 的标准技术直接动静脉置管,即所谓的中心 ECMO 置管。在升主动脉和右心房上做荷包缝合,通过圈套器用缝线将插管绕紧并固定,防止动脉插管周围漏血,在静脉插管则是为防止空气进入循环。

（五）插管大小选择

在 ECMO 时，很重要的一点是尽可能使用管腔最大、长度最短的引流（静脉）管，因为静脉引血靠重力或虹吸作用实现。在这种系统中，如前负荷适当，最大流量的决定因素是插管的阻力，其与长度成正比、与管腔半径成反比。但如果是直角插管等非常规形状插管，这种简单的关系会变得比较复杂。相同型号的插管因管壁厚度不同而内径各异，不同厂商所制造的插管有一些差异存在。目前标准的插管选择依赖于患者预计 ECMO 辅助流量和插管流量压力曲线，不同类型的插管其压力流量曲线不同，通畅以静脉引流管压力不超过 40mmHg、动脉回血管压力不超过 200mmHg 为选择标准。但许多插管的压力流量曲线并不容易获得，因此国内插管选择依然凭借体外循环的临床经验。

（六）插管的问题

ECMO 患者的置管颇有挑战性，经常遇到问题，预先准备充分常可避免并发症的发生。对操作的外科医生给予适当的培训和技术支持可使大多数问题得以解决而避免发生不良的后果。

静脉插管有可能插不进去，因为静脉太细、插管太粗或者只有一根左侧的上腔静脉而没有无名静脉。如果患者头部过伸或过旋，有时锁骨或第一肋骨会阻挡插管，因此需要重新摆放头部的位置。也可能有严重的纵隔摆动、膈疝、气胸或胸腔积液。

1. 静脉破裂　在新生儿中，静脉插管很困难。在此过程中静脉可能破裂，使插管更加困难。首先要控制出血，最好的办法是用血管钳。一旦控制住，在导丝的帮助下置入插管。在置管过程中使用牵引缝线。在静脉外周结扎系住插管。在拔管时可做一个荷包缝合以止血。

2.近端静脉在纵隔内断裂 当静脉置管比较困难时,如果阻力突然消失可能是静脉断裂缩入纵隔。可直接指压控制出血。如果可以用镊子重新找到静脉断裂端,可用上述静脉破裂时用的方法置管。如果找不到其他合适的血管,可能需要行胸骨正中切开经胸插管。如果能找到其他血管,可以缝合筋膜补住静脉断端并直接按压控制出血。

3.没有静脉回血 如果置管后没有回血,应该检查插管和回路有无扭折。胸片和透视可用来估计静脉插管的位置,如有需要则调整位置或重新插管。

4.经胸穿刺血流突然停止伴血流动力学不稳定 可能是因为胸腔内血管穿孔。这需要立即行胸骨正中切开、血管修复,随后切开置管。

（七）下肢并发症

成人周围动静脉插管肢体远端并发症大致包括动脉缺血以及静脉回流障碍两种情况。

早期动脉缺血多数由动脉插管方式造成,插管远端肢体可能存在缺血。动脉系统压力高,通常采用股动脉插管外置阻断带方式固定插管以及局部止血。动脉供血管路带有侧孔,侧孔直径 3mm,肢体远端由侧孔接分支来供血。该插管方式目前得到广泛认可。患者自体侧支循环也参与肢体远端供血。动脉供血不足的临床表现多为下肢皮温低,足背动脉搏动减弱或者消失,缺血区域皮肤出现淡紫色花斑,甲床苍白,严重缺血时肢体肿胀,筋膜张力增高。

静脉回流障碍可能的原因:静脉插管本身过粗;缝制的荷包过大;冠状动脉旁路移植术(coronary artery bypass grafting,CABG)术后取静脉侧肢体插管行 ECMO 辅助,致使静脉血流减少,血流变慢;在抗凝不足的情况下静脉血栓形成,导致静脉回流障碍。静脉回流受阻多表现为与对侧肢体比较皮温稍低,可见暗紫色瘀斑,下肢肿胀,甲床发绀,随着肿胀加重皮肤可能出现水疱。

第四节 变温装置

ECMO 的变温器应能将血液加热至略高于体温,为避免溶血和气泡形成,上限约为 40℃,也有的变温器可以实现降温的功能。另外,其内的水流必须为低压,通常约为 0.21～0.28mmHg/cm^2。这保证了在热交换器有破漏时,水浴的水不会进入血流。许多加热器有微处理器控制的温度感受器和调节装置。控制器可设定所需的血液温度,加热器相应地将水浴加热。体外循环中使用的水箱完全符合ECMO 的使用需求。

一、热交换器

因为血液在管路中流动时与外界接触的表面积很大,很多热量在体外循环过程中丢失。虽然手术室中常规使用低温,但一般 ECMO 的目标是常温。所有的 ECMO 系统都有一个热交换器。目前 ECMO 的热交换器一般是内置于氧合器,由高分子材料制成。流过热交换器的水流与血流相向而行以尽可能保持最大温度阶差。确保了热量高效转移到血液中。

二、常用变温水箱

虽然有诸多因素影响到热交换器的变温效能,但影响降、复温速度较为重要的是通过热交换器达到最大效率的水流量。因此,为了能迅速达到满意的温度,不仅要有一个效能良好的热交换器，还要有一个能提供足够水流量的变温水箱。一般热交换器达到最大效率的满意水流量为 15～20L/min。

（一）便携式变温水箱

目前市场上最常见的便携式水箱主要有 MEDTRONIC 和 MAQUET 两种品牌，均为贴牌 HiRTZ 公司所生产的 HICO-HYPOTHERM680 型号，此类型水箱主要用于保温，其温度控制可在 33～39℃，体积小，移动方便，操作简单（图 5-4）。通常可整合到 ECMO 装备套件中。需要特别注意的是，由于此种水箱不具备降温功能，如患者体温较高，可能并不能满意地控制体温。

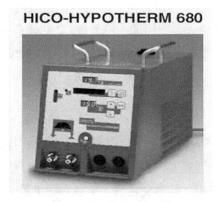

图 5-4　小型保温水箱

（二）全自动变温水箱

全自动变温水箱具有自动制冷、制冰、加温、温度显示及温控报警功能。此类水箱体积大，不易搬动，变温能力强。目前主要有 Sarns 新型的温度控制管理（temperature control management, TCM）系统，Stockert Shiley 变温水箱，及 MAQUET HCU-20 水箱,可稳定的控制患者体温。

实际临床中 ECMO 患者通常只会应用到升温的功能,但在中国台湾曾经有对脑伤的患者使用局部降温以减少脑部损伤,得到良好的效果,因此未来 ECMO 患者之变温器选择可能更有弹性。

第五节　监　测　系　统

ECMO 的附加设备包括监测仪和安全装置。ECMO 的任一组件失灵都会导致患者生命的危险。所以监测 ECMO 系统,不单是监测功能是否正常,还要监测是否有失灵的征象。最好的“监测仪”是 ECMO 专业人员。只有注意细节、持续监测 ECMO 系统和患者情况,才能降低设备失灵的风险,或在失灵时做出快速反应。现对其监测系统进行介绍。

一、持续性血气和氧饱和度监测

要监测 ECMO 对患者心肺的支持是否有效,需在一定时间采集并检查动脉和静脉血气分析。ECMO 系统能在静脉端和动脉端持续监测血液 pH、氧饱和度(SaO_2)、氧气分压(PO_2)和二氧化碳分压(PCO_2),这些指标可为临床医生提供有价值的资料。大多数中心监测静脉血氧饱和度(SvO_2)。ECMO 系统中动脉端氧气分压(PaO_2)、SaO_2 和 PCO_2 直接代表气体交换装置的功能,间接反映患者心脏与肺脏功能。SvO_2 反映了氧气输送的有效性、患者氧气消耗状况与患者肺脏功能,目标是 70% ～ 75%。监测器可使用双波长装置或内置导管。双波长监测器与脉氧仪原理相似,使用红光和红外波长进行测量,这些光波透射过血流,根据血液吸收的光计算氧饱和度。也可使用内置光纤导管测定静脉血氧饱和度,代表产品为 Medtronic BioTrend (图 5-5),它的探头就是一个反射性分光亮度计,光学模组测量反射光并将其转化为电子信号,显示计算所得的饱和度。两种装置都有极佳的监测能力,可在氧饱和度过低或过高时发出警报。

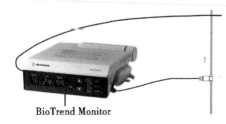

BioTrend Monitor

图 5-5　Medtronic BioTrend 连续血氧饱和度监测仪

在 CPB 设备中,持续动静脉 pH、血气和氧饱和度监测正逐渐标准化。一般将一个血流可通过的小室置入管路中,其内有一层半透膜,允许气体和离子透过到达感受器,pH、氧气和二氧化碳的微型感受器连接到一根光纤上,传到感受器上的信号强度与血液中的氢离子、氧气和二氧化碳量相对应,计算得到动脉的碳酸氢盐和静脉的氧饱和度,与 pH、PCO_2 和 PO_2 一起显示在监视器上,代表产品为 Terumo CDI-500。

二、流量测定装置

超声流量仪可精确地测量 ECMO 的流量。对判断 ECMO 系统中的旁路血液灌注有非常重要的作用。通过超声测定管道内血流速度,根据管道的截面积可计算管道内的血流量。MAQUET Rotaflow 离心泵的流量监测内置于泵头。Transonic 的夹式流量探头可重复使用(图 5-6)。

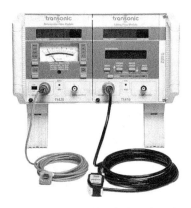

图 5-6 Transonic 的流量探测仪和探头

三、气泡探测器

气泡探测器用来探测是否有空气进入 ECMO 系统并报警。在 VA ECMO 模式中，如果空气进入动脉系统将直接流入脑循环。气泡探测器使用超声或红外技术。超声感测器将信号经过管道发送至接收器，穿过液体的信号成为参照值，这个信号发生变化就认为有空气并发出警报，300～600μl 的气泡就能触发报警。必须注意快速输入不同密度的液体（如血小板）也会触发报警。红外传感器使用吸收光作为参照，液体中通过的气泡会改变吸收光而触发警报，使用红外技术探测能发现 500μl 的空气量。

四、凝血的监测

血液与人造表面接触会发生凝血，所以要输注抗凝药物。为确保凝血时间保持在可接受的范围内，每小时从管路中抽取少量血液，测定激活的凝血时间（ACT）、激活部分凝血活酶时间（aPTT）。根据 ACT、aPTT 结果调整肝素或其他抗凝药物剂量。测定 ACT 有多种机型，市场上的新机型有 Hemochron

Signature Plus（图 5-7）。目前在各 ECMO 中心，使用多种方法不同的机型测定 ACT。大多数中心公认 ACT 在 180～220 秒之间，aPTT 在 60～80 秒之间是一个合理的范围。

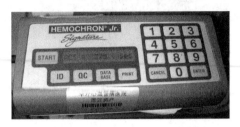

图 5-7　Hemochron ACT 监测仪

　　目前监测患者的凝血功能状态比监测患者的抗凝状态可能更重要，例如，可以利用血栓弹性图（thromboelastogram，TEG）监测患者血液实际凝血功能状态（纤维蛋白、凝血因子、血小板功能）。TEG 监测可以进一步评估 ECMO 患者凝血机制病理变化，包括纤维蛋白形成、血块形成、血块稳定性、血小板功能及纤溶过程，从而直观的反映纤维蛋白原水平，血小板功能，凝血因子活性，是否纤溶亢进等（图 5-8）。

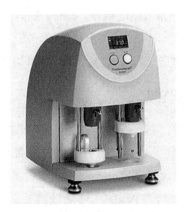

图 5-8　血栓弹性图监测仪

五、压力监测器

（一）负压监测

可以监测静脉引流是否足够,帮助判断容量状况和静脉插管位置是否合适。负压超过 40mmHg 容易造成患者血液溶血,因此在负压过大时及时调整插管位置或补充容量,解除其他影响静脉引流的因素。

（二）正压监测

通过对氧合器进、出的压力与压力差的监测,可得知患者血容量及血压高低、动脉插管是否受阻、氧合器中是否有血栓、循环管路是否有血栓等。例如,氧合器出口压力上升了,可能是患者动脉插管扭折或高血压及高泵流量造成;氧合器进出口压力差上升,最有可能是由于在气体交换装置中有血块形成。

六、游离血红蛋白监测仪

ECMO 长时间支持会对患者血液产生破坏,其中最严重的并发症为溶血。持续使用游离血红蛋白监测仪可以得知目前患者的溶血程度。ECMO 中游离血红蛋白的动态范围为 100～200mg/L(图 5-9)。动态监测该指标意义更大,游离血红蛋白急剧上升或超过 800mg/L 可作为更换已形成血栓的氧合器和离心泵的指征。

七、胶体渗透压监测仪

血浆胶体渗透压(colloid osmotic pressure,COP)是有血浆蛋白形成的对抗血浆中水分从血管内转移到血管外的一种牵制力,对稳定血容量和预防组织水肿有着重要作用。目前临床常用的胶体渗透压监测仪为 MBT MESSTECHNIC GMBH 公司的

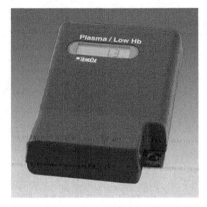

图 5-9　HemoCue 血浆血红蛋白监测仪

ONKOMETER BMT 923 型胶体渗透压监测仪（图 5-10）。此测定仪重量轻，体积小，操作简便，耗时短，不需要预热和特定的"标准蛋白液"标定，方便床旁监测。测量范围为 0～99mmHg，测定精度为 0.1mmHg。测定标本可以是全血，血浆，血清或者组织液。测定过程仅需 100μL 样本，测定时间<2 分钟，每张半透膜可以使用于 1000 例样本，避免频繁更换耗材半透膜。

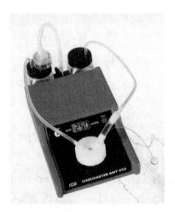

图 5-10　ONKOMETER 胶体渗透压监测仪

（刘　刚）

第6章

ECMO 建立

第一节　ECMO 建立前的准备工作

伴随对 ECMO 技术的深入理解与掌握，ECMO 目前的适应证正在逐渐扩大，现在 ECMO 支持治疗不仅可以以病变器官的功能恢复为目标，而且可以过渡到器官移植，可以作为器官供体捐献、紧急情况下以临时生命支持为特点达到争取时间寻找原因解决问题的目的。因此，除明确的禁忌证外，ECMO 正在扮演着越来越重要的角色。

ECMO 建立前的准备：

1. 了解患者既往病史，全面熟悉现病史情况。

2. 判断患者自身的心肺功能、心功能分级，左、右心室功能状态，心脏节律，有无心律失常病史，心脏形态、大小。

3. 肺部 X 线判断肺内病变严重程度，胸腔或心包腔积液，患者病情的变化趋势，对目前药物治疗效果做出评估。

4. 经胸心脏彩超或术中食管超声确定心脏功能改变的原因，判定心脏功能可恢复性。

5. 血气结果进行性恶化、血液乳酸持续升高是循环不能维持、氧供需不平衡的可靠指标，通常乳酸超过 10mmol/L 的循环状态将直接影响到 ECMO 后的总体结果。

6. ECMO 前需要注意患者的肝肾功能，胆红素浓度过高对中空纤维材料具有一定的破坏作用，不利于中空纤维型氧合器的长期使用。

7. 患者诊断是否明确、术前患者血流动力学情况、术后心内畸形矫正是否满意、冠脉循环建立是否确切、药物治疗是否得当、机械辅助呼吸效果如何，需要内科、外科、ICU、麻醉科和体外循环医生共同讨论进行评估。

8. 除无明确原因的心搏骤停外，绝大多数危重症患者病情变化通常经历一定的发展过程。对于常规治疗不能维持生命体征，给予新的治疗措施无明显预期疗效，连续观察 2～6 小时血流动力学状态逐渐恶化，反复出现室速或室颤，动脉压力不能维持，需要高剂量血管活性药物支持。

9. 代谢指标提示组织缺氧逐渐加重，伴或不伴有严重呼吸功能不全，尿量减少，可以考虑 ECMO 支持治疗，但必须考虑 ECMO 后下一步治疗方案。

预计经 ECMO 循环辅助一定时间后心肺功能有望恢复，可以顺利脱机，或能够得到进一步治疗（手术治疗、心脏移植、安装人工心脏等），无明确 ECMO 禁忌证，获得家属知情同意，经多部门会诊协商可行 ECMO 支持治疗。

第二节　ECMO 团队的职责分工

组织 ECMO 治疗团队讨论病情，决定 ECMO 辅助支持的必要性、ECMO 种类及可行性。

一、《知情同意书》签署

主管医生就患者当前情况为患者亲属及相关监护人做详细全面的解释，并获得同意后签署《ECMO 知情同意书》（图 6-1）。

通常《ECMO 知情同意书》需要注明以下内容：①何谓体外膜肺氧合（ECMO）；② ECMO 治疗的长期性；③ ECMO 支持的常见严重并发症；④ ECMO 辅助的特点，即通过有效的体外生命支持为原发病治疗赢得宝贵时间；⑤ ECMO 治疗可能存在的巨大风险等。

体外膜肺氧合（ECMO）知情同意书
样　　本

患者姓名	性　别	年　龄	病房及床号	住　院　号

ECMO是一种特殊的装置，它用人工心肺机对暂时已无其他治疗措施的心脏或肺进行支持。ECMO装置由人工心脏（泵）和肺（提供氧合）组成，它可以部分替代心脏和肺的工作使得它们得以休息和恢复。病人一旦接上ECMO，这套系统将部分替代病人本身的心脏和肺进行工作。主动的氧合和排除二氧化碳有利于心脏和肺得到休息。一般ECMO对病人支持时间比较久，有时候会需要两个或多个氧合器。

任何需要ECMO的病人状况严重，而且随时可能死亡。然而在ECMO期间还有其他一些危险因素存在：

1. 出血——在ECMO运行期间，我们会用肝素进行抗凝。虽然严密监测血液凝集时间并适当调整肝素用量，但有时出血难免发生。出血会发生在任何部位，但最严重的是脑出血。这有可能导致永久性脑损伤。还可能有插管部位、消化道等其他部位出血。
2. 凝血——一些小血栓可能进入病人体内。这些栓子会导致类似脑、肾等重要脏器损伤。
3. 卒中——可能发生于脑出血或脑梗塞。
4. 下肢功能障碍——插管侧肢体可能出现功能障碍，甚至截肢。
5. ECMO系统故障——虽然很少，但有可能会发生。
6. 其他——外科操作可能引起感染、出血等。
7. ECMO支持下心肺功能可能没有任何改善。

如果您完全理解ECMO的必要性及所带来的风险，并同意使用该技术，请在下面签名，如果还有不理解之处可进一步向相关医护人员咨询。

我已理解上述内容并同意进行体外膜肺氧合（ECMO）！

家属意见：_____

家属姓名：_____ 与患者关系：_____ 日期时间：_____

谈话医生：_____ 日期时间：_____

医院名称：_____

图6-1 《ECMO知情同意书》样本

二、动静脉置管

ECMO 动静脉置管需要在高级别的无菌环境下完成，通常手术室是首选的安装场所，置管需要血管外科医生或心脏外科医生的参与，经皮穿刺通常由熟练的麻醉科医生或 ICU 医生完成。

手术器械包及所需消耗材料应该由外科手术室护士准备好，以便紧急之需。通常 2 位器械护士可以满足紧急 ECMO 建立期间的需要，为外科医师手术操作提供服务与保障。

ICU 内的 ECMO 紧急建立也越来越成为常规，通常需要完备的 ECMO 装备车和训练有素的 ECMO 团队支持，需要 ICU 护士在短时间内准备好开展紧急床旁手术的设备并完成各项流程，同时需要充当器械护士的作用，辅助外科医生完成 ECMO 的紧急建立。

三、ECMO 建立过程中的麻醉及呼吸循环管理

患者安装 ECMO 过程中需在全身麻醉呼吸机辅助呼吸方式下完成，需要建立必要的有创动脉血压监测和快速输血、输液通路，为 ECMO 期间患者的生命体征监测做好准备。熟练并训练有素的麻醉医生或急救医务人员可以通过快速气管插管、有效的呼吸支持而缩短患者的抢救时间，为后续治疗奠定良好基础。

四、ECMO 系统的管理

通常需要经验丰富的体外循环医师或接受过 ECMO 培训的专业人员 1～2 名来负责并完成，具体包括以下内容：

1. ECMO 辅助通路的选择　确定 ECMO 辅助支持后选择

辅助类型，VA ECMO 通常选择右心房 - 升主动脉、股静脉 - 股动脉、颈静脉 - 无名动脉等通路；VV ECMO 常选择颈内静脉与股静脉之间建立连接，也可选择双腔管经颈内静脉到达右心房，对成人和儿童呼吸窘迫综合征患者适用。

2. 设备物品准备　根据患者体重及病变情况选择 ECMO 插管类型及型号大小。右心房 - 升主动脉建立的 VA ECMO 需要选择较粗的动静脉插管，以保证充分的静脉引流和较低的动脉插管阻力，达到减少血液破坏的目的。通常股动静脉插管受到动静脉粗细的影响，往往选择较细的型号，而且股静脉插管需要多侧孔的股静脉插管以确保 ECMO 期间的静脉引流，动脉插管选择薄壁腔大的进口动脉插管。由于低体重患者股动静脉置管的难度大，根据阜外医院的 ECMO 经验，体重在 15kg 以下的患儿建议在行 VA ECMO 时选择右心房 - 升主动脉，也可选择颈部血管如右侧颈内静脉 - 颈总动脉。

3. ECMO 系统安装及预充　ECMO 系统通常为已经配置完整的成套系统，根据患者需要或临床经验可做适当调整，安装完成并确认无误后需要迅速预充，充分排气并试运行，低体重患儿及术前贫血的患者需要考虑适当预充库存血液。

4. ECMO 管理配合　外科医生连接好动静脉插管，确认管路连接无误后即可开始 ECMO 辅助支持。通常 ECMO 启动初期由于容量置换、血液稀释、温度变化等因素的影响，血流动力学可能发生较大波动，需要引起 ECMO 管理者的注意。具体 ECMO 期间的管理细节请见本书相关章节。

5. ECMO 系统及患者的转运　ECMO 转运过程中体外循环医师需要全盘照顾，确保系统的可靠性和患者循环状态的稳定性。防止血液管路和气体通路的扭曲、牵拉，密切关注系统氧合及泵流量变化等情况。

五、ICU 医生职责

无论危重症患者是在手术室还是在 ICU 建立 ECMO，ICU 医护人员均需要做好接诊和管理患者的准备。包括：

1. 呼吸机及监护设备调试。

2. 床位空间的安排。

3. 急救药物、血液制品的准备。

4. 可能需要的床旁辅助检查。

5. 床旁抢救紧急建立 ECMO 过程中担当起维持循环呼吸功能的重要角色，例如面罩加压给氧、气管插管、胸外按压等紧急复苏措施。

6. ECMO 辅助后原发疾病的进一步治疗。

7. 患者心肺功能的总体掌控。

第三节　系统安装及预充

一、ECMO 系统预充排气

1. ECMO 系统是密闭系统，预充排气不同于传统体外循环。

2. 不同的 ECMO 系统因设计、安装的不同而需要不同的预充方法，往往快速预充排气是决定 ECMO 可否快速建立的重要因素。

3. 预充方法

（1）常用的预充液可以是生理盐水、乳酸林格液、复方电解质注射液等晶体液。

（2）根据预充液来路的位置通常将 ECMO 管道系统分为两部分：动、静脉管道包和离心泵氧合器。

（3）通过管道钳分别控制预充液先后预充动、静脉端和离心泵氧合器端，预充排气的废液出口通常在氧合器的出口或上缘。

（4）排气时确保足够的重力落差，避免预充液流速过快，轻敲管道系统即可将附壁气泡赶走。

（5）预充前也可适当用二氧化碳气体驱除管道系统内的空气。

二、预充后的 ECMO 系统试运行

预充完成确认系统排气完全后，打开控制器开关，自检完成无误后打开流量开关，观察离心泵运转是否正常，流量计数调零，设定流量报警范围，负压管调零，松开离心泵进出口管道钳和动静脉管道钳，观察流量显示是否正确，检查管道各接口和膜肺有无渗漏、氧气管连接是否正常、气源供应是否正确。

再次检查 ECMO 系统内有无气体，确保一切正常后夹闭动静脉管道，机器预充调试完毕，可以移至床旁安装 ECMO。

三、预充液置换

1. 成人 ECMO 系统用晶体预充液排气后可适当用人工胶体液来维持 ECMO 预充液的胶体渗透压，从而避免大量晶体液导致的血液黏度下降和组织间隙水肿的发生。

2. ECMO 前患者血红蛋白浓度过低，估测 ECMO 期间 HCT 达不到目标值者，在时间允许的前提下也可以提前预充库存红细胞。

3. 对于低体重患者尤其是婴幼儿及新生儿 ECMO 患者需要对 ECMO 系统的预充液进行适当调整。

（1）需要根据患儿一般状况补充库血、新鲜冰冻血浆、人血

白蛋白等血制品，排出多余晶体成分。

（2）根据预充液血气指标调整预充液酸碱度、重要离子浓度，维持胶体渗透压（COP）、血红蛋白水平接近正常。

（3）预充液置换完毕还需要氧合、保温。

（4）尽量避免大量预充液对婴幼儿血流动力学及内环境的不利影响。

第四节　ECMO 系统建立

一、患者准备

1．主管医师向家属交代病情，解释 ECMO 辅助循环的必要性及方法、可能发生的结果及并发症，并签署《知情同意书》。

2．如急诊抢救的患者清醒，则要说明手术的意义，减少患者的紧张情绪，需要机械性辅助呼吸者及早气管插管，维持呼吸道通畅。

3．穿刺置管的患者可局部用 2% 利多卡因浸润麻醉。

4．患者需要全身麻醉时，可使用镇静、镇痛和肌松药物，需要给予芬太尼和维库溴铵作为基础麻醉行气管插管，并建立动静脉通路进行监测、给药。

5．严格无菌操作，局部消毒，铺单。

6．插管前 5 分钟使用肝素 50～100IU/kg 静脉推注，维持血液抗凝，使 ACT 在 300 秒以上。

二、ECMO 辅助方式及插管途径选择

1．VV ECMO 方式以其单纯的呼吸支持特点仅适用于单纯肺功能不全、心功能良好的患者。

2．VA ECMO 方式以其有效的循环呼吸共同辅助适用于心肺功能不全的患者,常用于心脏辅助支持,部分呼吸支持的患者也会首选 VA ECMO 辅助。

3．动脉插管的途径根据需要可以选择升主动脉、腋动脉、股动脉、颈动脉。静脉插管途径有右心房、股静脉、颈静脉。

4．双腔静脉插管（DLC）和配合股动脉插管的下肢灌注插管也比较常用。

5．通常应该选择熟悉的插管部位以便快速熟练地完成 ECMO 系统的建立,缩短建立时间,为患者赢得宝贵的黄金抢救点。

6．选择插管的原则是根据患者体重或体表面积预测 ECMO 最高辅助流量,结合插管部位血管粗细,依据现有插管的压力流量曲线选择插管。

7．动静脉插管口径在血管条件允许的情况下尽量选择大号插管。目的在于尽量降低血液流动过程中产生的压差,从而降低血液破坏,达到保护血液的目的。

三、ECMO 运转前设备检查

1．机电部分　检查电源、备用电源、离心泵手动摇把或滚压泵摇把、离心泵头是否安装到位；检查流量计安装方向,打开主电源、旋转流量开关观察泵头运转情况、有无振动和异常声音；检查流量报警设定,流量和压力调零点,检查动静脉氧饱和度仪是否校正。

2．管道部分　检查管道各个接头是否牢固,管道是否扭曲打折,固定管道防止脱落；检查桥连管、预充管和内循环管是否夹闭；检查气源连接管路,氧气管连接无误,有气体流出,变温水管正确连接,无渗漏,关闭血样采集三通；检查静脉负压监测管路连接牢固,确保动静脉管道钳夹到位。

四、ECMO 启动

1. 插管与管路连接完成后,台上和台下分别查对引流与回血管道方向。

2. 台上先松开管道钳,而后台下先松开静脉引流管道钳,旋转流量开关,转速达到离心泵设计要求转速(1500rpm)以上后,再打开离心泵后管道钳,ECMO 开始运转,并逐渐提高转速使 ECMO 流量达到预计目标。

3. 首先观察血流方向和流量读数,打开空氧混合器的流量开关,根据预计流量给适当通气量,FiO_2 80% 起始。

4. 观察动脉血颜色,检查动静脉氧饱和度读数是否正常,观察静脉有无抖动和负压读数(>-40mmHg,绝对值<40)。

5. 检查膜肺和各个接头有无渗漏,观察患者动脉血压、中心静脉压、左心房压力、脉搏氧饱和度。

6. ECMO 启动初期需要通过转速与对应流量来确认当前插管可以达到的最高辅助流量,而后结合患者的实际情况观察需要辅助的最佳流量。倘若需要的最佳流量低于当前的最高辅助流量,建议在启动 5~10 分钟内逐渐减低转速,降低 ECMO辅助流量至患者需要的有效辅助流量即可。

7. 如果流量达不到最佳流量,可能需要调整插管位置甚至重新插管。

8. VV ECMO 尚需观察静脉氧饱和度判定"再循环"比例,适当调整插管位置和方向来获得适当的"再循环",从而获得最佳的辅助效果。

9. 一旦确定最佳辅助流量后,ECMO 辅助流量就不要随意调整,设法维持在此流量下持续辅助,等待病变脏器功能的恢复。

五、ECMO 参数的调整

在 VA ECMO 辅助过程中建立初期的辅助流量一般较高，达到目标流量〔成人 40～80ml/（kg·min），儿童 80～120ml/（kg·min），新生儿及婴幼儿 100～150ml/（kg·min）〕，目的是尽快偿还氧债，改善微循环，增加组织器官的供氧，使心肺得到休息，表现为脉搏和静脉氧饱和度升高，末梢循环改善，有尿排出，血液乳酸水平逐渐下降，酸中毒减轻。

对于 VV ECMO，建立后起始流量一般始于 20ml/（kg·min），而后在 15～20 分钟后增加流量至最大的计算目标流量，绝大多数患者并不需要如此高的辅助流量来维持氧的供应，由于无法精确计算 ECMO 期间的氧供与氧耗，通常需要根据临床各项监测指标来综合判定。

当 ECMO 开始运转后先将膜肺吹入氧浓度调至 70%～80%，气流量与血流量比为 0.5∶1～0.8∶1，必要时使用纯氧和高气流量，观察 ECMO 氧合器膜前膜后氧饱和度，应达到膜后氧饱和度 100%，静脉氧饱和度不低于 60%。

机械辅助呼吸方面要降低呼吸参数（表 6-1），使肺得到充分休息。ECMO 稳定期膜肺氧浓度调至 40%～50%，仍维持较低的辅助呼吸指标，定期检测血气，维持较好的氧供和酸碱平衡。ECMO 后期降低流量的同时降低氧浓度，观察血气指标，为停机做准备。

表 6-1　ECMO 期间呼吸机辅助呼吸参数调整

呼吸参数	新生儿	小儿	成人
最高吸气压力（cmH_2O）	20～30	30～35	30
通气量（ml/kg）	4～8	5～10	5
PEEP（cmH_2O）	5～15	10～15	10

呼吸参数	新生儿	小儿	成人
呼吸频率（次 / 分）	5～10	5～10	5～10
吸气时间	0.5 秒	据氧合调整	I∶E=2∶1
FiO_2	30%	40%	40%
其他	高限 PCO_2（55～65mmHg），pH>7.2		

六、ECMO 效果评估

1. VV ECMO 效果评估　ECMO 辅助开始后即可根据实时监测的动静脉血氧饱和度来判定辅助效果的好坏，结合患者动脉血气结果可以更确切地了解机体动脉系统血液的氧合及二氧化碳排出情况，通过 ECMO 流量、通气量、氧浓度等的调节，达到正常理想的呼吸支持功能。由于 VV ECMO 的部分辅助特点，在 ECMO 早期氧合及二氧化碳排出的功效比较显著，随着氧债的偿还，VV ECMO 气体交换的作用会显得越来越小，除了与循环逐渐改善有关外，与右心房内动脉血混合可能导致的血液 ECMO 再循环也有关系。影响再循环的因素有：①流量越高，再循环越多，两者几乎呈线性关系；②右心输出量决定进入右心房的氧合血是否可以迅速经三尖瓣进入右心室并被心脏泵入全身循环，心输出量的增加将有利于心房内再循环血液比例的下降；③右心房的大小影响再循环比例的原因是显而易见的，心房越大，动静脉血混合的程度将越低。

2. VA ECMO 效果评估　ECMO 开始运转后体内氧合血增多，静脉血和脉搏氧饱和度逐渐升高，血气表现为 PaO_2 升高、$PaCO_2$ 降低，随着循环功能改善、乳酸水平降低、酸中毒减轻，即使减低呼吸参数，也能维持良好的氧代谢，表明 ECMO 呼吸支持有效。当采用股动、静脉插管进行 VA ECMO 时，如果患者自体肺氧合功能差,可能会造成下半身高氧合、上半身低氧合情况,右侧桡动脉血气 PaO_2 低,这样会造成脑部缺氧,需要提高灌注流量,加用腋动脉或右侧颈内静脉(right internal jugular vein,RIJV)插管,提高上半身血氧分压,改善心脏及脑部低氧状况。

ECMO 运转后动脉血压能够维持,平均动脉压>60mmHg,左心房压力降低,随着辅助时间的延长,血压会逐渐升高,此时需要减少正性肌力药物的用量,而平均动脉压无明显降低,表明 ECMO 循环支持有效。表现为患者四肢逐渐温暖,皮肤发花消失,尿量增加〔>2ml/(kg.h)〕,血乳酸下降,末梢循环得以改善。需要注意容量负荷,如果辅助流量提高困难,动脉血压不升,静脉管道抖动明显,静脉端负压升高,提示可能存在容量不足,可以适当补充容量,观察动脉血压和中心静脉压。

超声心动图可以实时观察左右心室收缩和舒张情况、房室壁厚度、室间隔运动、心内血栓形成及畸形矫治情况。动态观察更加有意义,可以反映心功能恢复趋势,判断 ECMO 预后。

(赵　举)

第7章

ECMO 插管与外科技巧

第一节 ECMO 插管

一、插管类型

1. 单腔管 插管仅有一个管腔的称为单腔管。包括普通静脉引流管、主动脉插管、股动脉插管、股静脉插管等（图 7-1）。

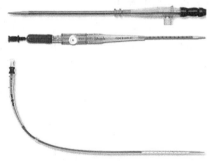

图 7-1 单腔插管

ECMO 使用的插管由于需要在体内留置较长时间（数天或数周），因此选择组织相容性好、柔软的插管有利于较长时期的 ECMO 辅助，肝素涂层或非肝素涂层内壁均可。

2. 双腔管（double lumen cannula，DLC） 顾名思义，单根插管被分隔为两个管腔的插管称为双腔管，如图 7-2、图 7-3 所示。

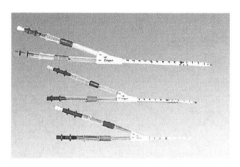

图 7-2　Origen Biomedical 双腔管（适用于婴幼儿 VV ECMO）

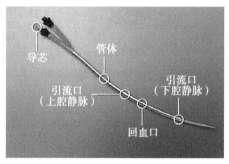

图 7-3　Avalon 双腔管（型号 13～33F，适用于所有 VV ECMO）

　　双腔管具有单一位点置入即可满足 **VV ECMO** 呼吸支持的需要，插管创伤小、建立迅速、便于管理、并发症较少的优点。目前，DLC 已经成为 VV ECMO 的必备插管，只可惜国内尚无此类商品，我国依然采用上下腔静脉两个位点插管的方法建立 VV ECMO。

二、插管流量压力曲线

　　尽管插管类型和品牌多种多样，但是衡量插管性能的技术参数却是唯一的，即流量压力曲线。临床工作中需要用压力 -

流量曲线来选择插管。图 7-4、图 7-5 分别列举了单腔管和双腔管的压力流量曲线。

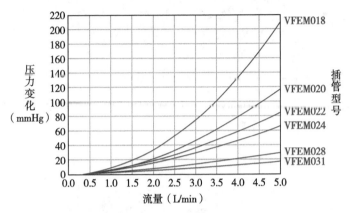

图 7-4　爱德华单腔股静脉插管的压力流量曲线

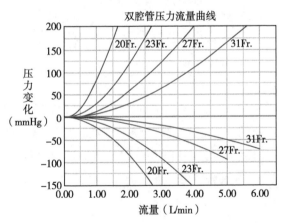

图 7-5　Avalon 双腔管的压力流量曲线

通常选择插管的原则是静脉引流管压力越小越好，目前提倡 ECMO 静脉管路需要负压监测，插管水平的负压以不超过

40mmHg 为满意。动脉回血插管由于有泵的驱动,因此可以耐受适度较高的阻力,通常选择略细的氧合血回血插管,以目标流量下阻力不超过 150mmHg 为宜,同时还可以减少局部血管的损伤。

ECMO 期间目标流量的判定依赖经验值,通常认为新生儿和婴幼儿可以按照 100～150ml/(min·kg)的辅助流量即可满足需要;儿童则需要 75～100ml/(min·kg)的流量作为目标流量;成人为 40～80ml/(min·kg)。通常 VV ECMO 流量需求要高而 VA ECMO 流量相对较低一些。

第二节　经皮穿刺插管技术

从 20 世纪 90 年代开始,薄壁插管的获得使插管技术几乎在所有病例中从外科切开插管转向经皮穿刺插管。

一、经皮置管的特点

伴随插管本身的改进、血管超声的引入和技术的提升,目前在手术室外由经过专门训练的专业人员(ICU 医生、急诊科医生、导管室心内科医生)均可经皮穿刺插管方法建立 ECMO 并维持良好引流和灌注。由于 ECMO 建立过程中插管失败将造成非常严重的后果,通常需要一位心胸外科医生或血管外科医生作为后备,以防穿刺困难或失败后采用传统外科切开的方法置管。

VV ECMO 经皮穿刺插管置入在肥胖或体重过大的患者具有一定的挑战,目前我国大多数此类患者以股静脉 - 颈内静脉方法为首选。

血管超声在确定血管位置和测量血管直径方面是非常有价

值的。通常插管大小不能超过血管直径的 2/3，只有这样才能保证腿部回血能够从插管周围回流而不影响下肢远端的血液循环。当进行股动脉插管时，这一原则将显得更加重要，以保证下肢远端的血供。

二、经皮穿刺插管的患者准备

在非急诊情况下，开始 ECMO 插管前需要先置入桡动脉有创血压监测和中心静脉导管用于监测。血液标本采集以评估全血细胞数量，基础抗凝指标（PT，aPTT，纤维蛋白原，D- 二聚体和 AT Ⅲ浓度等），血液生化检查和动脉血气。根据检验结果决定是否需要库存红细胞、血小板或新鲜冰冻血浆申请。

管床护士需要根据已经选择的插管部位行备皮处理，插管过程必须在完全消毒无菌的技术环境下完成，因此，至少两位操作人员行外科洗手程序并穿戴外科手术衣、手术帽、消毒手套和口罩。

插管部位皮肤需要用碘伏消毒 3 遍，铺外科术野洞巾完全遮盖整个床位，以便插管和管道摆放。此时建议给予患者一次抗生素（一代或二代头孢）作为感染预防性药物。插管物品准备包括：静脉穿刺针、弯头导引钢丝、扩张子、外科器械和缝线。

三、VV ECMO 经皮插管

1. 股静脉 - 颈内静脉模式　插管前 50～100IU/kg 普通肝素或 2500～5000IU 静脉注射，防止插管血栓形成。2 位操作人员定位腹股沟下方的股静脉，在超声引导下将 18G 穿刺套管针经皮刺入静脉血管，退出金属针心，用弯头导丝穿过套管针，导丝必须足够长才能够到达下腔静脉。导丝到位后，退出套管针用逐级增加的血管扩张子不断扩开穿刺部位的皮下组织及血管壁，直到满足所选插管的大小。为了防止导丝打折需要保证导丝在扩张子内移动顺畅，一位操作员推进扩张子另一位固定导引钢丝保证其与扩张子方向一致并维持一定的张力。使用扩张子扩张皮下组织及血管时需要循序渐进，由小号扩张子开始，逐级递增（通常每 2F 为一个级别），直到满足所选插管需要为止。

当获得适度的扩张效果后，将插管与插管内芯经引导钢丝置入，此过程应该顺畅、无明显阻力。插管前有必要在体外对比一下插管可能需要置入的长度，确定刻度后更容易使插管到达合适的位置，插管及内芯在使用前均需要拿生理盐水冲洗浸润一下，插管到位后拔除内芯和导丝。此时静脉血液将自然预充满插管，退出内芯时使插管末端略微高于身体 10cm，以免血液溢出，同时用管道钳夹闭，接头处充分排气后与 ECMO 相应管路连接。

完成股静脉插管后 2 位操作员可以用同样的方法实施颈内静脉插管。

确认插管位置正常，不需要调整后用缝线固定插管于皮肤，防止插管移位或脱落。床旁影像技术通常被建议用来判定导丝所在位置和插管是否到位。

股静脉和颈内静脉（通常选右侧）模式的 VV ECMO 建议采用股静脉引流静脉血、颈内静脉作为氧合血回血通路，其目的在于减少 VV ECMO 的氧合血再循环，因此氧合血回流管的位置到达上腔静脉即可。颈内静脉插管有导致气胸的风险，可能的话选择较短、柔软的插管更加适合。现在越来越多的 VV ECMO 插管在患者清醒状态下完成，这会增加颈内静脉进气产生气栓的风险，因此有些文献建议颈内静脉插管前先行气管插管辅助呼吸，完成静脉置管后再拔除气管插管。

2. 双腔插管（DLC）模式　尽管国内目前尚无法获得双腔静脉插管，在此仍就 DLC 插管中的一些注意事项做些说明。DLC 插管克服了 2 个插管部位对患者造成的不舒适感，使用 DLC 建立的 VV ECMO 患者可以拔除气管插管，不需要镇静，也可以适当活动甚至做些简单康复性训练。

伴随 Avalon ELITE 双腔插管的问世，其型号从 13F 延续到 33F，单部位插管现在既可用于新生儿也可以适用于成人患者。这种插管既提供静脉引流又提供氧合血回流，插管需要从颈内静脉被引导通过右心房，尖端进入下腔静脉（IVC），其位置和方向均非常重要，插管后需要用超声和放射线确定插管部位，确保下腔内插管和氧合血去三尖瓣方向（图 7-6）。唯有这样才能发挥其优势最大限度地减少 VV ECMO 期间的再循环量，增加机体氧供、减少肺损伤、改善循环状态。

四、VA ECMO 经皮插管

经皮股动静脉插管建立 VA ECMO 是非常紧急的过程，可以发生在医院任何地方，也有报道在院外实施的。通常需要行心脏辅助的 VA ECMO 插管需要在很短的时间内完成，使得容易发生置管困难和相应并发症。然而即便如此，许多文献报道这种穿刺置管的成功率依然可以达到 90%。但许多医疗中心依然建议穿刺插管时有心脏外科或血管外科医生在场指导插管的进行，如果 1～2 次的尝试不能成功，建议立刻转为切开插管。

在紧急情况下也开采用半切开法置管，即切开皮肤及皮下组织暴露动静脉血管后直视下行穿刺置管,方法同前。其优越性在于穿刺准确率更高,尤其在无血管超声引导或患者动脉波形不明显难于辨别血管部位的患者。

五、经皮穿刺插管的拔除(VV 和 VA)

ECMO 停机后需要尽快拔出血管内插管,经皮穿刺插管拔除可以在床旁依照标准程序完成。静脉部位需要手工压迫止血 10 分钟,然后局部药物收缩减少血管出血;动脉插管部位需要 30～45 分钟的手工压迫,而后采用股动脉压迫装置来减少局部出血维持循环稳定。有些 ECMO 中心建议即使采用经皮插管,股动脉拔管时也需要切开处理,完整修复动脉血管破口。

插管拔除后建议血管超声随访局部血管的血流情况,及早发现动静脉瘘及局部血肿、血栓,早期处理。

六、经皮穿刺插管相关并发症

早期并发症与插管置入直接相关,包括导引钢丝打折、彻底扩张后找不到血管、血管撕裂、导丝不能到达正确位置、血管内膜剥脱、血管穿孔等。DLC 插管过程中有报道右心室破裂引起的心脏压塞和心肌梗死。插管部位出血依然是文献报道最多的并发症。

股动脉插管引起腿部远端肢体缺血在 VA ECMO 中经常发生,远端灌注管的置入可以有效减轻肢体缺血的风险,同时需要密切观察静脉回流状态,避免骨筋膜室综合征的发生。

ECMO 插管部位并发症还包括腹股沟血肿、假性动脉瘤、动静脉瘘、急性血栓形成等。

第三节　ECMO 切开插管技术

1.颈部动、静脉插管　适用于新生儿及体重 <20kg 的儿童。

将颈、肩部垫高,头面部后仰并略偏向左侧。沿胸锁乳突肌前缘做切口,切开颈阔肌及浅筋膜,显露出胸锁乳突肌前缘,打开颈动脉鞘,将颈内静脉牵向外侧,显露出颈总动脉分叉部。分别在颈内动、静脉表面用 6-0 或 7-0 滑线缝荷包,插入相应口径动脉供血管及静脉引流管,然后用套管勒紧、固定,以防出血。动脉插管尖端应进入主动脉弓,静脉插管尖端应处于下腔静脉开口位置,以便充分引流。

2.主动脉、右房插管　主要适用于开胸心脏手术后患者。

在升主动脉远端接近无名动脉开口处用 5-0 滑线或 3-0 丝线做双重荷包,然后向主动脉弓方向插入合适口径的动脉插管,插管深度 1.0～1.5cm,开口一定要置于主动脉弓部,切忌将动脉供血管尖端指向主动脉瓣口方向。

对于升主动脉发育细小,可采用改良主动脉插管技术,用 7-0 prolene 线端 - 侧吻合法将直径为 3.5mm 长约 10～15cm 的薄壁 Gore-tex 或 PTFE 血管吻合在无名动脉上,然后将其引至胸部切口外,排气后再把直径为 8F 的动脉插管插入到人工血管的末端,这样,既不会造成主动脉血流受阻,又不影响主动脉手术操作,而且拔管后不会造成主动脉狭窄。

右心房插管用 5-0 滑线在右心耳缝双重荷包,插入合适口径静脉引流管,静脉引流管尖端应置于下腔静脉开口处。对于成人患者也不建议采用二阶梯的腔房管。右心耳收紧荷包线并用 7 号丝线固定荷包线套管,避免活动性出血。

3．左心房引流管　左心房引流管的安置主要有以下三种途径，即左心耳、房间沟后侧近右上肺静脉开口处以及左房顶部，插管方法同右心房插管，左心房引流管的血液可通过 Y 形分叉连接于 ECMO 静脉引流管上。

在一开始没有安装左心引流的患者如果后期需要增加左心引流，可以通过介入方法在导管室行房间隔造孔的方法达到左心引流的目的，尤其是那些通过长股静脉插管引流的 VA ECMO 患者。有文献报道 VA ECMO 联合 Impella VAD 辅助泵行左心室减压。

4．股动、静脉插管　适用于成人及体重>20kg 的儿童，是最常用的外周置管方法。

患者取仰卧位，大腿略外展并外旋。在腹股沟韧带中点略向外下方触摸股动脉搏动，沿缝匠肌内缘略向外做弧形切口，于缝匠肌内侧切开深筋膜，显露股动脉鞘，切开其外膜游离出股动脉上段及其后内侧的股深动脉。股静脉位于股动脉后内侧，两者同位于股动脉鞘内。用血管带分别绕过股动、静脉然后套入乳胶管，在股动脉表面用 5-0 滑线缝双重荷包，插入合适口径动脉供血管，收紧荷包线和股动脉套管并结扎固定好。股动脉插管之前，可短时间阻断股深动脉以防出血。用 6-0 滑线在股静脉表面缝双重荷包，先在线圈内穿刺，插入导丝直至心房水平，然后插入右房 - 下腔静脉引流管，收紧套管并固定。

长时间股动脉插管可导致股动脉远端缺血，甚至造成下肢肢体坏死。为防止这一严重并发症发生，可在动脉供血管连接一旁路，插入股动脉远端（8～12F 整体动脉插管或同样大小的动脉鞘管），以供血给远端肢体。

5．插大小选择　选择合适口径的动静脉插管是维持 VA ECMO

系统正常运转的基础。表 7-1 给出了不同体重患者 VA ECMO 的动静脉插管大小，以供参考。

表 7-1　VA 模式 ECMO 插管选择

体重（kg）	<2	2～5	5～10	10～20	20～35	35～70	>70
静脉插管（F）	8～10	10～16	12～17	17～19	21～23	23	23
动脉插管（F）	8～10	8～14	16～20	17～21	17～21	19～21	21

一般而言，在不影响升主动脉血流的前提下，动脉供血管应尽量选择比标准大一号的插管，这样，维持同一流量需要的转数较低，有助于血液保护。

表 7-2 给出了不同体重患者 VV ECMO 的静脉引流管和灌注插管大小，以供参考。

表 7-2　VV 模式 ECMO 插管选择

体重（kg）	2～4	4～15	15～20	20～30	30～50	>50
引流插管（F）	12～15	不建议采用	14～19	17～21	19～23	21～23
灌注插管（F）	*	V-V 模式	14～19	17～21	19～23	21～23

注：* 2～4kg 使用静脉双腔插管，灌注和引流使用同一根插管，4～15kg 患儿不建议使用 VV ECMO 呼吸支持，直接行颈内动静脉的 VA ECMO 辅助

6．双腔静脉插管的置管技术　在建立双腔插管的 VV ECMO（DLVV ECMO）时，选颈部静脉血管置管，方法同前，但双腔静脉插管通常较粗（图 7-6），需要根据患儿体重和颈内静脉的粗细选择合适的 DLC。婴幼儿双腔插管时同时游离颈动脉备用，以防 DLVV ECMO 效果不佳时顺利转为 VA ECMO 辅助方式。Avalon 双腔管尖端需要置于下腔静脉，并使双腔管的动脉连接口（红色）指向患者的耳朵，这个方向有利于 ECMO 氧合后的血液优先进入三尖瓣参与有效循环，从而最大限度地减少 VV ECMO 期间的再循环。

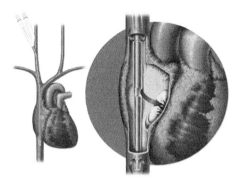

图 7-6　Avalon Elite 双腔管

第四节　切开插管相关并发症及其处理

一、活动性胸腔出血

出血是 ECMO 循环辅助的最常见并发症，手术结束后严格止血至关重要。缝合插管荷包时应尽量使用较细无创缝线，进针时避免穿透血管壁或房壁，插管切口不要过大，荷包收紧后务必固定好以防松脱。如果手术创面渗血严重，可使用干纱布填塞，压迫止血，24 小时后再将纱布取出。

二、溶血

系统压力（静脉负压及回血管正压）与流速过大均可导致红细胞破坏，造成严重溶血。动脉供血管过细或插管位置过深导致管口贴壁可能是主要原因。处理方法：调整插管位置与方向，找到最佳角度及插管深度然后固定好；尽量选择口径稍大的静脉引流管。

三、胸腔感染

在一些急重症抢救病例,ECMO 的安装常常是在 ICU 床旁进行的,因此,可能会存在无菌操作不够严格的问题。另外,反复打开手术伤口进行止血、换药等操作,也为继发胸腔感染埋下隐患。外科治疗对策:①插管、止血等手术操作完成后,用温盐水反复冲洗胸腔;②彻底清除失去活力的组织;③调整引流管位置,保持胸腔引流充分、通畅;④用 Gore-tex 或硅胶薄膜与皮肤严密缝合,覆盖手术切口。

四、动静脉插管部位出血

通常在完成插管并顺利建立 ECMO 辅助后应该对局部切口充分止血,避免动静脉细小分支的活动性出血及血管插管部位的渗血。

五、静脉插管意外

1. 静脉插管困难　静脉插管有可能插不进,因为静脉过细、插管太粗或者有左侧上腔静脉而没有无名静脉。如果患者头部过伸或过旋,有时锁骨或第一肋骨会阻挡插管,因此需要重新调整头部位置。也可能由于严重的纵隔摆动、膈疝、气胸或胸腔基因的影响而导致静脉置管困难。

2. 静脉破裂　尤其在新生儿,静脉插管困难,在此过程中静脉可能破裂。此时首先要控制出血,使用血管钳临时准确的夹闭。控制出血后,采用导丝引导的方法重新尝试置管。在拔管时,应预置荷包缝线以控制出血。对于过细的静脉,在插管前,可于静脉外膜缝置牵引线,以便暴露。

3. 静脉管置入后无回血　此时应检查插管及回路是否有

扭折。运用胸片和透视及超声来检查静脉插管的位置。如有需要则及时调整位置或重新置管。

4. 胸内静脉穿孔　血流突然停止伴血流动力学不稳定,可能是胸内血管穿孔。需立即正中开胸、血管修复,随后切开置管。

六、外周置管时远端肢体缺血

采用外周血管置管,特别是股动脉插管有可能引起远端肢体缺血。如不能积极预防肢体缺血的发生,尽早处理,严重时远端肢体可缺血性坏死,导致患者被迫截肢甚至死亡。怀疑远端肢体动脉有栓塞者,应及时取栓治疗。

常见的 VA ECMO 股动脉置管方法有图 7-7 所示的 A、B 两种。A 图所示的情形已较少采用。在紧急状态下为在最短时间内开始有效的循环辅助,可先临时使用;然后再转成 B 图所示的情况实施远端动脉的供血。

B 图所示方法目前采用最多。但使用该方法时不能因为已经建立了远端肢体的灌注旁路就麻痹大意,因为这种灌注旁路和插管均管径偏细,尤其是需要使用三通接头等连接装置,容

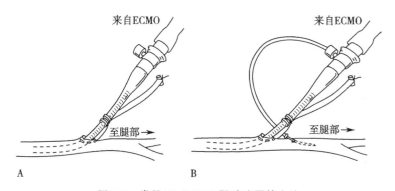

图 7-7　常见 VA ECMO 股动脉置管方法
A. 股动脉置管实施 VA ECMO;B. 建立旁路实施动脉远端供血

易形成血栓而引起堵塞。因此应定期观察远端肢体的血运情况，有条件者应持续监测灌注旁路的血流量。特别是 ECMO 减流量撤机过程中，更应警惕旁路内血流减慢而导致凝固。一旦发现有血栓形成，应及时更换旁路。

　　另外，外周股动、静脉置管时，亦有报道在股静脉插管处血栓形成，致使血液回流受阻，导致下肢的骨筋膜室综合征，引发远端肢体的缺血，因此在选用静脉引流管的规格与尺寸时要有所考虑。

（赵　举）

第8章

新生儿呼吸衰竭的ECMO治疗

第一节 新生儿呼吸衰竭的病理生理

新生儿呼吸衰竭发生率为(1~2)/1000例,是新生儿ICU的主要临床问题,常表现为严重青紫,而无心内畸形,一般吸氧不能改善且死亡率高是潜在的新生儿ECMO适用者。

一、新生儿呼吸衰竭病理生理改变

主要有三种类型:

1．血管重构 如原发性肺动脉高压(PPHN),由于无肌层的肺腺泡内动脉出现异常肌层,以及较大动脉肌层厚度增加,导致肺血管床减少和肺血管阻力上升。

2．肺发育异常 肺发育异常常累及肺泡和肺血管,可以单独存在或伴发先天性膈疝(congenital diaphragmatic hernia,CDH)、羊水过少综合征、肾发育不良等。

3．可逆性肺血管痉挛 如胎粪吸入综合征(meconium aspiration syndrome,MAS)、呼吸窘迫综合征和感染等。

二、新生儿呼吸衰竭常见原发病

1．胎粪吸入综合征。

2．原发性肺动脉高压（PPHN）。

3．先天性膈疝。

第二节　新生儿呼吸衰竭的 ECMO 治疗

新生儿呼吸衰竭治疗措施有以下几个方面：①供氧、气管插管和机械通气；②支持心功能、维持血容量；③纠正代谢性酸中毒、适当碱化血液；④吸入 NO；⑤应用肺泡表面活性物质、选择性肺血管扩张药物；⑥ ECMO 治疗；⑦其他治疗措施如抗炎、纠正红细胞增多症、低温、低血糖、低钙血症等。

一、ECMO 介入时机

ECMO 治疗适用于对常规治疗无效的足月儿和近足月儿低氧性呼吸衰竭。公认的新生儿 ECMO 治疗标准见表 8-1。

表 8-1　呼吸衰竭 ECMO 治疗标准

$AaDO_2$ *	>605～620mmHg# 达到 4～12 小时
氧合指数（OI）§	>35～60 达到 0.5～6.0 小时
PaO_2	<60mmHg 达到 2～12 小时
酸中毒和休克	pH<7.25 达到 2 小时，或伴低血压
急性恶化	PaO_2<40mmHg

注：50% 的 ECMO 治疗中心采用一个以上的入选指标；* 在海平面时测得值；#（$Patm-47-PaCO_2-PaO_2$）/FiO_2；§（$MAP\times FiO_2\times100$）/ 导管后 PaO_2

二、ECMO 介入前的评估

1．胎龄　大多数 ECMO 中心认为<34 周胎龄的患儿不适合 ECMO 治疗，基于颅内出血（ICH）发生率和死亡率与胎龄明显相关。

2．出生体重　一般不建议出生体重<2kg 者进行 ECMO 治疗，原因主要是低体重常伴有颅内出血高风险和高死亡率及没有匹配的插管。

3．可逆性肺疾患及无其他脏器不可逆损伤　超过 10～14 天的机械通气被列为 ECMO 的相对禁忌，长时间的机械通气和吸入高浓度氧易诱发慢性肺疾患，后者在 ECMO 安全时限内往往得不到改善。

4．不可控制性出血或凝血　ECMO 之前，需纠正凝血异常，若无法纠正的严重不可控制性出血或凝血则不应进行 ECMO。但如仅仅是肺出血，被列为 ECMO 相对禁忌证。伴有明显凝血病（DIC）新生儿可在 ECMO 治疗前接受血液置换，以迅速恢复正常的凝血状态。

5．颅内出血　大多数 ECMO 中心主张颅内出血Ⅲ级及以上为 ECMO 禁忌，Ⅲ级及以上的颅内出血 ECMO 治疗后的神经系统长期预后较差。Ⅱ级及以下可进行 ECMO 治疗。

6．先天性心脏病　先天性心脏病通常在 ECMO 前已被排除，有些先天性心脏病如完全性肺静脉异位引流（total anomalous pulmonary venous connection，TAPVC）易漏诊。ECMO 也可用于稳定术前先天性心脏病病情危重的患者、危重患者的心导管检查和心脏术后心肺支持。

7．禁忌证　新生儿合并 Trisomy13/18 综合征、严重脑损伤均为 ECMO 禁忌证，但有时较难做出诊断，多数医师出于谨慎，先应用 ECMO，待病情稳定再做进一步 CT 或 EEG 检查。

三、新生儿ECMO管理

（一）ECMO团队

新生儿 ECMO 团队由多学科专业化高技术人员组成，包括：①外科人员：高年资外科医生（小儿外科、心胸外科）、外科助理、外科洗手护士；②内科人员：新生儿科医生、NICU 医生；③床边 NICU 护士、呼吸治疗师；④循环灌注师、床边 ECMO灌注师及其他专业技术人员（心血管、影像学、神经发育心理学、生物医学工程师等）。人员需定期培训，熟练掌握相关知识技能，有效的沟通和良好的合作才是团队高效和成功的关键。

（二）插管前准备

一旦 ECMO 治疗计划启动就不能延误，床边进行严格无菌隔离，准备必要设备、监护仪器、药物、电凝、头灯及其他光源，麻醉药（吗啡、芬太尼、利多卡因），插管过程中需严密观察生命体征、脉搏氧饱和度、血气、药物和输液情况，慎防病情突变。

（三）ECMO 方式

新生儿 ECMO 通常有两种方式：静脉 - 动脉（VA）ECMO和静脉 - 静脉（VV）ECMO。

VA ECMO 可以直接支持心肺功能，适用于心力衰竭和（或）呼吸衰竭继发心力衰竭的患儿，通常选择右颈总动脉和右颈内静脉分别插管。

VV ECMO 不能直接支持心脏，通常选择单根双腔插管，从右心房引流静脉血经氧合后重返右心房，VV ECMO 如出现低血压、心力衰竭、酸中毒时，需转为 VA ECMO。VV ECMO的优点是不必结扎右颈总动脉、保持搏动血流和避免左心室顿抑，有时新生儿<2.5kg，颈内静脉太细，无法插双腔管，则选择VA ECMO。

（四）插管与预充

1. VA ECMO　做颈部横切口，打开右颈血管鞘，选择尽可能大的插管以保证足够的静脉回流和动脉流量，静脉插管 12～14Fr，动脉 6～10Fr，静脉注入肝素（50～100U/kg）后，动脉远端结扎，近端临时阻断，切开一小口，置入动脉插管约 2.5～3.5cm，插管顶部位于无名动脉和主动脉弓交界处，超声或 X 线定位后，用 2-0 丝线环绕血管两周固定插管，血管与丝线之间置入垫片避免血管损伤，静脉插管尖端应位于右心房（深度约 6.0～6.5cm），静脉远端根据情况决定是否结扎。

2. VV ECMO 插管方法与 VA ECMO 相似，操作更简便，将双腔管的尖端置入右心房的中部，双腔管的动脉管（红色）平靠在婴儿颈部和耳后（头位于中线），这样可使动脉氧合血直接对向三尖瓣，减少再循环。也可采用经皮穿刺法置入双腔管，类同麻醉颈部置管，此法简便、损伤小、易止血、不必结扎远端颈内静脉，若需转为 VA ECMO，只需暴露颈动脉即可。

3. 预充 在紧急的情况下，新生儿 ECMO 管路系统可用平衡盐水如勃脉力（Plasmalyte）直接预充，接上患者后再输血和超滤；如果时间允许，系统应采用血液＋胶体预充，预充液成分：1 单位红细胞匹配 50ml 新鲜血浆可避免凝血因子的稀释、白蛋白 10g、5% 碳酸氢钠 10ml、10% 葡萄糖酸钙 10～20ml、肝素 5mg。循环氧合加热至 37℃，检验血气并调整酸碱和电解质在正常值范围。

（五）ECMO 启动

确定管路无误后启动 ECMO，离心泵转速超过最低限度（1500rpm）时，开放管道阻断钳，并逐渐提高流量，约 15～30 分钟达到设置流量 100～150ml/（kg•min），同时监测中心静脉压。

ECMO 启动后需严密观察各项生命体征，低钙常引起循环不稳定；低血压较常见，多为暂时性；根据临床需要，适当补充红细胞、血小板、新鲜血浆或冷沉淀物。血气胸、心脏压塞或出血时有发生，应引起关注，机械性静脉回流不良原因有插管位置不当、扭结、床高度不够、静脉插管口径不合适等。

在 ECMO 流量增加的同时，调低呼吸机各个参数使肺处于"休息"状态，调低 FiO_2（21%～30%）、呼吸频率（20 次 / 分），气道压力（25/4cmH_2O），减半潮气量，吸气相时间（T_1）（0.5～1.0 秒），同时也要避免过快纠正高碳酸血症。ECMO 建立后及时进行膜肺前后和患者血气检查，VA ECMO 以 SvO_2 变化指导灌注。VV ECMO 患者，高持续正压通气（continuous positive airway pressure，CPAP）将影响回心血量继而减少肺血流和心输出量，如果允许可用 E_TCO_2 来调节理想的 PEEP，血管活性药物的撤离须谨慎。

头部体位较重要，在右颈内静脉结扎的情况下，头部过于向左导致左侧颈静脉梗阻可能发生颅内压增高。

监测 ACT，每隔 30 分钟重复 1 次，直到 ACT 接近 200 秒开始启动肝素泵，并维持 ACT 在 180～200 秒，ACT 值根据临床情况作适当调整。

（六）ECMO 运行期间

1. 输液与营养　ECMO 下的新生儿输液量可从 80ml/（kg·d），开始，大约 4～5 天逐步增加到 120～130ml/（kg·d）。除常规输液外，需考虑 ECMO 患者体液平衡，如每天通过膜肺的液体丢失[2ml/（m^2·h）]。ECMO 开始运行的前几天患者会出现水肿或在 ECMO 之前已经存在水肿的患者，需适当使用利尿剂。若有肾衰发生、尿量<0.5ml/（kg·h）、液体正平衡>500ml/24 小时、利尿剂效果差，尽早在 ECMO 系统上安装超滤器或使用持续肾替代治疗（CRRT）。

低钾血症常与碱中毒或使用洗涤红细胞有关，低钙血症也与输入库血有关，须及时纠正。

新生儿在 ECMO 治疗期间通常采用静脉全营养（TPN）补充能量，不主张胃肠喂养，因有增加坏死性小肠炎的机会。TPN 中可加入氨基酸、脂肪乳，为避免脂肪累积和 ECMO 管路栓塞，脂肪乳量不超过 1g/(kg•d)。加入雷尼替丁预防胃黏膜出血。

每天需监测电解质、血糖及生化指标，高钠血制品输入过多易引起血钠升高，大量利尿易导致低钠和低钾，通常钙和镁的需求量较高，大量血制品输入还会引起代谢性碱中毒。

2. 呼吸管理　一旦 ECMO 建立可将机械通气模式设定为肺脏"休息"状态，但不允许肺泡萎陷。建立后新生儿 ECMO 的通气设定：PIP 15~22cmH$_2$O，PEEP 5~12cmH$_2$O（支持心脏的 PEEP 4~5cmH$_2$O，支持肺的 PEEP 8~12cmH$_2$O），频率 12~20 次 / 分，吸气时间 0.5 秒，FiO$_2$ 40%。NO 吸入对肺动脉高压有益。

气漏综合征的新生儿如在 ECMO 运行仍持续时，可以减低通气容量直到漏气好转，严重者，必要时采用低 CPAP 模式或甚至盖住气管（capping-off）一段时间，24 或 48 小时后再复张肺泡，也可用高频通气模式。

每 4~6 小时进行口腔和气管插管内分泌物的清理，有血性分泌物吸出要判断是由气道损伤引起还是肺出血引起，肺出血严重时需限制吸引，增加 PEEP，降低 ACT 值，必要时气管内滴入肾上腺素稀释液。对严重呼吸衰竭新生儿在 ECMO 期间可继续使用外源性表面活性物质治疗。

每 6~8 小时进行膜肺前后和患者血气检查，每天需摄胸片了解 ECMO 插管和气管插管位置，评价肺部病变情况，有气胸，尤其张力性气胸，需紧急置胸引管，否则造成静脉回流受阻，影响 ECMO 运行。

3. 循环管理　一旦 VA ECMO 启动，所有强心药可快速撤离，有些中心习惯使用低剂量的多巴胺改善肾灌注。

高血压是常见的并发症，通常与机体高容量负荷有关，多为暂时性的，高血压可引起颅内出血，当平均动脉压>75mmHg

时可选用利尿剂。

约 5% 的患者 ECMO 前心肌顿抑，多数能在 VA ECMO 支持 48 小时后自行缓解，必要时需药物支持。

有下列情况要考虑 PDA 的存在：PaO_2 下降、$PaCO_2$ 升高、周围血管灌注下降、酸中毒和（或）ECMO 血流和容量需要增加。考虑到对血细胞功能的影响增加出血风险，一般不主张用吲哚美辛静脉给药关闭 PDA。

4. 氧输送管理　氧输送公式：氧含量 =1.34×Hb×（SaO_2/100）+（0.0031×PaO_2）。ECMO 管路的 PaO_2 的任何变化对血液中氧含量的影响较小，而血红蛋白的变化对氧含量的影响则是巨大。

5. 血液系统管理　常规血液系统检查每 8 小时 1 次，维持 HCT>40%，血小板 >80 000/mm^3，VV ECMO 时，因处于边缘氧合，需要更高的 HCT，输入血小板常导致 ACT 值缩短，需密切监测 ACT，保持 ACT 值在 180～200 秒，若有活动性出血，暂时停用肝素或低剂量[10～15U/（kg•h）]维持，维持纤维蛋白原>150mg/dl，必要时补充新鲜血浆或冷沉淀物，凝血酶原时间（prothrombin time，PT）需每天监测（正常<17 秒），尤其是患有感染相关性凝血病的患者，若出现持续性或进行性凝血功能恶化要高度警惕 DIC，此时可以表现为 ECMO 管路出现凝血块、血液 D- 二聚体升高，抗凝血酶Ⅲ、蛋白 C 和蛋白 S 缺乏，膜肺前压力上升等。

氨基己酸（amicar）可减少 ECMO 出血并发症，下列有出血倾向的患者建议使用氨基己酸：小于 37 周胎龄、败血症、ECMO 前长时间缺氧或酸中毒（pH 7.1）、1～2 级的颅内出血。氨基己酸剂量 30mg/（kg•h），负荷量 100mg/kg，使用 72 小时后如仍有出血可继续用，但 ECMO 系统运行 120 小时后需更换，否则暂停氨基己酸。

血制品应尽量少用，需按指征补充。白细胞通常会降低，可能与白细胞向外周迁移有关。感染并不常见，如果有无法解释的对 ECMO 流量增高的需求应警惕感染的可能。ECMO 期间会出现肝脾肿大、胆红素升高，尤其合并感染或长时间 ECMO 转流，会出现典型的胆汁淤积征象；来自 ECMO 管路的邻苯二甲酸有一定的肝毒性导致胆红素增高。

6. 神经系统管理　严重呼吸衰竭的婴儿通常在 ECMO 前给予镇静、麻醉和肌松处理，然而在 ECMO 建立之后，新生儿患者一般不需肌松，镇静和麻醉也应减量或临时停用以便神经系统检查与评估。吗啡 0.05mg/(kg•h)，地西泮（安定）每次 0.05～0.10mg/kg，每 4～6 小时重复，由于 80% 芬太尼易被膜肺大量吸收，通常在插管时用，不建议用在 ECMO 运行中。癫痫的发生率约 11%，苯巴比妥仍被推荐为抗惊厥的一线药物。

颅内出血是最常见的新生儿 ECMO 并发症，ECMO 前后每 12～24 小时需重复头颅超声，一旦发生新的或原有出血范围扩大的颅内出血需要评估决定是否终止 ECMO，如果需要继续 ECMO 治疗时，应调低 ACT，补充血小板，必要时可以维持较高血小板计数 $(125～200)×10^9$/L。

7. 肾脏管理　ECMO 启动后 48～72 小时出现少尿，大多能自行缓解。如果持续少尿并伴有血肌酐上升超过之前水平 0.5 倍则为急性肾损伤。呋塞米 1～2mg/kg 每 12～24 小时，或 0.05～0.40mg/(kg•h) 静脉持续给药，氯噻嗪 1～2mg/kg 每 12～24 小时，或多巴胺 5μg/(kg•h)，均可选用。低灌注引发的急性肾小管坏死（acute tubular necrosis，ATN）需 7～21 天才能恢复。超滤可滤去水、离子，保留血液有形成分和蛋白质，因此，有增加氧输送和保护凝血的功能。

8. 感染控制　新生儿 ECMO 感染的机会加大，大多数中心在 ECMO 启动后使用氨苄西林、氨基糖苷类或头孢类广谱抗生素预防感染。但要注意,有研究表明 ECMO 下万古霉素的清除率下降,会增加其在血液中的分布浓度。

9. ECMO 系统管理　ECMO 流量一般维持在 100～120ml/(kg·min),每隔 4 小时做安全巡视,巡视内容包括是否有凝血块、渗漏。遇下列情况需更换系统:管路中有大量凝块、膜前压>350mmHg、膜肺功能急剧下降、大量血小板消耗、氨基己酸连续治疗超过 120 小时、无法解释的凝血病,高度怀疑是系统引起。

10. ECMO 撤离　撤离是一个逐渐降低 ECMO 支持的过程,直到最小流量[10～20ml/(kg·min)],流量减小的同时适当提高 ACT 值,加强监测次数,防止凝血块产生,在撤离的过程中,逐渐调高呼吸机参数和强心药浓度,严密观察患者生命体征、血气和血氧饱和度,通常给患者一个最小流量的 ECMO 支持维持数小时,有利于撤离。有些中心采用试撤离法,VA ECMO 撤离,先阻断动静脉插管通路,开放 ECMO 桥,让 ECMO 自身循环备用,患者情况稳定 1～3 小时,则正式撤离 ECMO,拔除插管,否则再接上 ECMO 继续支持,但大多数中心并不主张试撤离法,尤其新生儿呼吸衰竭的 ECMO,肺功能一旦恢复,在最小流量支持下只要观察数小时病情稳定大多能成功撤离,采用试撤离时需加强 ACT 监测,每 15 分钟冲刷一次插管防凝血。

VV ECMO 撤离过程类似 VA ECMO,同样逐渐降低 ECMO 流量支持到一定程度,即可切断 ECMO 氧气供应源,因 VV ECMO 不直接支持心脏,切断氧气供应等于试撤离,此时膜肺前后的血氧饱和度即反映患者自己混合静脉血氧饱和度,试撤离过程中,严密观察患者生命体征、血气等变化,若发生缺氧或循环险情及时恢复 ECMO。

11. 拔管　与插管过程相同，床边进行严格无菌隔离，准备必要设备，摆放体位，给予麻醉药（吗啡、芬太尼）和肝素（1mg/kg），仔细检查并保持各种通路通畅如气管插管、活性药物、输液等，消毒铺巾，打开切口，阻断动静脉插管，病情稳定后拔除 ECMO 动静脉插管。动脉插管拔除后多数将颈动脉结扎，有些中心则重建颈动脉，近期效果似乎较好，但重建与结扎两种方法对远期神经系统并发症发生了解甚微，插管部位有感染不适宜做动脉重建，另外有报道重建时存在栓塞的危险。颈内静脉插管拔除后多做静脉结扎，采用经皮穿刺法置管则不需结扎静脉。

四、新生儿 ECMO 并发症

并发症主要包括出血、血栓、气栓、溶血、不适当 ECMO 支持、设备故障、脏器（心、肾、神经）损伤、感染等。其中颅内出血是新生儿 ECMO 最严重的出血并发症，是新生儿 ECMO 主要致病和致死因素。尽管近年来 ECMO 管理技术不断更新，不幸的是颅内出血的发生率并没有下降。

（冯正义）

第9章

先天性心脏病术后ECMO支持治疗

第一节 先天性心脏病术后ECMO辅助的原因

一、低心输出量综合征

低心输出量综合征（LCOS）是心内直视术后早期原发于心肌损害的心泵功能低下，伴有周围组织对低灌注状态的反应，是导致术后患者早期死亡主要原因之一。心脏直视手术后发生LCOS的病因学是多因素的。即使术前心功能较好的患者术后也可发生LCOS，这些原因包括长时间的体外循环、深低温停循环、对心脏进行复杂的外科手术修补和处理、严重的炎症反应或者不适当的心肌保护，以及经历外科手术修补的一些患者可能还有残留的解剖学缺陷等。

ECMO是支持心力衰竭患者的一种行之有效的治疗手段，它可以通过有效的循环支持及时偿还氧债。ECMO可辅助支持衰竭的心脏，从而减少心室壁的张力和心肌的负荷，为心肌恢复建立一个有利的环境。ECMO建立时机对这些患者非常重要，目前国内外诸多著名心脏中心均证实及时进行ECMO辅助支持可保持对心脏、大脑、肾和其他重要器官充足灌注，可以使对心肌的损伤减小到最小并且增强心肌功能的恢复。并且，在手术室对患有LCOS的高危患者尽早建立ECMO循环支持，可以避免在手术后早期由于血氧供应不足而引起的一系列不利影响。

二、心脏术后呼吸功能不全

婴幼儿由于先天性肺发育尚未健全,肺血流通气比例失调及呼吸系统反复感染等自身问题,再加上手术创伤打击,体外循环全身炎性反应等诸多因素的综合作用,术后出现急性肺损伤的概率大大增加,甚至发展为以肺内透明膜形成为代表的呼吸窘迫综合征。

对于明显的呼吸功能不全患儿,小儿术后恢复在常规机械性辅助呼吸无法满足机体氧供及二氧化碳排出时,许多国际著名心脏中心均积极采用 ECMO 辅助支持,在模式选择上,由于刚经历过心脏手术创伤,主张首选 VA ECMO 方式,以期达到良好的循环和呼吸支持,为肺脏恢复创造条件。

第二节　先天性心脏病术后应用
ECMO 辅助的常见病症

一、急性呼吸功能衰竭

新生儿由于心脏畸形和肺本身先天发育未成熟,在心脏畸形矫正术后易发生灌注肺,导致术后急性呼吸功能不全,在常规机械辅助和血管活性药物无效时,要及时使用 ECMO 辅助。先天性心脏病患儿由于实质性肺疾患导致术后早期急性呼吸功能不全,需要及时 ECMO 辅助以渡过难关。

因肺动脉严重扩张压迫气道所致的呼吸功能不全,需要 ECMO 及时支持稳定此类新生儿术前情况,为手术治疗创造条件并赢得时间。

ECMO 也可以为某些婴幼儿和儿童患者提供短时间的支持，从而获得手术治疗的机会，这类患儿由于患有严重气道疾患和大面积支气管狭窄，无法实现充足地气体交换，而需要 ECMO 支持治疗。

当婴幼儿急性呼吸衰竭无法以传统呼吸机（甚至高频呼吸机）、NO 吸入、调整体位（俯卧位）等治疗方式维持足够的气体交换时，ECMO 可以用来代替肺脏功能，维持足够的气体交换，满足机体 O_2 供应及 CO_2 的排除，同时降低呼吸机的设定参数，减少呼吸机相关肺损伤的进一步发生。

二、药物难治性肺动脉高压

对于新生儿顽固性肺高压，目前最好的治疗方式就是及早使用 ECMO 支持治疗。当梗阻型肺静脉异位引流（TAPVC）患儿处于心肺功能边缘状态需要维持呼吸循环状态，以及心脏矫治术后因肺血管阻力暂时性升高而药物治疗无效时，及时给予 ECMO 支持辅助，常可有效挽救患儿生命。

ECMO 对那些不可逆肺动脉高压患者如原发性肺动脉高压的使用目前仍有些争议，作为肺移植或心肺联合移植的桥梁或临时辅助支持手段是可以应用的。

三、围术期心力衰竭

1. 术前循环不稳定状态　机械性循环辅助有时会用在那些严重发绀和（或）合并心源性休克的新生儿患者中，常见情况包括：

（1）严重梗阻型完全性肺静脉异位引流的患儿可能需要 ECMO 在术前稳定循环状态。

（2）法洛四联症患者同时合并肺动脉瓣缺如就可能发生继发于严重气道病变的呼吸功能不全。

（3）顽固性肺动脉高压传统治疗无效可能发生在大动脉转位的新生儿患者。

（4）严重 Ebstein 畸形并伴有功能性肺动脉闭锁的新生儿在依靠 PDA 供应肺血的过程中出现循环不稳，ECMO 及时支持得以稳定循环，使其成功获得手术矫正机会。

2．术后心脏功能衰竭　对于心脏畸形矫正满意，但在长时间体外循环或心肌保护不良，心肌缺血再灌注损伤导致术后出现的低心输出量或围术期心肌梗死、右心衰竭等，ECMO 可以减轻右心负荷维持循环呼吸功能，减少低心输出量导致的各种并发症，为下一步治疗提供机会和时机，从而帮助患儿度过危险期。左冠状动脉起源于肺动脉是一个典型的术后单纯左心功能不全的例子，在这类患者中心室辅助装置（VAD）支持可以取得显著效果。

3．术后心搏骤停　现在已经有许多心脏中心具有迅速建立 ECMO 循环辅助的能力，目前此类心肺快速复苏的成功率在 40%～50%。这种复苏治疗（ECPR）需要一个改良的便携式 ECMO 管路，而且整套系统在心脏术后 ICU 处于预充状态以备及时使用。还有一种系统采用中空纤维膜式氧合器及离心泵的整个系统，这套系统的简单化设计和避免血液预充的特点可以使安装时间缩短到 5 分钟。用改良 ECMO 系统快速建立机械性循环辅助可以为这类患者提供更好的器官功能保护作用从而挽救患者生命。快速 ECMO 复苏同样可以为单心室患者挽救生命，尤其是用于那些具有致命性危害的情况如急性体肺分流堵塞或短时间的心室功能不全。

4．急性心肌炎或心肌病　急性严重心肌炎可以造成循环瘫痪，危及生命。但由于急性心肌炎多为暂时性的，并且具有自限性，一旦度过危险期，则预后良好。对于急性难以纠正的急性心肌炎导致的循环功能衰竭，可通过 ECMO 提供临时循环支持，直到心肌炎恢复为止。患急性心肌炎的儿童行 ECMO 支持可以作为"心肌恢复的桥梁"或"心脏移植的桥梁"。急性暴发性心肌炎患儿通过机械性循环支持不仅有效甚至可完全康复。体外生命支持组织（ELSO）汇总结果显示 ECMO 在心肌炎辅助中的成功概率最高达到了 58%。

急性心肌炎患儿应用 ECMO 较 VAD 有以下几点优势：①这些患儿通常在 2 周内恢复，而短期支持正是 ECMO 的优势，ECMO 较 VAD 容易撤机，而且随时可改为 VAD；②这些患儿通常双室受累（约超过 70% 的患者右心也受累），因此在右心衰竭的程度不能精确估测的情况下，应用 ECMO 可能是一个适宜的选择。

5. 心脏移植　机械性循环支持作为不可逆心脏功能不全的儿童患者心脏移植的桥梁，目前逐渐普及。这类不可逆疾病主要包括扩张性心肌病、严重心肌炎、终末期先天性心脏病和慢性移植后器官功能不全等。ECMO 是这类疾病婴幼儿中最主要的机械辅助支持方式，尤其是在中国。现阶段国际上长期 VAD 支持正在逐渐越来越多地用于儿童心脏移植前循环辅助并取得了好的结果。

机械性循环支持也可以用于心脏移植术后，其适应证包括不能脱离体外循环、移植后进行性低心排血量综合征、严重排斥反应后的循环衰竭或迟发性供体血管病变。多数此类患者的临床经验是以 ECMO 为主。ECMO 在心脏移植物衰竭的辅助方面具有较大的优势，ECMO 辅助的心脏移植物长期生存率优于其他辅助装置，可以作为婴幼儿心脏移植术后心力衰竭的常规辅助工具之一。

第三节　先天性心脏病术后 ECMO 指征

一、ECMO 辅助心脏功能的指征

1. 心脏直视手术后出现的一过性心功能不全（或心肌顿抑）或严重的灌注肺，不能脱离体外循环者。

2. 在 ICU 内严重依赖缩血管药和正性肌力药，心指数 $<2L/(m^2 \cdot min)$ 持续 3 小时，酸中毒（BE>-5mmoL 持续 3 小时）和少尿 $[<0.5ml/(kg \cdot h)]$ 达 6 小时者。

3. 心搏骤停患儿，对心肺复苏有反应但不稳定者或者对心肺复苏无反应达 5 分钟者。

4. 心肌炎、心肌病或毒性药物过量等与手术无关的可恢复性的心力衰竭。

5. 平均动脉压<50mmHg，必须要通过高风险插管生命支持系统才能维持生命者。

6. 心功能不全患者心脏移植术前呼吸循环衰竭，常规药物无法维持，且知道肯定可以移植，可以行 ECMO 支持治疗，等待合适供体。

7. 心脏移植术后肺高压危象或心肺功能不全。

8. 严重出血需要压迫止血而影响循环状态稳定的情况可行 ECMO 支持。

二、ECMO 辅助呼吸功能的指征

1. 严重缺氧性呼吸衰竭伴急性失代偿者（PaO_2<40mmHg）对药物干预无反应者。

2. 在超过 24 小时常规医疗救治后氧合指数 <200 仍无明

显改善者，或者持续出现呼吸功能失代偿者。

3．氧合指数 <300 持续 4 小时以上。无法纠正的高碳酸性呼吸衰竭，pH<7.0，PIP>40。静态肺顺应性 <0.5ml/（cmH$_2$O·kg）。

4．进行性呼吸衰竭或者肺动脉高压伴右室功能衰竭或持续依赖高正性肌力药物维持者或者高强度呼吸机辅助呼吸的呼吸功能不全。

5．肺移植手术及术后严重肺高压或肺功能不全肺高压危象。

第四节　婴幼儿心脏术后 VA ECMO 管理

一、ECMO 系统准备

1．驱动泵　ECMO 装置中的驱动泵已经由滚压泵逐渐过渡为离心泵。

离心泵通过利用在一个坚硬的圆锥形腔体内旋转形成的涡流来推进血液流动。通常来说，虽然在非常低速或者高速旋转中增加的湍流和切应力会增加对血液的损伤，但是在恒定转速情况下这些泵很少损伤血液成分。离心泵对前负荷和后负荷非常敏感，任何一个都将影响泵的流量，离心泵具有吸引静脉血流的作用，能产生一定的负压，是其导致空穴现象的原因。

ECMO 的目标是维持相对足够的泵流量，相当于足够的心输出量，给组织器官提供呼吸和循环支持。VA ECMO 灌注及氧供是否充足可以通过检查混合静脉血的氧饱和度、pH 等来监测。流量要调整到静脉 PO$_2$ 在 37～40mmHg，SO$_2$ 在 65%～70%。同时结合其他指标，例如持续代谢性酸中毒、少尿、癫痫、肝功能指标升高、低张力等。如果发现氧供不足，需要提高泵的转速以增加灌注。

2. 氧合器　主流产品为无微孔的中空纤维膜式氧合器。

其特点为预充量小、气体交换能力强、使用寿命长。新一代的中空纤维氧合器采用了聚甲基戊烯（PMP）材料制成的无微孔中空纤维既满足了有效的气体交换又可以防止血浆渗漏。众多临床研究显示进行稳定的气体交换而没有发生血浆渗漏的时间最多为 4 周。当氧合器后 PO_2<200mmHg 或在支持患者所需的最低流量时氧合器前的循环阻力>300mmHg 则需要更换氧合器。

3. 管道　建议选用成套的 ECMO 管路或自行设计的涂层管道。

4. 水箱　便携式小型保温水箱是 ECMO 的标配。

二、ECMO 辅助支持的建立

1. 插管　插管大小选择请参照表 9-1。

动脉插管可选择升主动脉、右颈总动脉或者股动脉中的任何一个，静脉插管以右颈内静脉、右房、股静脉为主；插管型号的正确选择对于 ECMO 支持成功的重要性是不言而喻的。管径较粗的右颈总动脉是新生儿和婴幼儿最常用的外周动脉插管的理想血管，直接通向右心房的右颈内静脉则是静脉插管的最佳位置。对于体重<10kg 的患儿，可经过颈动脉和颈静脉建立 VA ECMO。最佳的插管尺寸必须考虑颈动脉粗细和通过插管的血流量。应该避免过粗的插管，以防止损伤颈动脉内皮或者造成灾难性的血管破裂。

颈动脉插管在直视下通过局限的颈部切口插入颈总动脉中，插管被推进至其顶端到达无名动脉的基部。避免插管在大动脉中插入过深是很重要的,这样可以避免部分遮挡主动脉弓及损伤对面的主动脉壁或插管逆行进入升主动脉。在颈动脉插管时,外科医生应该考虑一旦 ECMO 支持停止以后颈动脉重建的可能性。任一侧的颈动脉闭塞显然是颈动脉插管的禁忌证。在插管拔除时应该完全修复颈动脉破口,重新恢复正常的颈动脉血流。

升主动脉直接插管通常应用于术后需要紧急循环支持的患者。在心脏外科手术期间插管的原则对 ECMO 患者也适用。插管的位置应该是高于主动脉窦部连接处以避免主动脉瓣的损伤或扭曲而导致瓣膜关闭不全。管道应该用荷包缝合和套带固定。插管的尖端应避开主动脉瓣并避免损伤主动脉后壁是很重要的。插管过粗或者插入主动脉的位置太深会对通过主动脉弓的前向血流造成机械阻塞并造成 ECMO 停机困难。

股动脉插管适用于一些大体重患儿(>20kg)或颈动脉血流不畅的患者。任一侧的股动脉都可以在直视下或经皮穿刺插管。插管被插入至其尖端到达髂总动脉或降主动脉。撤除插管时对股动脉破口进行完整缝合修补,以避免术后出现与血管功能障碍相关的下肢并发症。

表 9-1　ECMO 插管型号与体重的关系

体重(kg)	动脉插管(Fr)	静脉插管(Fr)
≤2	8	10
2～5	8～10	10～12
5～10	10～12	12～14
10～20	12～14	14～18

2. 辅助流量　ECMO 流量根据不同体重参考见表 9-2。心肺联合支持主要依靠 VA ECMO 模式提供,既包括心

功能低下的患者在长时间 CPB 后行部分心脏支持,也包括由于严重的肺疾病和完全性心脏顿抑的患者需要完全的心肺支持。ECMO 管理策略必须考虑患儿自身的心肺功能状态和计划的 ECMO 支持时间。最佳 ECMO 流量应该提供给全身器官足够的灌注,而在 ECMO 回路内限制不必要的湍流和压力梯度以免增加溶血。临床参数例如尿量和体温,提供了有关重要脏器灌注的总体状态。同样,如动脉血乳酸浓度和混合静脉血氧饱和度等指标可提供和估计氧供是否充分,并且应被定期仔细观察。

在某些特殊临床情况下应适时调整目标流量,例如单心室和外科造成的主肺动脉分流或 PDA 的婴儿。肺循环和体循环都异常的婴儿可能需要更大的 ECMO 流量。诸多心脏中心都避免对需要 ECMO 的单心室患者切断或结扎其主肺动脉分流,这很有可能促进提高这组患者的存活率,文献报道 ECMO 期间维持必要的肺血流量是此类患者存活很重要的影响因素。

表 9-2　为达到完全心肺支持的 ECMO 辅助流量

体重(kg)	推荐的"完全"支持流量[ml/(kg·min)]
≤7	120~200
7~10	100~150
10~20	80~120
20~25	100
≥25	80

另外一个关于心脏术后 ECMO 置管很重要的部分是左心引流减压管的放置,心脏术后患儿心功能不全多为左心功能受

损,通常需要在建立 VA ECMO 时插入左心引流管,阜外医院的方法是经右上肺静脉置入柔软的进口静脉引流管,引流的血液汇入 ECMO 静脉管路,从而形成右心房 + 左心房至升主动脉的 ECMO 支持。左心引流管推荐选择大号的静脉引流管,以防止血流缓慢而导致形成血栓。

3. 氧合和通气调节　通过流经氧合器气体的相对浓度和气流量可以调节体外气体交换。

现代的氧合器能非常有效率地进行气体交换,使得离开氧合器的血可达到 100% 的氧饱和度。CO_2 交换在氧合器内也沿着浓度梯度发生,CO_2 排除的程度主要依赖于提供给氧合器的通气流量。氧交换在氧合器内顺着浓度梯度发生。与此类似,在较低的气流量通过交换表面时,会限制 CO_2 排除,反之高的气流量有利于 CO_2 排除。所以,总通气流速或者"通气率"可用来调节 CO_2 气体交换和血里的 CO_2 水平。使用空氧混合器时,CO_2 可被添加到流通的气体里以减少 CO_2 在氧合器内的交换。改变气体混合比例这种方法使血中 CO_2 水平的准确调节成为可能,并对高通气量造成的全身低碳酸血症十分有效。不必要的高氧对正常胎龄及早产新生儿会有负面影响,考虑降低气流量或氧气浓度,必要时维持动脉血氧分压在 100mmHg 左右即可。

4. 氧合器的管理　长时间转流后氧合器内可能有血栓形成,导致氧合变差、CO_2 排除减少以及血流阻力增加,也会阻碍氧合器的气体流动,引起空气栓子形成。长时间这样使用可能使硅胶膜或中空纤维破裂,导致血液成分进入气相。

三、小儿 ECMO 期间的抗凝管理

适度的抗凝平衡是预防 ECMO 回路血栓形成和出血并发

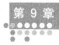

症的关键。肝素是最常使用的抗凝血剂，它能有效结合和激活抗凝血酶Ⅲ，依次使凝血酶、Xa 因子和涉及凝血级联反应的其他蛋白酶失活。虽然肝素抑制凝血酶活性，但是它对凝血酶形成或者血小板激活没有影响。在 ECMO 支持期间需要较大剂量的肝素以保持足够抗凝，目标是将激活的全血凝固时间（ACT）维持在正常值的 1.5 倍。

出血通常是因为血小板减少、血小板病、纤维蛋白溶解，而不仅仅是肝素剂量原因。肝素输注应因人而异，在 ECMO 的开始后，可用连续的肝素输注来维持 ACT 在 180～220 秒，在低流量 ECMO 时，ACT 应保持在较高的水平。心脏体外循环外科手术后立刻安装 ECMO 的患者在 ECMO 开始的时候经常不需要给予肝素，并可能在随后的 24～48 小时支持时只需要极少肝素。通常维持患者体温在 37℃，可增强机体凝血和血小板功能。维持血小板计数在 50×10^9/L 以上，补充新鲜冰冻血浆提供凝血因子，预防肝素诱导的血小板减少症的发生。必要时结合 aPTT、TEG 等其他凝血监测指标综合判定抗凝水平，指导抗凝调节。

四、营养

随着分解代谢率增加和伤口负担加重，在术后 ECMO 辅助期危重患儿的营养要求是显著增加的。静脉营养是给 ECMO 患者提供热量的重要来源，但肠内营养同样重要。因为肠内营养对维持消化道黏膜的完整是有益处的，能改善胃肠的免疫功能并减少毒血症的发生率。

ECMO 时应采用标准的高营养。新生儿总的胃肠外营养（TPN）由 100kcal/（kg·d）（1kcal=4.19J）开始，通常供给比例为 60% 的碳水化合物，40% 的脂肪。脂肪乳剂可作为脂肪的来源。也可以加用氨基酸，但在肾功能较差的患者应慎重，但供应脂肪乳时需要注意可能对氧合器中空纤维产生一定的损伤而加速氧合器的渗漏。

五、抗感染

ECMO 系统接头多，表面积大，容易出现感染，常规抗感染治疗，使用抗生素时需要适度增加药量，维持有效的血药浓度。

感染预防是重点，插管以及循环管道所有接口处的操作严格执行无菌技术，每一个三通接口在操作前应用酒精消毒清洁，并在使用完毕后以可旋式注射器封好接口，将感染危险降到最低。真菌感染虽少见但对于需长时间 ECMO 辅助的患儿也会发生，可用广谱抗生素进行防治。还应进行常规的血、尿以及痰培养以监测感染。

六、脱机和拔除插管

ECMO 使用过程中，随着心肺功能的改善和强心剂剂量逐渐减少，ECMO 辅助流量即可逐渐减低。当患儿行 VA ECMO 时，脱机过程中的流量调整应以 SvO_2 为标准。只要 SvO_2 一直保持在 65%～70% 以上，辅助流量即可逐步减低。对于长时间运行较难脱机的 ECMO 患者，在机体得到改善前常需要耐受较低的 SvO_2。在患者肺脏功能进一步得以改善，且辅助流量只用以满足少量气体交换［如小婴儿辅助流量减至 20～30ml/(kg·min)，儿童患者辅助流量减至 10ml/(kg·min) 时］可考虑终止辅助循环。插管拔出后需要对动静脉血管破口修补进行缝合，恢复自身血管功能，避免局部狭窄及假性动脉瘤的形成。

七、ECMO 的并发症及处理

1. 引流不畅　静脉引流管管径太细、插管过长、插管打折、插管位置不当、患者离地高度不足、静脉控制模式系统设置或校对不当等均可影响静脉回流导致泵流量低,应进行相应的检查及处理。血容量减少也是静脉回流差、泵流量低的重要原因,可在排除上述因素后补充少许容量(5～20ml/kg)以维持较高的泵流量。

2. 神经系统损伤　脑出血是婴幼儿 VA ECMO 较多见的并发症之一,要密切注意 ECMO 时流量、PCO_2 的改变,CT 及血小板计数的波动。怀疑脑出血可通过头颅超声及 CT 判定。

3. 急性肾功能不全　婴儿在 ECMO 时可能遭受急性肾小管坏死(ATN)。ATN 可在 ECMO 后的前 24～48 小时产生。ECMO 时流量不足、低心输出量以及低血容量可导致肾功能下降。若停留在无尿性肾衰期,可以在 ECMO 循环回路上增加超滤去除过多的水分和纠正电解质紊乱。

4. 血栓或溶血　虽然抗凝剂可用较少的剂量,但出血或血栓形成仍是最常见的并发症;并且由于氧合器内与血液表面接触表面积较大,长期使用累积炎症反应剧烈,溶血现象时有发生。时刻监控凝血指标,努力缩短 ECMO 辅助时间有望最大限度降低此并发症的发生。

八、结语

ECMO 可快速提供短期的心肺支持,疗效确切,在婴幼儿心脏病的治疗方面会日渐增多。对于婴幼儿围术期出现低心输出量或心肺功能衰竭时,要尽早进行辅助支持,不要等到因低心输出量综合征而导致多器官功能不全时再去辅助。另外,当患儿已有严重休克伤害时才想到用 ECMO 辅助就失去了治疗意义。总之,要严格把握 ECMO 的适应证,认真仔细研究分析,着眼于实际需要,尽早提供心肺支持,并尽力避免 ECMO 治疗带来的副作用,积极有效监护患儿,ECMO 才可取得令人满意的效果。

(赵　举)

第10章

成人 ECMO 支持

第一节　成人呼吸 ECMO 支持

一、患者的选择

成人需要呼吸支持的患者可以大体分成两类：肺炎和ARDS，其治疗结果是否成功取决于能否正确评估病情是否可逆。有三大因素用于评价病情的可逆性：患者发病前的情况、呼吸衰竭的原因和之前的机械通气时间。

1. 患者发病前状态　需要了解患者一定的发病前健康状态从而判定能否从严重呼吸衰竭中恢复。主要需要了解患者病前是否能自由活动，能否正常爬楼梯，是否需要家庭氧疗。老年人需要了解日常生活能否自理。积极向相关医生或者独立专家询问患者整个自然病史，并探讨各种潜在情况对预后的影响。

2. 呼吸衰竭的病因　吸入性肺炎患者治疗效果一般很好，但妊娠相关 ARDS 则具有较低的生存率。其他常见病因包括细菌性（肺炎双球菌、葡萄球菌）、非典型（军团菌、支原体）和病毒性肺炎（水痘、流感 A）。ARDS 的常见原因包括创伤、胰腺炎和脓毒败血症等。需要 ECMO 的其他疾病一般预后较好，包括哮喘、Wegener 肉芽肿病和肺栓塞等。

3. 机械通气时间　总机械通气时间不超过 7 天是一个标准的排除标准。该标准对于选择具有较好预后可能的患者非常有效。高气道压 / 高吸入氧浓度机械通气时间和患者的年龄对于呼吸机肺损伤程度最重要。较年轻的患者即使机械通气 9 天后也能成功进行 ECMO，而高龄患者可能呼吸机超过 5 天就难以进行 ECMO 支持。

二、成人呼吸支持 ECMO 选择标准

密歇根大学制订的评估标准包括：①压力控制反比通气（pressure-controlled inverse ratio ventilation，PC-IRV），吸气相平台压限制在 30～40cmH$_2$O（在这个压力限制下导致通气不足造成高碳酸血症可以接受）；②FiO$_2$ 限制在 60%（在这个限制条件内造成的低氧血症可以接受）；③通过监测混合静脉氧饱和度维持氧供（DO$_2$）和氧耗量（VO$_2$）之比>4；④通过俯卧位通气和利尿改善肺功能；⑤正常血细胞比容（HCT）、正常体重、正常营养。如果患者呼吸机治疗时间<7 天，低氧不能改善，应考虑上 ECMO。

CESAR 研究病例选择标准（表 10-1、表 10-2）将机械通气时间和呼吸衰竭的严重程度作为考虑或排除使用 ECMO 治疗的决策参考。

表 10-1　CESAR 研究病例纳入标准

- 成人患者（18～65 岁）

- 严重，但可能逆转的呼吸衰竭

- Murray 评分≥3.0

- 失代偿高碳酸血症 pH<7.2

表 10-2　CESAR 研究病例排除标准

- 呼吸机高压和高氧浓度通气>7 天［标准为和（或）FiO_2>80% 或平台压>30cmH_2O]
- 过去 24 小时严重创伤，颅内出血或其他肝素应用禁忌证（过去 24 小时创伤或手术如果出血得到控制或者能够控制不是绝对禁忌证）
- 患者濒临死亡或具有其他任何继续积极治疗抢救的禁忌证

三、ECMO 的管理

（一）ECMO 辅助模式的选择

1. VV ECMO　主要应用于心功能良好的患者。通过股静脉进行静脉引流，而动脉血通过右颈内静脉回到右房。目前普遍采用经皮穿刺方法进行插管，使用特别设计的薄壁钢丝圈加固的 BioMedicus 插管。单根 23Fr 插管在 100cmH_2O 虹吸下足以引流 5L/min 的流量。这对大部分成人患者都可以满足需要。对于体重>100kg 的患者应采用较大的插管。氧合血回输插管可选用较小的口径。根据经验，超过 90% 的患者都可以通过经皮穿刺进行插管，如果插管困难或出现并发症，应及时改为切开插管。也可通过单纯右侧颈内静脉插管选用双腔插管（DLC）或潮式血流插管即可满足呼吸支持需要。任何一种 VV 入路都会产生再循环现象，并且随着流量增加再循环量也增加。

2. VA ECMO　如果患者同时有严重的心功能不全（如心肌炎患者、心外科术后患者和复苏后）需要进行 VA 模式的 ECMO 辅助。静脉引流一般可选择股静脉或右颈内静脉，而氧合血回路可选择颈总动脉、腋动脉或股动脉，右侧股动脉入路最为常用。采用股动脉灌注，远端侧支循环往往不充分，需要行远端肢体灌注，分流流量为 100~300ml/min。这样可以避免插管侧下肢远端的肢体缺血。另外，股动脉插管灌注的血液有可能达不到主动脉根部或主动脉弓水平,此时如果患者同时存在肺功能不全可能导致患者心脏和脑被氧合不足的血液灌注,发生 VA ECMO 期间的上下半身差异性氧供现象的发生。

3. VAV ECMO　在采用股动静脉 VA 模式时,上腔静脉血流经过肺后灌注冠脉、右手和头部,与股动脉灌注血流在主动脉弓水平或者降主动脉水平混合。如果患者存有严重的呼吸衰竭,则上半身的循环氧合不佳,而下半身的氧合很好,产生所谓"蓝头综合征"(blue head syndrome)。解决方法之一是主动脉根部动脉插管灌注;还有一个方法是通过右颈内静脉进行右房灌注,从而使得动脉血直接灌注冠脉和头部,这种方法称为 VAV 模式,该模式可以很好地同时支持心脏和肺,一旦患者自身肺功能逐渐恢复,右颈内静脉插管可以用做附加静脉引流。

（二）ECMO 管路

ECMO 管路设计应该能够满足至少 50ml/(kg•min)流量和 5ml/(kg•min)的氧供。为了达到这个目的,静脉引流插管口径应该符合目标静脉的口径。供血管一般为 3/8 英寸,管径越细,泵后压力越高,所以成人很少用 1/4 英寸的管径。大部分病例使用成人膜肺足以满足需要。

管路安装与预充:通常采用晶体液预充,系统排气后可加入白蛋白进行管路内面蛋白涂层处理。成人患者一般采用无血预充,随后再输入红细胞和利尿药物来将血细胞比容恢复正常。如果患者血红蛋白浓度很低,也可以采用库血预充管路。管路监测一般包括一个混合静脉氧饱和度探头,一个动脉端氧饱和度探头,氧合器前后压力,流量及气泡监测。

（三）ECMO 运行期间的管理

ECMO 总体治疗目标是维持 ECMO 流量,提供充足氧合和通气支持,使肺脏得到休息。本部分将围绕此目标分析 ECMO

运转过程中的系统及患者管理。

1. 气体交换和灌注　　开始 ECMO 支持后将流量逐渐提高直到静脉回流最大。静脉引流管口径足够大的前提下，大部分成人患者静脉回流可以达到 5L/min。如果血容量足够而静脉引流量远远小于这个值，必须检查是否有管路打折、插管位置以及是否胸压或腹压过高。必须检查所有的可能因素直到可以达到高流量 VV 支持。应该在将呼吸机参数调整到"休息"模式（例如呼吸频率 6 次/分，气道峰压 35cmH$_2$O，PEEP 10cmH$_2$O）后进行上述插管及容量的调整。当呼吸机参数降低后，改善了胸内静脉回流，体外 ECMO 流量根据动脉和静脉的饱和度逐渐降低到合适水平。流量降低直到动脉饱和度在 90% 左右，随后将呼吸机 FiO$_2$ 调至低于 50%，使得 HCT 到 45% 左右。此后，维持 VV 流量满足引流血氧饱和度 70%～75%，而回输的动脉血氧饱和度在 100%，患者动脉血氧饱和度在 85%～95% 之间即可。只要 HCT 和心输出量正常，这个条件下可满足机体足够的氧供。如果自身肺功能严重受损，而代谢率又很高（VO$_2$），即使很高流量的 VV ECMO 也不能满足足够的氧供。此时，患者动脉血氧饱和度可能低至 75%，但机体仍可耐受数天。然后我们还是希望患者动脉血氧饱和度高于 80%，这就需要调整插管位置，必要时给予患者麻醉药和控制降温来降低氧耗。

调整膜肺的空气流量来维持 PCO$_2$ 在 40mmHg 左右，通常调节膜肺通气量即可（气血比 1:1）。然而，长时间的低气流量可以导致膜肺内水的聚集和膜肺功能下降，出现这种情况时可以加大气流量并在吹入的气体中加入 CO$_2$ 来满足要求。

2. 再循环　　VV ECMO 过程中再循环问题始终存在，特别在当前使用的双插管技术下尤为明显。而成人患者采用单管双腔插管或者潮式 VV 支持可降低再循环率。目前为止再循环仍然是个重要难题。

3. 呼吸机管理　开始 ECMO 后，患者依赖 ECMO 支持，氧供一般可很快稳定。此时需要降低呼吸机参数至：气道峰压 30cmH_2O，PEEP 10cmH_2O，呼吸频率 6 次 / 分，$FiO_2<50\%$。呼吸机在这种条件下，氧和 CO_2 通过血流量和膜肺气体流量进行调节。HCT 维持在 45%～48% 来保证氧供并避免加重心脏负荷。肺功能状况通过连续监测肺动脉和动脉血氧饱和度差以及呼吸末 CO_2 来判定。ECMO 过程中，严重肺功能损伤的标准治疗方法仍然继续进行。

4. 肺脏管理　多种气道管理措施可以在 ECMO 过程中应用。如果存在较大的支气管胸膜瘘，可以选择性对侧肺通气，而用一气囊阻塞导管将患侧支气管封闭 1～2 天，或者停止通气直到漏气部位愈合。一旦漏气部位愈合有 48 小时后，将不张的肺维持连续静态气道压 20～30cmH_2O。如果原发问题还包括广泛肺渗出或气道阻塞，需要进行较长时间的纤维支气管镜吸痰和灌洗。应用氟碳液进行肺泡灌洗，改善氧交换可能在将来具有很大价值。通常早期气管切开对呼吸衰竭的患者是有益的，可减少鼻咽部细菌导致的吸入性肺炎，更容易进行气道管理并容易脱离呼吸机。如果在 ECMO 之前没有进行气管切开，可在 ECMO 第一或第二天经皮进行气管切开。但可能增加患者气管切开部位出血的风险，如果患者可以在几天内脱离 ECMO，可延迟气管切开到脱机时再进行。

急性肺损伤可很快导致严重肺纤维化，特别当患者接受了数天的高压高氧通气。这种纤维化过程可以应用甲泼尼龙来治疗和预防，通常在患者行常规治疗 5～7 天后没有改善时开始使用。

有些 ECMO 患者由于哮喘持续状态或由于凝血块或其他

异物导致严重气道阻塞。在这种条件下，氧合常常足够而表现出二氧化碳蓄积。相对低流量的 ECMO 来进行二氧化碳排出（体外二氧化碳排出，$ECCO_2R$），并使得降低呼吸机参数来达到低水平无损伤的参数。这类患者 VV 支持是足够的，纤维支气管镜、肺灌洗和各种直接的气道管理措施可以在较晚的时间内进行。

四、并发症

全身并发症包括败血症、肾功能不全、肝功能不全、吸入性肺炎和其他任何危重患者在 ICU 内都可能发生的并发症等。如果并发症处理需要进行手术操作，应该在进行任何操作前仔细评估。如果在错误的时间由经验不足的医护人员进行静脉切开、中心静脉或外周动脉穿刺、放置胸管以及心包引流等操作都可能导致难以控制的出血。甚至于张力性气胸或者完全气道阻塞在 ECMO 状态下可以几个小时后再处理，而提供充分的时间选择合适的胸管和选择纤维支气管镜操作。

尽管感染的风险很高，但在 ECMO 状态下全身败血症的发生率很低。即使出现全身败血症的症状，如肺炎球菌感染，通过合适的抗生素治疗和充分引流也可以很快控制。如果所有的治疗措施采用后患者仍然出现菌血症，应调整抗生素在不更换管道的前提下直到菌血症消失。如果仍然不行，而菌血症是患者治疗的主要问题，则应该换掉整个 ECMO 管路，因为管路中的小血栓可能被细菌感染。如果还不成功，应该将所有的血管内有创监测导管全部换掉。

五、脱机与拔管

当自身肺功能开始改善后，逐渐降低 ECMO 流量，直到自身肺能够承担 50%～80% 的气体交换。达到这个目标可以开始试停 ECMO。一般将呼吸机参数设定为 FiO_2 100%，呼吸频率 10 次 / 分，压力 30/10cmH₂O。VV ECMO 只需要将膜肺通气关掉，而维持连续体外循环血流以监测真实混合静脉氧饱和度以及维持管路和患者体内的肝素化水平。如果患者气体交换和血流动力学在此参数设置下稳定，则迅速降低呼吸机 FiO_2。当患者在这种低压通气条件下，FiO_2 50% 甚至更低时即可维持足够的氧供和二氧化碳排出，就可停止 ECMO。

在 ECMO 试停过程中，如果患者肺功能刚刚恢复而表现出不稳定，VV ECMO 辅助可再持续 24 小时直到肺功能能够完全承担气体交换。一旦患者脱离 ECMO，继续按照标准呼吸支持原则进行呼吸机支持。如果在 ECMO 过程中未进行气管切开，应在脱离 ECMO 后尽早进行气管切开，促进尽早脱离呼吸机并避免吸入性肺炎。

如果肺实质渐进性不可逆的纤维化病变，当平均肺动脉压力达到平均体循环压力的 2/3 时，出现右心衰竭的风险很大，此时需要将 VV 模式转换成 VA 模式进行心肺支持。但这种渐进的肺损伤过程一旦发生往往是致命的。因此，我们将 VV 支持数天或数周后右心衰竭看作不可逆的征象，一旦发生可能放弃尝试心肺复苏。相反，如果患者进行 ECMO 支持 3～4 周没有明显肺改善征象，但肺动脉压力没有超过体循环压力的一半，我们还会坚持进行 ECMO，期待可能发生的恢复，很多患者也确实得以恢复。

六、预后

根据上述治疗原则，成人严重呼吸衰竭患者 ECMO 支持下存活率在密西根大学为 52%。一般患者由于肺炎等病因造成原发性肺损伤,而另一半患者在休克、创伤、败血症、胰腺炎等原因造成继发性肺损伤 ARDS。不可逆性肺纤维化、脑损伤或多脏器功能衰竭及败血症是死亡的主要原因。在密西根大学近几年存活率一直保持在 60%～70%。

如果按照上述的治疗原则对成人严重呼吸衰竭的患者进行 ECMO,大部分可以改善或恢复。需要进行 ECMO 的患者自然死亡率在 80%～90%,而进行 ECMO 后存活率上升到接近 85%。因此该治疗原则和 ECMO 方法的有效性是不容置疑的。

远期研究结果显示,ECMO 治疗后的患者没有明显远期肺不良后果。患者具有较好的生活质量。大部分患者社会能力良好,尽管有些不能再从事以前的工作,但大部分能够恢复部分形式的工作。

第二节　成人循环 ECMO 支持

心力衰竭不是一个独立的疾病,而是各种病因心脏病的严重阶段,是多数心血管病患者不可避免的结局,也是最主要的死亡原因。心力衰竭最具特征性的血流动力学变化是心输出量相对或绝对减少,不能满足机体组织代谢需要,以及心室充盈压增高,体(肺)循环淤血,严重时发生心源性休克。

冠状动脉硬化性心脏病、心脏瓣膜疾病、高血压、内分泌疾病、急性肺梗死、肺气肿或其他慢性肺部疾患等均可引起心脏疾病而产生心力衰竭的表现。感染、妊娠、劳累、静脉内大量补液等均可使有病心脏的负担加重而诱发心力衰竭。

心力衰竭的治疗是多方面的,包括一般处理、药物治疗、辅助装置支持。目前,尽管诊疗技术有了很大的进步,但内科治疗失代偿性心力衰竭 6～12 个月的死亡率仍高达 20%～40%;

心脏辅助 IABP 最常用,在许多医疗中心,VAD 和 ECMO 也已成了标准辅助工具。目前认为,ECMO 是严重全心衰竭、心搏骤停、难以控制的室性心律失常或伴有呼吸功能障碍的心力衰竭的最佳治疗方案。

一、患者的选择

成人循环 ECMO 适应证中术后心力衰竭最为常见,其他包括急性心肌梗死、心搏骤停、移植术后原发性供心功能不全、暴发性心肌炎和产后心肌病等。心搏骤停后紧急 ECMO 心肺复苏(ECPR)请见本书第 11 章。

(一)心脏术后心力衰竭

随着高龄、术前心功能较差患者体外循环手术的增加,术后心力衰竭患者越来越多。据统计,心脏术后患者心功能障碍的发病率为 3%～5%,这部分患者大部分通过药物或主动脉内球囊反搏(intra-aortic balloon pump,IABP)可以脱离体外循环,还有约 1% 的患者,在药物或 IABP 支持下仍不能脱机,需要较长时间的体外机械循环辅助。

术后心力衰竭最常见的原因是心肌顿抑和不可逆的心肌梗死,但是心脏术后心肌顿抑和不可逆的心肌梗死难以区别。术后难以脱机的相关因素包括:年龄>60 岁、再次手术、急诊手术、左主干病变、有心肌病或心肌梗死史、肾衰竭、肝功能衰竭和 CPB 中的神经系统并发症。必要时应该对伴有以上危险因素的患者在术后进行 48～72 小时的 ECMO 辅助;如果患者不能脱离 ECMO 而准备做心脏移植可转换为单纯的心室辅助(VAD)。术后心力衰竭行 ECMO 辅助患者大约 30%～77% 能够顺利脱机。作为术后心力衰竭 VAD 治疗的过渡,ECMO 早期应用有如下优点:能够在床边快速预充、方便插管、拔管(心功能恢复），能够进行双心辅助、心肺辅助，能够暂时地撤离体外支持评估患者是否需要继续辅助，费用低。

（二）心脏移植

心脏移植是终末期心脏病的唯一治疗措施。心脏移植术后第 1 个月的死亡率最高，最主要原因包括原发性移植供体心脏衰竭、急性排斥反应、出血和感染。其中原发性移植供体心脏衰竭和排斥反应只要有充分的时间是可以治疗的。机械性心脏辅助在某些情况下能够稳定患者病情和评估病情来选择后续治疗。

一旦患者的药物治疗达到了极限，就适用于机械辅助，包括 VAD 和 ECMO。对于术后心肌病，ECMO 较 VAD 有许多优势，尤其是对心肺移植患者，具体体现在能够提供心肺联合支持，能够减轻右心负荷，虽然这种作用也可能因 ECMO 引起左心后负荷增加而抵消。对术后患者，ECMO 所致左心负荷增加可通过以下措施治疗：药物治疗，辅以 IABP，房间隔切开左心减压或左房插管减压也是必要的。

心脏移植术后 ECMO 最常见的并发症是出血和神经系统并发症。当然，出血危险性最高的见于由 CPB 转为 ECMO 的患者，患者 CPB 中充分抗凝致血小板功能不全是后期出血的主要原因。

（三）暴发性心肌炎或产后心肌病

需要 ECMO 支持的急性暴发性心肌炎有 15%～20% 的死亡率。那些存活下来的需要 150～200 小时 ECMO 辅助，随访发现此类患者没有发现任何心功能受损的临床症状，但产后心肌病患者往往伴随不同程度心功能受损。

一旦心肌炎或产后心肌病需要机械心脏辅助，通常只能选择 ECMO 或 VAD。因为他们严重心功能受损，IABP 不能奏效。对于产后心肌病或急性心肌炎患者，在他们进行 VAD 或心脏移植前可能需要更长时间的 ECMO 辅助,因为他们大多数能够最终恢复并脱离机械性辅助。

(四)急性心肌梗死

急性心肌梗死是一种严重威胁人类健康的疾病,及时准确做出判断并给予积极治疗是降低急性期死亡率、改善长期预后的关键。5%～10% 的急性心肌梗死患者可发生严重的心源性休克。对于心源性休克患者,先以 ECMO 维持循环,再立即行心导管检查,依据检查结果,给予必要治疗,包括冠状动脉旁路移植术(CABG),经皮冠状动脉腔内成形术(percutaneous transluminal coronary angioplasty, PTCA)等。ECMO 循环支持可以避免低心输出量引起的各种并发症,并且在 ECMO 支持下,对心脏本身进行介入治疗也比较安全。

二、成人 ECMO 循环支持选择标准

1. 目前较多采用的 ECMO 心脏支持治疗选择标准　心指数 $<1.8L/(min\cdot m^2)$ 伴有以下情况:①左心房压力或 PCWP $>$ 20mmHg;②收缩压 $<$ 90mmHg;③平均动脉压 $<$ 60mmHg;④尿量 $<$ 20ml/h(肾功能正常的成人);⑤代谢性酸中毒;⑥体循环血管阻力 $>2100dyn/(s\cdot cm^3)$。

2. 排除标准　①未明确的诊断;②未矫治的先天性心脏缺陷;③严重的中枢神经系统损伤;④预后较差的恶性肿瘤;⑤不可逆的终末期重要器官损害;⑥术后难以控制的出血。

三、ECMO 管理

(一)插管方式的选择

VA ECMO 是循环衰竭时支持治疗的唯一方式,它是一种部分性心肺转流,将静脉血引出,氧合后泵入动脉系统。插管部位可以是中心插管或股动静脉插管。

（二）ECMO 管路

详见本章第一节管路部分。

（三）ECMO 运行期间管理

详见本书第 4 章。

（四）并发症

在 VA ECMO 进行心力衰竭辅助时,对于左心室充盈膨胀、主动脉根部或心脏血栓形成和脑缺氧应高度重视,及时发现,积极处理。

1.左室充盈膨胀　在进行循环辅助时,由于左室收缩功能太差或室颤,血液在左室内聚集,可导致左室过度充盈,如果不及时处理,进一步可导致致命的肺出血。对于这个问题,预防是最好的处理。主要处理措施有加强左室收缩、减轻后负荷,如果效果欠佳,可行心房开窗或左心引流,减轻心脏负荷,促进心功能恢复。

2.心脏内或主动脉根部血栓　股动脉插管时,同时伴有左室收缩功能降低,容易在心脏或主动脉根部形成血栓。血栓脱落可导致卒中或其他重要器官梗死并发症,尤其是心功能恢复后更容易发生。心脏内或主动脉根部血栓并发症可通过加强左室收缩、维持一定量的自体血流、主动脉根部插管或冲洗预防。

3.脑缺氧　股动脉插管时,当心功能有一定的恢复,但同时伴有肺水肿时容易出现脑缺氧。可通过检测右手氧饱和度或动脉血气及时发现。处理措施主要有调整呼吸机参数,如提高氧浓度、呼气末正压压力等,必要时可在主动脉根部插管或右颈内静脉右房插管行中央型 VA ECMO 或 VAV ECMO。

四、脱机与拔管

VA ECMO 撤离需要在超声指导下进行。在超声确定有充分的心室充盈和射血时,逐步增加呼吸机和正性肌力药物的支持,同时逐渐降低 ECMO 流量。再查血气、乳酸水平,以确定有充分的气体交换和氧气供应。混合静脉血氧饱和度 70% 以上,随着心功能改善,ECMO 逐步撤离,更多的血液进入肺循环则氧分压逐渐降低。在终止 ECMO 后 1～3 小时病情稳定,再拔除循环管道。插管部位处理方法同成人呼吸 ECMO 支持部分内容。

第三节　ECMO 在成人其他方面的应用

一、心肺复苏

ECMO 已经用于心搏骤停患者的抢救,美国心脏协会(American Heart Association,AHA)认为:①如果导致心搏骤停的疾病是可逆的或者可以过渡到心脏移植;②如果心搏骤停数分钟内进行了良好的常规 CPR 操作;③并且如果所在医学中心可以快速进行 ECMO 治疗;④对首次 CPR 过程反应不佳的心搏骤停患者,可以考虑 ECPR。一项大样本研究表明,医院内心搏骤停患者在 30～90 分钟常规 CPR 救治时,及时启用 ECPR 可以获得良好的效果。已经发表的数据多数都是心脏病患者,存活出院率为 8%～80%,ECLS 前常规 CPR 时间为 4～127 分钟。详细介绍请见本书第 11 章。

二、肺移植

一些肺移植手术,在摘取一侧肺脏后,或者因剩下的一侧肺换气功能不足,或者因剩下的一侧肺循环阻力太大,因此需要体外循环支持,直到新移植肺植入。肺移植手术使用经股动静脉ECMO取代传统的体外循环有以下优点：①ECMO只需少量甚至不用肝素，因此出血量减少；②出血减少，术野干净；③股动静脉插管，手术区域无插管干扰；④可安全塌陷肺叶，方便剥离；⑤经股动静脉建立ECMO，左侧单肺移植和右侧单肺移植同样容易。总之，使用ECMO支持，优点多，并发症少，可放宽肺移植手术使用体外循环的条件，可用于较多的肺移植患者，也可减少手术中的紧张性。如果肺移植术中用ECMO提供所需的体外生命支持，术后万一移植肺没有立即发挥良好功能，ECMO可继续在术后支持心肺功能，等待移植肺发挥功能后，再移除ECMO。

三、无心跳器官捐赠者的维持

一些心跳已停止的器官捐赠者，用ECMO灌注主要器官，减少其缺血再灌注损伤，可延长所需器官的摘取时间，保证捐赠器官的质量。

（高国栋）

第11章

体外心肺复苏

第一节　从传统心肺复苏到体外心肺复苏

　　心肺复苏（cardiopulmonary resuscitation，CPR）是抢救心搏骤停患者最基本、最重要的措施，包括一系列连贯、系统、紧密配合的技术和操作，目的是通过人工手段维持患者循环和器官灌注，尽可能缩短患者循环中断的时间从而尽可能保护全身各器官功能，为患者恢复自主循环及此后的康复争取机会。

　　但传统的 CPR 只能为心脏和脑提供不到 25% 的血流。经常规抢救治疗后如果患者仍无法恢复自主循环，及时采取机械循环辅助设备建立体外生命支持（extracorporeal life support，ECLS）可以为患者提供更稳定的循环支持，保持重要器官的灌注，为抢救患者的生命争取宝贵的时间，尽可能减轻重要器官功能的损害、减少复苏后并发症，并为原发病的进一步治疗创造条件。

　　ECMO 是一种改良的体外循环设备，是实施 ECLS 的重要方法之一。在传统 CPR 的基础上使用包括 ECMO 在内的体外循环辅助设备辅助循环的复苏流程被称为体外心肺复苏（extracorporeal cardiopulmonary resuscitation，ECPR）。

　　近 10 年间 ECPR 技术在院内或院外心脏停搏患者抢救中的应用日益广泛，已有相当数量的研究证实采用 ECPR 较传统

CPR 可提高患者恢复自主循环的概率,提高近期及远期存活率,在患者神经系统功能的保全及恢复方面的优势更为突出。其在危重症尤其是急症抢救中的作用日渐显现,并逐步为临床急救医师所认可。

第二节　ECMO 主导的 ECPR

一、主要适应证

美国心脏病协会(AHA)2015 年版心肺复苏指南对 ECPR 使用的推荐意见为:在初级生命支持阶段,尚无充分证据支持常规使用 ECPR,但对于发生心搏骤停且怀疑心搏骤停的病因为可逆的特定患者,如具备迅速置入条件,可以考虑以 ECPR 替代传统心肺复苏(推荐级别:Ⅱb);在高级生命支持阶段,对于选定的心搏骤停患者,若进行传统心肺复苏后没有反应,而 ECPR 又能够快速实施,则可考虑 ECPR(推荐级别:Ⅱb);同时强调,由于 ECPR 会占用大量资源且花费较高,故只能在很可能对患者有利时才应考虑使用——如患者有潜在可逆的病症,或是等待心脏移植时对患者给予支持的情况。

上述推荐意见首先肯定了 ECPR 的作用,但考虑到实施的技术难度、客观要求及成本 - 效益比,除了强调要具备客观条件之外,更强调选择适合的患者。

（一）ECPR 的时机

1. 初级生命支持阶段　心肺复苏的开始阶段。如具备迅速建立 ECPR 的条件,可以 ECPR 代替传统 CPR。

2. 高级生命支持阶段　复苏进行一段时间后。接受 10 分钟以上传统 CPR 抢救后仍未恢复自主循环的患者,如具备迅速建立 ECPR 条件，可考虑 ECPR。

（二）患者选择

目前尚无统一的标准确定哪些患者适合接受 ECPR。参考已发表的系列研究中患者纳入和排除标准，目前推荐选择年龄在 75 岁以下，基础身体状况良好、合并症较少的患者为宜。

造成患者心搏骤停的病因是另一个关键因素，从治疗的成本-效益比考虑，应选择病因为可逆性、恢复自主循环及康复希望较大的患者。已发表的研究中入选患者心搏骤停的病因多为心源性，结合临床实践，以急性冠脉综合征、急性心肌炎、急性肺栓塞等突发性、可逆性心血管疾病所致心搏骤停患者更为多见，其治疗价值也较高。其他病因如急性肺损伤、电击伤、溺水、低温、创伤、药物中毒等因素所致者如病情仍有逆转可能，亦可考虑应用 ECPR。

二、主要禁忌证

（一）绝对禁忌证

1. 无人目击的心搏骤停。

2. 主动脉反流。

3. 主动脉夹层。

4. 心搏骤停>30 分钟。

5. 未纠正的解剖学缺陷。

6. 终末期疾病。

7. 周围血管疾病。

8. 不可逆的神经系统损伤史。

9. 高龄（75 岁以上）。

（二）相对禁忌证

1. 肾功能障碍。

2．肝功能障碍。

3．神经系统疾病。

4．活动性出血。

5．近期脑血管意外。

6．头外伤。

三、ECPR 步骤

1．持续有效地胸部按压或心脏按摩直到 ECMO 运转。

2．胸部按压或心脏按摩同时进行 ECMO 插管，常见股动、静脉插管。

3．开始 ECMO 并停止胸部按压或心脏按摩，除颤或起搏尽快恢复自主心跳。

4．增加心、脑、肾及其他器官氧合血灌注，同时依患者情况给予诱导性低温治疗。

5．纠正心脏停搏病因，监测并发症，改善复苏生存率。

四、ECMO 管理

（一）物品及人员准备

心肺复苏装置可组合于移动"战车"上，配备内容包括：离心泵、膜肺、变温装置、备用电源、穿刺包、外科器械包、氧气瓶、与患者相匹配的管道及插管、远端灌注管等，除此之外，任何 ECPR 需要提供的设备及耗材如库血等尽可能满足床旁随时可得。"战车"可提前进行"干备"（管道、膜肺与泵连接好）或"湿备"（对连接好的设备进行预充），其中"干备"状态最长可静置 30 天。

团队合作在 ECPR 抢救过程中更显重要。ECPR 有效运转需要结合心胸外科医师、体外循环医师、ICU 医师、专业培训过的护士、必要时需要专科医师协作完成。具备例行的启动和诊疗常规，响应联络、筛选患者、质量控制和与家属沟通，各司其职。采用每周 7 天、每天 24 小时值班制，保证外科医生和 ECMO 安装运行人员随叫随到。复苏期间尽早通知 ECPR 待命，为成功抢救赢得宝贵时间。

（二）置管

置管与管路组装和预充可同时进行。插管位置包括经颈部、股部、胸部或纵隔等部位。根据患者体重及所选插管部位血管粗细选择插管型号，儿科患者更依赖于选择合适型号的插管获得充分灌注。对于近期心脏手术患者，可直接开胸经右房和主动脉插管。经腹股沟插管简单易行，适合在任何地方进行。该技术可采用改良 Seldinger 法：解剖暴露股动、静脉后，直视下在股动、静脉前壁穿刺插管。这种方法可以明确靶血管通畅情况，避免盲穿对血管的损伤。为预防下肢缺血，可同时在插管侧下肢远端（股浅动脉）放置灌注管。2 岁以内患儿首选经颈部插管，其次经胸插管；体重<15kg 患儿需要受过小儿外科训练的医师协助插管。如果已有中心静脉或动脉插管，可在导丝引导下更换为 ECMO 插管。复查胸片或 B 超以明确插管位置，便于调整。严重左心室功能不全，如主动脉瓣病变致瓣膜开放受限等，造成左心房压力升高，继发肺动脉高压、肺出血，加重心力衰竭程度，此类患者可行左心房插管减压。

（三）ECMO 中的管理

复苏之前以及复苏期间，缺血可导致脑、肝、肾等器官损害。一旦 ECMO 运转，调整合适的血流速度，补充容量，应用血管活性药物，使组织达到充分灌注。密切关注重要器官功能和血液酸碱平衡。根据平均动脉压（MAP）、尿量、混合静脉血氧饱和度（SvO_2）、血乳酸水平甚至监测脑氧饱和度（$rScO_2$）等判断灌注效果。维持患者血压在与年龄相应的正常范围,血管活性药物尽量减少。通常达到 MAP 达到 60mmHg,流量适当,满足机体氧耗即可,多见于维持流量在 2.5~3.5L/min。给予多巴胺[10μg/(kg•min)]增强心肌收缩力,预防肺和左心室血流淤滞和心内血栓形成。给予肝素维持 ACT 1.5~2.0 倍于生理值或 180~220 秒(高流量辅助时至少 ACT 160~180 秒,流量低于 1.5L/min 时需 ACT>200 秒)。

ECMO 期间可以采用肺保护性呼吸机设置,即使患者肺脏"休息":呼吸频率<10 次 / 分,潮气量 5~6ml/kg,低吸入氧浓度(<50%),PEEP 8~15cmH$_2$O,维持肺泡一定膨胀不萎陷,减轻肺水肿和肺不张。

诱导性低温可应用于 ECPR 早期(第 1 个 24 小时),用于恢复自主循环后尚未清醒的成人患者,尤其心脏停搏发生于医院外的患者。可利用热交换器方便控温的特点,在 12~24 小时内保持患者体温处于浅低温状态 33~35℃,避免心脏复苏后的发热加剧缺血缺氧性脑损伤。

神经系统评估是 ECPR 期间很重要的一项内容,在进行镇静之前先做好神经系统功能评估。在患者复温后,血流动力学稳定的 24 小时之内也需要进行神经系统的评估,在患者无应答的情况下可以使用脑电图测评,如有必要可实行经颅多普勒、CT 和诱发电位检查。

心肌顿抑是指 ECMO 初始阶段心脏无收缩或收缩力极弱的表现,通常发生于 VA ECMO 模式启动后的前几个小时内。维持正常低限的心脏充盈压,以增加心外膜血流,对于心脏恢复至关重要。心肌顿抑原因尚不明确,与细胞钙离子浓度变化(维持正常钙离子浓度很重要),以及 VA ECMO 突然增加左心室后负荷、降低前负荷有关。大多数患者的心肌顿抑为自限性。少数患者需要安装心脏起搏器。血管活性药物如米力农或硝普钠有助于降低心脏后负荷。另有一些患者需要迅速左心房减压防止肺充血或肺出血，ECPR患者需要每日复查心脏彩超以监测心肌收缩力。

ECPR患者常见肾功能不全或肾衰竭，需要超滤或肾替代治疗，以维持液体平衡。复苏前后肾低灌注和VA ECMO期间的非搏动性灌注，均可造成肾损伤。肾衰和透析都不利于患者预后。其他管理如营养、镇静及药物治疗等同常规ECMO管理。

（四）ECPR常见并发症

包括置管失败、局部血肿、血管损伤、出血、溶血、血栓和下肢缺血。局部并发症可以通过超声定位下置管，放置远端灌注管，以及通过训练有素的医疗团队来监护获得改善。监测ACT，复查心脏超声预防出血和血栓。改进泵和管路技术可减少血细胞破坏，减轻溶血。解除心脏疾病是提高存活率的根本。常见临床并发症依次为脑神经损伤、肾衰竭、严重感染、出血和多器官衰竭。心脏停搏前患有肾功能不全、复苏时出现电解质紊乱或酸中毒等都与死亡率密切相关。ECPR相关的死亡的高危因素包括：ECMO前pH值<7.2，非心源性心搏骤停，ECMO期间心搏骤停，出现肾、脑神经、肺出血并发症等。心源性ECPR患者的预后优于非心源性患者。ECPR下急性脑神经损伤主要包括：脑出血、脑梗死或脑死亡，通过超声或CT检查确诊。

（五）ECMO终止

除外技术故障，在进行容量管理和血管活性药物控制之后患者仍不能维持在MAP≥60mmHg，流量≥2.5L/min，表示ECMO下患者状态不稳定。脉搏氧饱和度（SpO_2）作为衡量

CPR 有效性的指标之一,在 ECMO 期间可反映患者 ECMO 后第一个 24 小时血流动力学稳定情况,当 $SpO_2 \leqslant 80\%$ 时预示患者出现毛细血管渗漏,处于多器官衰竭早期。同时,当血乳酸值 $\geqslant 21mmol/L$,纤维蛋白原 $\leqslant 0.8g/L$,凝血酶原指数 $\leqslant 11\%$ 时,可认为是 ECMO 辅助无效。临床可见患者血管充盈的情况下仍表现为持续低血容量状态并全身水肿,即出现毛细血管渗漏综合征、肺泡出血甚至多器官衰竭。在 ECPR 开始 24 小时之后,患者出现持续严重感染、神经系统严重损伤(植物人、脑死亡)、多器官衰竭,应考虑终止 ECMO。

(六)医院外 ECPR

院外 ECPR 对技术要求更高,最好具备机械性 CPR 装置(LUCAS),医院内外相关人员密切配合,旨在到达医院前维持基础的全身灌注。医院外发病,常不能明确心脏停搏时间,成活率比医院内 ECPR 低。这类 ECPR 成败的相关因素包括:①高质量的 CPR,不至于造成严重脑神经损伤;②血乳酸值 $\geqslant 16.3mmol/L$,预示脑神经损伤预后不良,血乳酸值 $\geqslant 21mmol/L$,提示已错过 ECPR 最佳时机;③患者经过 CPR 后或 ECPR 20 分钟后,仍然处于只有心电活动,没有脉搏,呼气末二氧化碳($ETCO_2$)$\leqslant 10mmHg$,可预示患者即将死亡。

(张 涛)

第12章

ECMO 与心脏移植

第一节　心脏移植手术方法

一、原位心脏移植

1. 定义　原位心脏移植就是将病变心脏切除后在原位植入供体心脏。

2. 适应证　心脏移植仅限于各种治疗方法无效、心功能Ⅳ级的晚期心脏病患者,其中 90% 为心肌病或晚期冠心病患者。早期斯坦福大学的经验认为受体年龄不应超过 50 岁,目前受体选择倾向于按照患者生理年龄,60 岁以上无禁忌证者也可以实施心脏移植。目前移植对象包括以下几类。

(1)心肌病:各种心肌病包括扩张性心肌病、限制性心肌病和心内膜下心肌纤维化是当前心脏移植的主要适应证,且以年轻患者为主。

(2)冠心病:大面积心肌梗死、心力衰竭,失去冠脉搭桥手术治疗机会者。

(3)先天性心脏病:无法矫治的复杂心脏畸形,如左心发育不良综合征、单心室 Fontan 术后等。

(4)风湿性心脏病:伴有心肌广泛病变的联合瓣膜病。

(5)心脏肿瘤:无法手术切除者。

3．禁忌证

（1）严重肺动脉高压：肺血管阻力 >8wood 单位，肺动脉压 >60mmHg。如经过严格内科治疗，肺动脉压力 <60mmHg 或肺血管阻力 <3wood 单位，仍可做原位心脏移植。

（2）未能控制的全身感染。

（3）不可逆的肝肾功能损害。

（4）胰岛素依赖性糖尿病。

（5）恶性肿瘤。

（6）严重的脑血管病变。

（7）近期有肺梗死病史。

（8）精神、心理障碍患者。

（9）其他系统较重的疾病。

4．供体心脏的选择　供体心脏一般取自脑外伤、脑部病变经过确诊的脑死亡患者，新生儿供心来源于先天无脑儿。供体在身高、体重方面应与受体相仿，受体形体可大于供体，但不应超过 20%。供体心脏功能要保持良好，并对供体进行检查，排除感染性疾病及高血压、冠心病和恶性肿瘤，术前行胸部 X 线摄片。供体 ABO 血型必须与受体相配，淋巴细胞交叉配对实验阴性。近年来，随着环孢素的应用，即使淋巴细胞交叉配对阳性的供体，移植后也不出现超急性排异反应。

二、异位心脏移植

异位心脏移植又称并列心脏移植，是将供心移植于受体的右侧胸腔内，不切除受体的心脏，术后供、受体的心脏共同承担循环功能。异位心脏移植的优点在于：①保留了受体肥厚的右心室，对肺高压患者有利；②当供体心脏太小，不适合原位移植时行异位移植；③某些心肌病受体还能部分工作，并列移植可减少供心术后早期及排异期间的心脏负荷；④并列移植可不用体外循环。

异位心脏移植的适应证、禁忌证基本同原位心脏移植，并列移植对肺高压的患者可不作为禁忌证处理，但严重肺动脉高压的患者除外。

三、心肺联合移植

1968 年 Cooley 等首先在临床开展心肺联合移植术，1969年 Lillehei 医生、1971 年 Barnard 医生也相继进行了心肺联合移植，但因免疫抑制治疗欠完善，患者术后死于气管吻合口破裂出血及败血症。20 世纪 80 年代 Reitz 等将环孢素应用于临床移植患者的长期存活取得良好疗效后，1992 年在巴黎召开的第 14 届国际器官移植大会统计全世界心肺联合移植中心已达 75 个，共实施心肺联合移植 1600 例。随着各种治疗手段的完善，心肺移植已成为一种治疗晚期心肺疾患的有效方法。

心肺联合移植的适应证包括：①原发性肺动脉高压；②艾森曼格综合征；③晚期瓣膜疾病伴严重肺动脉高压；④多发性肺栓塞；⑤慢性阻塞性肺疾病；⑥肺纤维化；⑦肺囊性纤维化；⑧单心室 Fontan 手术后失功。禁忌证与心脏移植禁忌证相同，但有肺动脉高压者除外。

第二节　ECMO 在心脏移植前的应用

心脏移植是终末期心力衰竭的有效治疗方法，但由于供体缺乏，约 1/3 的患者在供体等待期死亡，机械循环辅助装置可有效地解决这一难题。目前，机械循环支持技术已成为心脏移植过渡支持的有效手段，其中 ECMO 技术以其操作简便，费用较低，能同时进行心肺支持正在得到临床广泛应用。

一、移植前过渡

1. ECLS 辅助与 ABO 血型不相容性移植　有人认为 ABO 血型不相容性移植可以作为一种脏器移植的备用方法，这样可以减少心脏病患者的等待供体的时间以及等待中的死亡率，对于 ECLS 辅助下等待移植的患者可能更有利。

对于儿童心脏病患者群，ABO 血型不相容性移植可能尤为有利，由于新生儿没有产生 T 细胞抗原抗体，包括那些主要的血型抗原都没有产生。但是由于受体的需求比可提供的供体要多得多，这种方法缩短了已经在机械支持下的患者等待移植的时间，使死亡率明显下降。在一些国家，婴幼儿心脏供体非常少，ABO 血型不相容性移植可能在减少等待相关性死亡率方面有显著的作用。

2．ECMO 辅助下移植等待患者的选择　哥伦布大学 1987～2003 年共有 300 例患者准备接受移植治疗，21 例接受心脏移植前 ECLS 支持的患者中 10 例存活至移植，6 例（29%）存活至出院。心肌病的患者无论是从 ECLS 支持至移植手术还是从生命支持至出院来看，这组患者的生存率都是较好的一组，尤其是那些无心搏骤停病史的患者，这类患者是利用机械辅助过渡到移植的最佳选择对象。其次还能保护肾功能，避免在 ECMO 期间透析，这样会大大提高患者的存活率。因此，满足上述条件的患者最可能从移植中获益，应该积极的行辅助治疗。

3．ECMO 辅助下移植等待患者的预后　费城儿童医院的研究显示由 ECMO 过渡到心脏移植患者的远期预后与未行移植前 ECMO 辅助患者的预后无明显差别，这个结果与 Dellgren 的研究结果明显不同，在 Dellgren 的报道中 ECMO 辅助后行移植的患者预后明显要差，行 ECMO 的患者存活率为 48%，而未行 ECMO 患者的存活率为 88%（$P<0.01$）。如果将器官分配原则进行改善，那么进行 ECMO 辅助或其他机械辅助患者的等待时间可尽量的缩短，最终结果将能进一步改善。

4. ECMO 辅助下移植等待患者的管理 在 ECMO 辅助期间可能会发生一些属于移植禁忌的并发症，比如严重不可逆的神经系统损伤，难治性的细菌或真菌性败血症，或者家属不再同意移植，这些情况使这些患者暂时或永久性的被排除在移植待选患者的名单之外。

但我们仍然有必要采取主动的方式去管理所有患者，使他们的情况尽量完美，尤其是对肺脏的管理。有的时候需要进行房间隔造孔以确保左房减压。感染的监控包括常规进行创面、血液、痰液和尿液的培养，并且对阳性培养结果进行积极的治疗，消除器官移植后行免疫抑制的潜在风险。

5. ECMO 与供体器官保护 随着"脑死亡"的死亡标准的推广，来自"脑死亡"的供体器官将会逐渐增多。一般来说，供体发生脑死亡时，伴发多器官功能障碍的情况较为常见，内环境紊乱严重，血流动力学难以维持。此时不可避免地使用大量血管活性药和正性肌力药物，而这些药物的使用常常会对拟移植的供体器官（心脏）造成损害，影响手术的成功率和患者远期存活率。

对于这些"脑死亡"者，ECMO 支持可以充分地改善低氧血症、提供有效的循环支持，降低心脏前、后负荷、使心肌得到充分休息，增加心脏的能量储备；另外还可用超滤器对水、电解质进行控制性调节，促进内环境的恢复正常。通过 ECMO 的有效支持,可为临床提供质量较好的供体。

二、ECMO 与机械支持的比较

心脏机械辅助的优势在于它能够改善等待移植的儿童患者的血流动力学及脏器功能,因此儿童机械辅助装置得到了优先的发展。但是,目前也仅有有限的几种辅助装置能够用于等待移植期间的儿童患者的过渡支持。

目前应用的设备分为非植入型和植入型,但支持时间均有限。在美国最常见的用于儿童患者移植过渡的设备是短期辅助装置,例如 ECMO 或离心泵的心室辅助装置(VAD)。长期辅助装置在大部分中心用于中长期支持,包括 Berlin Heart 和 Medos VAD,这些辅助装置主要在欧洲应用,美国对这类装置的审批非常严格。但是现在在人道主义用途器材的豁免规定下,这些设备在美国的使用也在增加。植入型 Heartmate 和 Thoratec 成人机械辅助装置已经可以用于大儿童和青少年(>40kg),但是还没有能适用于小儿童,更无法用于婴儿和新生儿(<10kg)。最近,成人轴流装置的改善,例如 DeBakey Children Device,可能对于大儿童和青少年更有用(>15~20kg)。

使用 VAD 过渡到移植使更多患者能够有机会接受移植手术。费城儿童医院总结了 12 例 VAD 过渡到移植的经验:3 例使用的是 Heartmate,7 例使用的是 Thoratec,2 名婴儿使用的是 Berlin Heart。这些病例中,7 例(58%)成功过渡到移植,1 例移植后死亡,1 例成功过渡到器官功能恢复,1 例移植前死亡,3 例在报告发表时依然在等待供体。

目前对于婴幼儿的机械循环支持的选择仍然很有限。ECMO 是最多最通用的选择,因为它可以在任意体重的患者迅速建立,但是存活至出院的生存率因抗凝相关的并发症而受到限制。更新的、能用于小体重患者的 VAD 可能能够明显的改善婴幼儿患者的移植过渡问题。

第三节　ECMO 在心脏移植后的应用

一、移植术后 ECMO 支持的时机选择

Kirshbom 认为早支持和晚支持之间的预后存在差别。9例患者在移植 7 天内接受机械支持,其中 5 例为移植术后即刻开始支持,3 例在这个时间点之后。早行 ECMO 的患者中只有22% 存活至出院,而晚行 ECMO 组为 67%。非常有意思的是,晚支持组中没有患者需要再次行移植,而早支持组中有 2 例需要再次移植,并且这种明显的生存率差别还将继续存在。这种差别可能解释为,晚支持组中的急性移植排斥反应可能导致一过性脏器功能不全,这种排斥反应可通过改变免疫抑制治疗来改善,而早支持组的主要原因是移植物的功能衰竭所致,这种情况通常是无法恢复的。

二、移植术后 ECMO 适应证与支持时机选择

Fenton 的研究证明移植术后 ECMO 的适应证选择常常会决定预后,其研究显示接受移植的儿童患者约 11.9% 需要ECLS 行围术期支持,这个数字要比成人患者高得多,因为先天性心脏病 / 单心室患者群更可能存在肺高压。肺高压在体外循环后可能会明显恶化,产生供心右心室无法承受的压力。早行 ECLS(术后 6 周内)的患者存活至出院的比率为 53%,晚行ECLS 的患者为 40%,但是明确因肺高压问题行 ECLS 辅助的患者均无法成功撤机。

对于心脏术后的患者什么时候适合进行心脏移植的问题还很难有定论，因为很难预测哪些患者会有器官功能恢复的可能。在成功撤除 ECMO 的患者组中，平均 ECMO 辅助时间是 1.4～7.9 天，如果患者能够脱离 ECMO 辅助通常在 8 天内就能看出来。Mehta 等的报道结果与之相似，能够成功脱离 ECMO 的心脏术后患者平均辅助时间是 3.4 天。但是，有 3 例过渡到心脏移植的患者分别辅助了 3 天、8 天和 10 天。

至于心脏术后患者何时适合接受移植需要个体化考虑，应对患者器官功能恢复的状况进行评估。根据解剖和手术评估，那些心功能不可能恢复的患者通常在等待名单中的先后位次上比那些可能恢复的患者要靠前。大部分情况下，一旦移植候选人确定就立刻将患者纳入等待名单中，这样可以尽可能增加患者在发生并发症之前接受移植的机会。

术前曾发生心搏骤停不影响需要 ECMO 支持患者的预后，研究报道的生存率在 33%～53% 之间。在 ECMO 辅助之前有心搏骤停病史的患者和之前没有列入等待移植名单的患者在等待名单的位次上变化很大，位次的决定主要依赖于停跳术后对神经系统或其他感觉神经系统损伤的评估情况。

三、移植后 ECMO 管理特点

在充分把握心脏移植术后 ECMO 支持的适应证和时机后，ECMO 管理就是以供心辅助为特点，采用 VA ECMO 模式，成人选择股动静脉插管，辅助时间大多在 3～5 天即见心功能改善，否则需要重新评估心肺功能。

四、ECMO 在移植应用中的优势

由于缺乏大小合适的 VAD，能够用于儿童患者的机械心肺辅助装置非常有限。而且,即便在有 VAD 的情况下,儿童患者群常常存在双室功能衰竭和肺动脉高压而给 VAD 的使用带来困难。双侧 VAD 的植入对于小体重患儿来说非常困难,并且可能引发一系列潜在的并发症。由于这些问题的存在以及 ECMO 在治疗小儿呼吸衰竭方面的广泛使用,ECMO 仍然是小儿最常用的机械循环辅助方法。

ECMO 最明显的优点是安全、简便、有效,可以迅速建立,需要的话甚至可以在 ICU 插管建立 ECMO。而相反,VAD 就需要送进手术室开胸。在紧急情况下,ECMO 可以在 15～20 分钟内建立起来。

ECMO 的另一个优点就是用途广泛。几乎所有形式的心肺功能衰竭都可以用 ECMO 支持,比如全心衰竭、右心衰竭、肺动脉高压、单纯左心衰竭。而 VAD 仅适用于单纯某一个心室功能衰竭的情况。虽然全心支持是可能的,并且在成人患者来说也并非少见,但是考虑到双心室 VAD 的体积,对于小体重婴儿来说就是个问题了。ECMO 最显著的缺点是其移动性差,需要 ICU 监护,并且需要抗凝。与那些植入体内 VAD 的患者不同,ECMO 辅助下的儿童无法做到拔管活动。

ECMO 安全辅助时间灵活,对于那些等待移植的患者来说,ECMO 的辅助时间常常是由供体分配政策决定的,而不是患者本身的特殊性。只要没有移植禁忌的并发症出现,ECMO 的辅助时间就没有刻意的结束点。

(黑飞龙　胡　强)

第 13 章

肺移植的 ECMO 支持

自 2005 年开始,匹兹堡医疗中心开始将 ECMO 作为肺移植前的过渡支持手段。目前越来越多的医疗中心将 ECMO 作为肺移植的过渡支持以及肺移植术中、术后的辅助支持。

第一节　ECMO 作为肺移植术前过渡支持

随着 ECMO 设备材料学的改进,以及肺移植技术的提升(包括受体患者的选择、供体的管理、外科技术、围术期的管理和免疫抑制剂的改进等),使得可以对于终末期肺部疾病患者发生快速呼吸功能恶化时进行过渡支持,直至进行肺脏移植手术。移植术前安装 ECMO 的主要适应证是发生难以纠正的高碳酸血症或者缺氧性呼吸衰竭,通常 $PCO_2 > 80mmHg$,PaO_2/FiO_2 低于 80 时考虑 ECMO 支持。

一、使用现状

1990～2016 年,美国体外生命支持组织(ELSO)登记的用于成人呼吸衰竭的 ECLS 总数为 10 601 例,出院生存率为 58%,其中在肺移植围术期使用体外生命支持(ECLS)的患者共计 1066 例,出院率为 65%。在美国器官分派网络平台数据库中,2000～2014 年,美国共计完成 21 927 例肺移植,其中 414

例成人在肺移植前接受 ECLS 辅助过渡支持。在个别医疗中心，ECLS 肺移植过渡的 1 年期生存率与非过渡的肺移植患者相似。

1. 应用现状　尽管在美国 2005 年开始实施供体肺分配评分（lung allocation score，LAS）系统以进行供体合理分配，但是每年仍有近 500 例需要肺移植的等待者死亡。美国器官分配网路数据库的数据统计 2005～2011 年的资料显示，将近 9000 例肺移植患者中大约有 1% 的患者在手术前需要 ECMO 作为过渡支持，而且这种比例在 2013 年开始已经超过 3.5%。

2. 使用前的决策　一般来说，推荐对于已经列入移植名单的患者进行 ECMO 支持，其准备 ECMO 过渡之前需要考虑的内容主要包括：

（1）是否存在原有晚期肺病的急性恶化过程或者出现新的问题？从而评估患者身体状况的可恢复性。

（2）是否在 ECMO 之前已经采取其他类型的支持方式？包括机械通气、高流量鼻插管或者吸入一氧化氮等。

（3）评估患者身体状况的可恢复性，患者存在肌力弱或者非常差的康复锻炼能力，一般来说预后比较差。

（4）是否存在抗凝禁忌？尽管一些中心尝试 ECMO 期间不给抗凝药物，但是患者存在抗凝禁忌的话，是 ECMO 的相对禁忌证。

（5）患者的营养状态如何？营养不良的患者预后差。

（6）是否存在多器官功能衰竭？这是 ECMO 的相对禁忌证。

（7）是否存在多重耐药菌感染？难以控制的感染使得 ECMO 的预后不佳。

（8）是否有高滴度的反应性抗体存在？患者等待时间延长，可能 LAS 评分增加，但是也会造成反应性抗体产生，影响组织配型。

（9）如果患者还未列入移植名单，是否存在肺移植手术的禁忌证？未列入移植名单的患者必须经过详细评估后适合肺移植才能作为移植过渡（bridge to transplant，BTT）过渡治疗。

多学科的决策队伍包括肺移植肺病专家、ECMO 危重病学专家、ECMO 专科外科医生、移植外科医生以及重症监护室专家。在讨论过程中，最为重要的用来决定患者是否能从 BTT 获益的因素包括：年龄、功能状态、基础疾病、感染、其他器官功能不全以及在候选移植名单中的预期等候时间。年龄越小、积极参与肺脏训练康复项目从而维持机体良好功能状态的患者是将 ECMO 作为 BTT 的最佳人选。

考虑 BTT 候选患者的另外一项重要因素是感染。存在活动性、培养阳性的血源性感染是安装 ECMO 的相对禁忌证，长时间存在的静脉和动脉插管可能增加患者细菌繁殖的风险，也是感染的一个源头。另外，肺部的某些特定细菌感染，例如强耐药的无色杆菌属是 ECMO 的相对禁忌证。这些革兰阴性菌能够产生一种细菌生物膜，使得移植术后感染很难控制。

最后，患者如果存在中度或者重度其他重要器官功能不全，包括肾脏、肝脏和左心室功能衰竭，而这些功能不全与原发的肺脏功能不全（例如缺氧、高碳酸血症或者继发性肺动脉高压）不相关时，这些患者则不适于作为 BTT 的候选人员，因为这些患者的基础疾病增加了后续治疗的风险。

3. ECMO 在肺移植术前过渡支持的禁忌证 由于 ECMO 技术的巨额资源花费，一些病例可能不适于 ECMO 辅助过渡。

绝对禁忌证：

（1）不能控制的感染；

（2）除了肺脏以外的器官衰竭，例如肾脏衰竭或者肝功能衰竭；

（3）最近出现的恶性肿瘤；

（4）滥用药物者；

（5）社会支持系统属于贫困人群者；

（6）不遵从医嘱者。

相对禁忌证：

（1）高龄；

（2）小的医疗中心；

（3）ECMO 之前机体功能状态差；

（4）严重肥胖（BMI>30）。

二、肺移植使用 ECMO 进行过渡支持的经验

几家医疗中心的 ECMO 过渡支持术后生存率汇总见表 13-1。

三、ECMO 插管方式的选择

当一名患者经过评估后适合作为 ECMO BTT 的候选人时，必须要考虑理想的 ECMO 插管方式。

1. 插管方式　根据不同的患者基础病变以及病理生理状况，ECMO 可以采用多种辅助连接方式，如 VV、VA 或者 VVA 等，插管入路包括外周以及中心插管。用于肺移植的 ECMO 类型主要为 VV 和 VA 两种类型，从而为患者提供呼吸和（或）心脏的支持。如果患者在接受 VV ECMO 辅助期间发生难以纠正的心功能不全，可以从灌注管路中分出一根动脉旁路，从而建立 VVA ECMO 系统。

对于没有显著右心功能不全的患者，临床表现为高碳酸血症、缺氧或者混合型呼吸衰竭，这部分患者一般从 VV ECMO 辅助中获益最大。使用 Avalon Elite 双腔静脉插管，大多数患者只需要在一个部位进行插管就能够建立系统（图 13-1）。

表 13-1 ECMO 作为肺移植过渡支持的生存率汇总

作者	患者例数	ECMO 支持时间	ECMO 方式	过渡成功率(%)	术后 30 天生存率(%)	术后 1 年生存率(%)	术后 2 年生存率(%)
Toyoda	24	91 小时 (71～242)	VV, VA	77.4	88	74	74
Fuehner	16	9 天 (1～45)	VV, VA	61.5		80	
Bermudez	17	3.2 天 (1～49)	VV, VA		81	74	
Lafrage	30	3.5 天 (0～11)	VV, VA	83	80	66.5	60.5
Dellgren	16	9 天 (1～229)	VV, VA	80	81	75	70
Hoopes	31	13.7 天 (2～53)	VV, VA			93	80
Hämmäinen	13	17 天 (1～59)	VV, VA	81		92	
Lang	34	4.5 天 (1～63)	VV, VA, iLA	89		60	
Bittner	9	6 小时～15 天	iLA, VV, VA		63	33	
Anile	7	(6±2.1) 天	VV, VA	58.3	100	87.5	
Javidfar	10	6 天 (3.5～18.0)	VV, VA	56	100	100	
Puri	10	32 小时 (0～1048)	VV, VA	62.5		33	
Cypel	12	7 天	VV, VA, iLA	100	100	83	
Crotti	17	1～51 天	VV, VA	68		76	
Fischer	12	7 天 (4～32)	iLA	83	80	80	
Zurich	26	21 天 (1～81)	VV, VA, iLA	86	89	68	53

注:iLA, 介入性肺支持, interventional lung assist

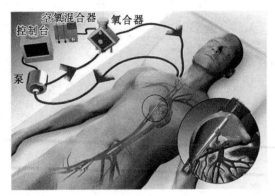

图 13-1　单部位置管的双腔插管 VV ECMO 连接模式图

　　而对于进行性呼吸功能衰竭的患者，VV ECMO 经常不能提供足够的辅助支持。此类患者采用 VA ECMO 或者肺动脉 - 左心房（PA-LA）管路连接可能更为适合。传统上采用股动脉和股静脉建立 VA ECMO，但是对于希望参与理疗的患者而言，这种方式不是最佳选择。可以采用上半身的 VA ECMO 连接模式：右侧颈静脉采用 23F 的 Biomedicus 动脉插管（Medtronic 公司）进行引流，而右侧的锁骨下动脉外科手术插管。根据锁骨下动脉的尺寸，使用 6mm 或者 8mm 的人工血管斜角度端 - 侧吻合，人工血管内袖带式插入 18F 或者 24F 的动脉插管。这种连接模式既能减轻右心室的压力负荷，同时也能为上半身提供足够的氧合血液供应。

　　2. 插管方式的选择　任何一种插管方式的目的不能仅仅只是为了肺脏和（或）心脏的辅助支持，还需要考虑便于患者的下床活动，减少并发症，尤其是机械通气可能造成的并发症。同时，ECMO 建立后受体可能需要等待供体的时间，也是决定插管方式的一个因素。不同插管方式的特点见表 13-2。

表 13-2　ECMO 不同插管方式的特点

插管方式	特点
静脉 - 静脉（V-V）	
股静脉 - 股静脉	容易插管，不能下床活动，需要尽快获得供体器官
颈内静脉 - 股静脉	容易插管，参与康复锻炼的机会少
右侧颈内静脉双腔单根静脉	可以下床活动或者康复锻炼，插管技术复杂
双腔单根静脉加房间隔开窗	可以对于严重肺动脉高压的患者支持，技术复杂
双腔静脉插管，远端直达肺动脉	可以用于严重肺动脉高压的患者，可能损伤肺动脉，ECMO 流量难以很高
静脉 - 动脉（V-A）	
股动脉 - 股静脉	容易插管，不能下床活动，出现上半身区域性缺氧，左心室负荷加重，可能出现插管侧下肢缺血
股动脉 - 颈内静脉	容易插管，不能下床活动，出现上半身区域性缺氧，左心室负荷加重，可能出现插管侧下肢缺血
锁骨下动脉 / 腋动脉 - 颈内静脉	可以下床活动，插管侧上肢缺血风险，技术难度大
中心插管 V-A 　肺动脉 - 左心房 　右心房 - 主动脉 　全身静脉 - 无名动脉	需要胸骨切开，可能需要右心室减压，手术部位感染，支持时间延长造成胸骨部位瘢痕形成，可能下床活动

3．插管尺寸与插管类型　在决定了 ECMO 管路的连接模式后，下一步就是选择合适的插管尺寸和插管类型。对于

VV ECMO，可以选择使用 Avalon 插管（Maquet 公司），Avalon 插管在体内的流量范围一般是：23F 对应 2.5L/min，27F 对应 4L/min，31F 可以达到 5L/min。如果患者是高碳酸血症性呼吸衰竭而氧合没有问题时，一般可以选择 23F 和 27F 的 Avalon 插管。

如果采用上半身锁骨下动脉灌注的 VA ECMO 模式过渡支持，可以选用 23F 的 Biomedicus 动脉插管（Medtronic 公司）进行引流。动脉灌注插管可以根据患者的体重大小，选用 18F 或者 24F 的 EOPA（Medtronic 公司），也可以使用人工血管与锁骨下动脉吻合后连接动脉插管。

四、ECMO 管理的关键环节

肺移植术前采用 ECMO 作为过渡支持时，除了需要遵循常规的 ECMO 管理原则外，还有其自身的特点。

1. 机械通气和镇静　ECMO 支持的一个主要目的在于减少机械通气的强度和患者对于机械通气的依赖程度。ECMO 启动后，应尽可能减少呼吸机的 PEEP 和 FiO_2 设置。采取保护性的肺通气策略（例如潮气量 6ml/kg，气道平台压低于 30mmHg），减少机械通气产生的气压伤和容积伤。对于清醒和合作的患者，能够耐受脱离呼吸机辅助的病例，在 ECMO 期间可以拔除气管插管。

如果患者需要持续的机械通气支持，患者需要深度镇静、分泌物较多的病例，应该优先考虑气管切开。一旦患者气管内插管超过 1 周，或者患者 ECMO 安装后需要实施机械通气以缓解通气障碍，但是患者的肺脏需要进一步休息时，应该尽早实施气管切开术。但是如果气管切开和 ECMO 插管同时需要时，应该首先进行 ECMO 插管。

2. 抗凝

(1) 抗凝药物：肝素是最常使用的全身抗凝药物，其他类型的抗凝药物包括比伐卢定和阿加曲班。

(2) 抗凝监测：不同的医疗中心采用的抗凝监测各异。活化的全血凝固时间（ACT）、部分活化的凝血酶原时间（aPTT）、抗 Xa 因子水平和血栓弹性图（TEG）都已经被用于 ECMO 中的抗凝监测。使用 TEG 进行 ECMO 监测时，反应时间（R）应维持在正常值的 2.5～3.0 倍。

3. 输血策略　ECMO 中的血红蛋白水平应维持在 9～10g/dl以维持合适的氧供。但是移植术前的血制品输注可能引起患者反应性抗体（PRA）滴度上升，产生针对供体的抗体成分，从而降低供体肺脏和受体的生存。因此辅助期间建议采取更为节约用血的输血策略。此类患者的输血适应证包括：①由于贫血导致血流动力学不稳定或者重要脏器灌注不足；②贫血导致患者无法完成理疗项目；③血红蛋白水平持续低于 6g/dl。

4. ECMO 期间的理疗康复　使用 ECMO 作为 BTT 过渡支持的最终目的在于阻止患者机体状况的恶化进展，使得患者的身体功能足够健康强壮，从而为移植后的良好结局创造条件。肺移植术前的衰弱是引起肺移植术后不良结局的危险因素。重症患者长时间机械通气以及 ECMO 支持容易发生神经肌肉无力萎缩。ECMO 期间的理疗康复锻炼可以改善移植术后患者的恢复和预后。对于采用单根双腔静脉（DLC）插管实施 VV ECMO 或者锁骨下动脉的 ECMO 患者，可以适当下床活动。只要患者身体状况允许，每天可以进行多次下床活动。除了上下肢的肌肉训练之外，还可以在年轻患者进行一些视频游戏。长时间 ECMO 辅助还可能引起患者产生严重的心理问题，包括重度抑郁和创伤后应激综合征。积极的理疗康复、音乐治疗和娱乐性活动有助于改善患者的心理健康。

5. ECMO 的终止撤除　当患者在 ECMO BTT 期间已经无法存活时，在临床上和道义方面都是最难以做出的困难选择。此时表现为患者无法参与日常的康复训练活动，尽管 ECMO 辅助设置已经达到极值，但是患者的身体状况持续恶化。一旦患者发生肾衰竭、肝功能衰竭、左心衰、脓毒败血症，或者不能下床活动超过 7 天以上，这部分患者将被从移植等待者名单中去除，并准备召开家庭会议讨论撤除辅助设备。肺脏专家和 ECMO 团队将与患者和家属进行讨论，决定撤出辅助设备的时机和方式。

第二节　ECMO 支持下完成肺移植

所有采用 ECMO BTT 作为过渡支持患者的肺移植手术均应该在 ECMO 辅助之下完成，除非患者需要额外实施心脏手术，例如房间隔缺损修补，此时应转为常规体外循环。肺移植手术完成后，除非患者存在血流动力学不稳定、缺氧 / 高碳酸血症性呼吸衰竭 ECMO 需要继续支持，可以在手术室尝试减低 ECMO 的转流流量，脱离撤除 ECMO 设备。

多数外科团队在肺移植术中对于出现严重的呼吸或者血流动力学波动的患者使用 ECMO。另外一些中心则对于肺动脉高压的患者预防性使用 ECMO。Pereszlenyi 等报告因肺动脉高压而在术中和术后使用 ECMO 的肺移植病例。大多数患者在麻醉诱导后植入 ECMO。其中 3 例术后直接撤除 ECMO，而其余 14 例患者 ECMO 的撤除延迟到术后 12 小时以后，这组病例术后死亡 2 例，其余 12 例患者术后 1 年半随访时仍然生存。Aigner 报告 2001～2006 年期间 306 例肺移植病例，其中 147 例接受 ECMO 辅助，130 例是在术中安装。术后生存率 ECMO 组为 74%，与常规体外循环辅助下完成肺移植手术组相似。

在肺移植术中的 ECMO 管理主要根据外科医师的习惯。在肺移植术中继续使用 ECMO 支持可以减少抗凝和血制品的需求，从而降低中枢神经系统和血管并发症。一些外科医生选择术中采用常规体外循环辅助进行手术。对于肺动脉高压的患者，术后早期继续使用 ECMO 辅助，可能控制再灌注损伤，提供非侵入性通气支持，对于移植肺脏出现移植肺失功（pulmonary graft dysfunction，PGD）时尤其适用。

第三节　肺移植术后的 ECMO 支持

肺移植术后主要的并发症为气管切开（77%）、术后因移植肺脏功能不全（PGD）需要 ECMO 支持（54%）、肺炎（52%）、移植术后的肾功能不全需要肾替代治疗以及重症肌病（70%）。PGD 是肺移植术后 72 小时内出现的肺脏损伤，表现为 PaO_2/FiO_2 值下降，胸片检查显示弥散性浸润，血气交换障碍。ECMO 可以作为肺移植术后出现 PGD 的抢救措施和再次肺移植手术的过渡支持。

一、ECMO 用于肺移植术后支持的临床经验

肺移植术后 ECMO 的支持时间一般为 2～8 天。Hartwig 报告了其肺移植术后发生 PGD 需要 ECMO 辅助的结果，采用 VV ECMO 或者 VA ECMO 模式。VV ECMO 的患者脱机率为 96%，30 天生存率为 88%，优于 VA ECMO。VV ECMO 辅助后 1 年和 5 年的生存率分别为 64% 和 49%。88% 的 ECMO 生存患者术后 3 年没有发生闭塞性细支气管炎。Dahlberg 报告 16 例肺移植后 PGD 使用 ECMO 的中期随访结果，2 年生存

率为 46%，而其他非 ECMO 辅助的 172 例肺移植 2 年生存率为 69%。2009 年匹兹堡的肺移植团队报告 15 年间肺移植需要 ECMO 辅助的结果，尽管术后因为 PGD 需要 ECMO 辅助的死亡率高于非 ECMO 辅助的患者，但是 ECMO 辅助后生存患者的肺脏功能与非 ECMO 辅助患者的肺功能相似，而采用 VV ECMO 和 VA ECMO 辅助对于结局没有显著影响。

二、肺移植术后 ECMO 的适应证

ECMO 用于肺移植术后的主要适应证是：肺移植术后发生急性肺功能不全，表现为缺氧、高碳酸血症、酸中毒、肺动脉压力上升和肺脏顺应性下降。在这种情况下，首先采取传统的支持措施，包括压力控制性机械通气，呼吸末正压通气支持、吸入一氧化氮、脱水、吸入或者静脉输注前列腺素类药物等。一旦这些措施不能起到阻止病情进展时，患者的其他状况提示其状况尚处于可逆性损伤时，可以安装 ECMO 进行辅助支持。

其他类型的适应证包括：血流动力学不稳定；采用体外循环辅助下完成肺移植手术时无法脱离体外循环；移植肺脏发生严重的急性排斥反应。

三、肺移植术后 ECMO 的启动时机

肺移植术后启动 ECMO 的临床参数和生理学指标存在很大的变异性。在评估这些参数之前，应该分辨患者的临床症状加重的原因是否与肺脏内在的氧合或者循环功能下降有关，而非其他的可治愈性疾病，例如体液排斥、手术并发症（包括血管或者气管吻合口破裂等）、移植肺脏扭曲变形等。如果没有这些因素，采用常规的心肺支持措施仍然不能逆转病情进展时，就可以考虑启动 ECMO 转流辅助。尽管不同中心所采取

的常规心肺支持措施存在很大的差异，但是一旦患者的吸入氧饱和度（FiO_2）已经达到 100%，吸入气道峰值压力（PIP）超过 $40cmH_2O$，控制呼吸末正压通气（PEEP）$12\sim15cmH_2O$，症状仍持续恶化时，就应当及时启动 ECMO。

四、ECMO 启动后的技术环节

肺移植术后应用 ECMO 的管理以及受体自身的一些危险因素控制非常重要。早年的 ECMO 采用 VA 模式，但是现代 ECMO 对于单纯肺功能衰竭大多采用 VV 模式辅助。对于同时伴随有血流动力学不稳定、肺动脉高压右心衰竭的患者则采用 VA ECMO。

1. 镇静　肺移植手术后安装 ECMO 在 ICU 停留期间的镇静，需要在保证患者安全与过度镇静造成患者功能衰退、临床药效学变化之间做出精细的平衡选择。镇静用药可以是连续给药，也可以是间断用药。间断用药一般采用短效麻醉和苯二氮䓬类药物，连续输注用药则包括丙泊酚、苯二氮䓬类药物（咪达唑仑、氯羟安定或者安定等）或者右美托咪定。随着镇静时间延长，药物的效应递减。

如果患者胸骨已经闭合，减少镇静药物使用量，增加患者的活动度，对于改善患者预后非常关键。如果使用右侧颈静脉双腔单根静脉插管，可以考虑尝试患者下床活动。

2. 呼吸机管理　正常情况下，肺移植术后的机械通气不足以改善患者的临床症状时，ECMO 是唯一可以挽救移植肺脏和患者的辅助方式。一般情况下，与 ARDS 患者的患者管理相似，启动 ECMO 后，采用 $4\sim6ml/kg$ 的低潮气量，无论采用压力控制或者气道压力释放控制通气模式，都应设定吸入峰值压力或者平台压力不超过 $28\sim30cmH_2O$。由于 ECMO 设备控制全身氧合状态，PEEP 压力可以减至最低值。总的来说，呼吸机管理原则上要减少进一步的肺脏损伤，促进功能恢复。观察潮气量和顺应性的变化会发现，随着移植肺脏功能恢复，肺脏顺应性逐渐增加。呼吸机的 FiO_2 也应调低，经皮氧饱和度（SpO_2）处于能耐受的相对脱氧合状态，动脉氧饱和度也是如此，以降低高氧损伤。辅助期间必要时使用弹性支气管镜检，以去除气管内过多的分泌物，并观察气道状况。

3．液体负荷、血管收缩药物和正性肌力药物管理　在 VV ECMO 患者，应减少机械通气量，避免贫血。血细胞比容（HCT）低于 30% 时，应输注红细胞悬液。但是输注异体库血也有弊端，因此需要在氧合状态与输血的危害之间做出权衡。通常来说，肺移植手术后应维持相对的低血容量状态，以减少组织间隙液体和肺水肿。

辅助期间一般需要一定量的血管收缩药物以维持血压，加强利尿。通常情况下，肺移植术后受体的心功能正常，因此不需要正性肌力药物。但是如果患者为原发性肺动脉高压，左心功能或者右心功能不全时，可以使用小剂量的正性肌力药物，例如米力农或者肾上腺素。移植肺脏功能不全可能引起肺阻力增加、右心功能不全，此时联合使用正性肌力药物和肺血管舒张药物非常关键。

4．抗凝　一般肺移植术后 ECMO 的抗凝采用肝素化管路和肝素抗凝管理。抗凝的监测 ACT 时间维持在 180～220 秒，其他的监测包括部分凝血酶原时间（aPTT）在 60～80 秒，或者不同医疗中心根据参考值监测治疗量的 X a 因子水平。

使用肝素抗凝的缺点在于部分患者可能存在肝素抵抗，严重的病例可能还会引起肝素诱导的血小板减少（heparin induced thrombocytopenia，HIT）。在 ECMO 患者，HIT 的发生率为

10%～15%。对于可疑 HIT 的病例，可以考虑使用其他类型的抗凝药物，例如比伐卢定。

5. ECMO 的撤除　ECMO 的撤除依赖于 ECMO 的辅助类型。

（1）VV ECMO 的撤除：主要采取两种方式：①逐渐减少通过氧合器的血流量，一旦患者移植肺脏功能得到恢复，右心功能不全或者容量负荷状况纠正，逐渐在几天内将 ECMO 流量逐渐减至 2L/min 以下；②通过降低氧合器的 FiO_2 和通气量来撤除 VV ECMO。当肺脏顺应性和气体交换已经得到改善后，将 FiO_2 降至 30% 左右，之后逐渐关闭氧合器的空氧混合器通气量。

（2）VA ECMO 的撤除：撤除时，需要对肺功能和心功能改善情况进行综合评估。随着心肺功能的恢复，逐渐减低血泵流量，当血泵流量降至 2L/min 以下时，所使用的各种药物量都很少、呼吸机参数均为最低设置时，可以考虑撤除 ECMO 支持。

五、肺移植术后 ECMO 的结局

肺移植术后发生严重的移植肺脏功能不全，需要 ECMO 辅助支持的发生率为 2.1%～7.9%。在 ELSO 的登记统计资料中，2007 年报告的共计 31 340 例 ECMO 患者中，151 例用于肺移植术后的辅助（0.48%）。

尽管有报告认为肺移植 24 小时后的 ECMO 死亡率可能高达 100%。但是美国圣路易斯华盛顿大学的资料显示，444 例肺移植术后 12 例（2.7%）患者需要 ECMO 支持，启动 ECMO 的平均时间为 1.2 天，平均支持时间为 4.2 天，其中 7 例患者（58%）存活出院。而匹茨堡医疗中心的报告中，58 例肺移植术后 ECMO 患者中 39 例（67%）成功脱机，30 天存活率为 56%，1 年期的生存率为 40%，5 年生存率为 25%。而采用更为复杂和干预性的治疗方案，杜克医疗中心在肺移植术后采用 VV ECMO 进行辅助，28 例患者中 27 例成功脱机（96%），30 天存活率为 82%，1 年期的生存率为 64%。对 2007 年 ELSO 数据库的资料进行评估发现，151 例肺移植术后 ECMO 患者，93 例（61.5%）成功脱机，63 例（42%）出院。分析这些资料可以发现，与一些小的医疗中心相比，大的医疗中心更加关注移植后机械辅助方式，从而能够改善这部分患者的预后。但是肺移植术后造成移植肺脏功能不全、需要 ECMO 辅助的具体损伤机制，对于肺移植患者出院后的管理提出了新的挑战。

（管玉龙）

第 14 章

ECMO 的特殊应用

第一节 ECMO 在急性肺栓塞中的应用

急性肺栓塞（acute pulmonary embolism，APE）是内源性或外源性栓子堵塞肺动脉引起肺循环障碍的临床和病理生理综合征。高危 APE 患者，如果药物治疗失败或没有条件进一步诊治，会出现生命危险，而 ECMO 在临床上可为 APE 患者提供机械辅助支持，挽救生命。

一、肺栓塞的常规诊治

（一）APE 的病理生理学改变

APE 一旦发生，肺动脉管腔堵塞，血流减少或中断，引起不同程度的血流动力学和呼吸功能改变。当肺血管床堵塞超过 30%～50% 时，患者出现血流动力学改变，大块和（或）多发的栓子可以突然增加肺血管阻力，超过右心室所能承受的后负荷水平，出现右心室扩张，右心室舒张末压升高，致使右心室室壁张力增加，右心室耗氧量增加，导致右心室缺血，右心收缩功能降低。当右心室压力急剧增高时，室间隔向左心室侧膨隆偏移，从而导致收缩性左室功能不全。患者表现为晕厥或全身性低血压，进一步发展为休克，甚至死亡。

在 APE 发作时，以下因素会导致低氧血症的产生：心搏出量下降导致进入肺循环的混合静脉血氧饱和程度下降；在毛细血管床上，低灌注区域和由非梗阻血管支配的高灌注区域引起通气 - 血流比例严重失调，进一步产生低氧血症；约有 1/3 的患者右心房压力增高会引起卵圆孔继发开放，形成右向左分流，进一步加重低氧血症。

（二）APE 的诊断及治疗策略

APE 的临床表现缺乏特异性，出现典型胸痛 - 呼吸困难 - 咯血三联症的 APE 患者比例小于 1/3。对于怀疑 APE 的患者，临床医师应迅速对患者进行危险分层，因为致死性肺栓塞通常发生于入院后早期。依据临床症状、右心功能不全及心肌损伤的标志物对患者进行危险分层。当 APE 患者出现休克和持续性低血压（收缩压<90mmHg 或血压降低超过 40mmHg 达 15 分钟以上，除外新出现的心律失常、低血容量或败血症）可诊断为高危 APE。

高危 APE 患者，如果常规治疗失败或没有条件进一步治疗，会出现生命危险，而 ECMO 可为 APE 患者提供机械辅助支持，快速干预，维持循环稳定，挽救生命。

二、ECMO 和肺栓塞

（一）APE 患者应用 ECMO 辅助的病理生理变化

高危 APE 患者血流动力学不稳定的主要原因是急性肺动脉高压、右心功能不全和低氧血症。APE 患者应用 ECMO 的目的为降低右心负荷及改善血液氧合，使心脏和肺得到充分休息，全身氧供和血流动力学处在相对稳定的状态，为患者赢得进一步诊治的机会。当 APE 患者使用 ECMO 辅助时，患者的静脉血被引入 ECMO 管路中，通过膜式氧合器氧合后再将血液灌入体内，肺血流量减少，肺动脉压力和右心负荷降低，右心功能得到辅助支持,而膜式氧合器提供更多的氧供,有效改善低氧血症,避免机械通气所致的气道损伤,改善全身循环灌注,保证循环和呼吸稳定。

(二) ECMO 在 APE 临床应用的优势

1. ECMO 在 APE 患者急救中的应用　高危 APE 是威胁生命的急性事件,病死率高达 52.4%,10% 的 APE 患者死于发病后 1 小时以内。在床旁使用准备好的 ECMO 系统进行快速预充及经皮穿刺置管,可以在 15 分钟之内建立起 ECMO。

2. ECMO 在 APE 患者转运中的应用　高危 APE 患者需要接受更积极的治疗,如药物性溶栓、介入溶栓或取栓(血栓碎裂后吸出)、外科取栓。作为心肺支持的辅助设备,ECMO 支持下可将 APE 患者转运至有条件的大医院。

3. ECMO 在外科取栓术后的应用　对于那些内科治疗及介入治疗失败并且病情危急的患者,应考虑行外科取栓术。外科取栓术的死亡率高达 30%。当外科取栓术后因肺动脉高压和右心功能不全无法脱离体外循环时,可使用 ECMO 辅助。

(三) ECMO 的入选标准及排除标准

迄今为止,对 APE 何时使用 ECMO 辅助的问题,没有明确统一的适应证。Michigan 大学外科中心使用 ECMO 治疗大面积肺栓塞的入选标准:药物治疗失败或血流动力学不稳定以致不能进行下一步治疗的患者。排除标准:年龄>70 岁、不可逆的严重神经系统损伤、机械通气时间>7 天或恶性肿瘤。

(四) ECMO 的管理

ECMO 是一种短中期的心肺支持过程,在整个 ECMO 系统中,平稳合理的 ECMO 管理是治疗成功的重要保证。

1. ECMO 模式的确定　高危 APE 患者发病时,大块和(或)多发的栓子堵塞肺血管,导致肺动脉压力急性升高、右心功能不全和低氧血症。VA ECMO 可以通过静脉血的容量转换，降低肺动脉压力、超负荷的右心房和右心室压力，改善低氧血症，提供循环和呼吸支持。APE 中应用 ECMO 模式为 VA ECMO。

2．抗凝　抗凝是 APE 患者治疗的基础。高危 APE 患者 ECMO 辅助期间也需要抗凝，以防止体外循环管道出现凝血。主要的抗凝剂是普通肝素。ECMO 插管时给予首剂肝素（通常为 100U/kg）后，开始持续微量泵输注肝素，以维持活化凝血时间（ACT）180～200 秒的范围内，一般肝素输注速度为 25～100U/（kg•h）。当 APE 患者出现肝素诱导的血小板减少症（HIT）时，抗凝应选用肝素替代物，如血小板抑制剂（依前列醇、替罗非班）、直接凝血酶抑制剂（来匹卢定、比伐卢定或阿加曲班）或低分子量肝素（达钠肝素 low molecular weight heparin，LMWH）。

3．ECMO 的撤离　经过一段时间的支持，血流动力学稳定之后，应评价有无不可逆的脑损伤，如果出现了严重的不可逆的脑损伤或其他重要器官的衰竭，要终止 ECMO。如果 4～5 天的 ECMO 辅助后，肺血流及右心功能仍未恢复，可行肺血管造影明确栓塞的范围并考虑行外科取栓术。

经过短期的 ECMO 辅助后，如果肺血流及右心功能恢复，ECMO 即可撤除。当血流动力学稳定、肺动脉血氧饱和度和全身动脉血氧饱和度上升、床旁超声心动图显示右心功能恢复和血栓溶解，可以考虑停止 ECMO。在 ECMO 试行停止后，应继续观察患者 1～3 小时，病情稳定后方可拔除插管。

（五）临床应用效果

当 APE 患者出现持续低血压或休克，如果药物治疗无效，应尽快建立 ECMO。ECMO 运行过程中，应密切关注患者的自身循环和呼吸功能恢复情况，适时过渡到自身呼吸循环，避免长时间辅助。

ECMO 辅助失败的主要原因为神经系统损伤和多器官

功能衰竭，发生率与患者的原本循环状况相关，出现休克或心搏骤停的患者死亡率高。术前就表现明显的脑损伤，应放弃 ECMO 辅助。在 ECMO 过程中需要全面的监测适时调整 ECMO 参数，维持患者内环境稳定，一旦出现神经系统不可逆的严重损伤或重要器官衰竭，应考虑放弃 ECMO 辅助。

综上所述，ECMO 治疗高危 APE 有特定的优势，能为血流动力学不稳定的高危 APE 患者提供快速有效的心肺支持，稳定循环和呼吸状态，为患者赢得进一步诊治的机会。

第二节　ECMO 在高危冠状动脉成形术中的应用

一、ECMO 辅助高危患者经皮冠状动脉介入治疗原理

不稳定型心绞痛和左心室功能低下的缺血性心肌病患者为代表的经皮或外科血运重建高危亚组。在这样的背景下，在血管成形术中一个临时的冠状动脉阻塞可导致突发的严重不稳定性及不可逆的心律失常，或致命性的心脏输出量的减少。另外，有些患者在行经皮冠状动脉介入治疗（percutaneous coronary intervention，PCI）后，心肌在冠脉血流恢复可出现再灌注损伤，严重时可出现心肌顿抑。此时的心脏表现重度功能低下，对正性肌力药和血管活性药不敏感。及时应用 ECMO 可有效的维持血流动力学的稳定。同时减轻心脏的负担，减少正性肌力药的应用，为心脏的快速恢复创造条件。

二、临床应用

（一）预防性应用

任何需要暂时性心肺支持的 PCI 患者，都属 ECMO 适应

证，尤其是在应用药物或 IABP 无效且血流动力学不稳定的 PCI 患者。

研究认为，ECMO 提供稳定的循环支持，有利于支架的顺利置入，用于高危 PCI 患者以及 AMI 伴 CS 患者急诊 PCI 安全可行，患者远期预后较好。Guarneri 等证实，ECMO 也可作为非高危择期 PCI 患者的备用循环支持。

（二）急诊应用

急性心肌梗死的患者在院外发生心脏停搏和心源性休克的死亡率很高，可达 5%～10%。一项研究报告认为早期的血流重建比最初药物维持及延迟的血流重建要增加 6 年的生存时间。

对于患有急重症心脏病但有潜在恢复可能，强心剂和 IABP 使用无效，仍有心源性休克和反复心脏停搏的患者，VA ECMO 是个相对便宜的全心肺支持的设备。

有合适的后负荷及血管内容量，ECMO 以 2.5～3.5L/min 流量开始，将很快稳定患者的血流动力学，提供充足的心输出量和末梢灌注。当 PCI 或 CABG 完成血管重建后，一旦从急性损伤状态中获救，患者就可以在 ECMO 辅助下等待恢复。术中心搏骤停时快速机械胸部按压必须马上进行以避免没有血压或者低血压的情况。但是，外部的心脏按压会使导丝不能顺利进入目标血管中导致不成功的血管重建和手术进程延长，通常不能使 PCI 成功实施。

Lee 报道 2 例急性 ST 段抬高型心肌梗死后发生心搏骤停和心源性休克的患者在 VA ECMO 辅助下行 PCI 术。1 例患者在 ECMO 支持下行 PCI 后成功过渡到移植，另 1 例患者初期情况良好，但后期死于严重的缺氧性脑损伤。这个案例中，时间是关键：急诊室至首次球囊扩张时间最多控制在 45～60 分钟内，如果需要循环支持，ECMO 应在 15 分钟内建立。这要求：

①心脏外科医生、心内科医生、灌注医生和麻醉医生间默契的配合；②熟练经皮插管；③快速获得不同型号尺寸的插管。

三、ECMO 模式和管理

通常采用经皮静脉-动脉模式，一般选用股动静脉插管，成人动脉插管可选用 16~20Fr 导管，静脉插管选用 18~28Fr 导管。ECMO 静脉插管尖端直接伸入右心房，动脉插管置于股动脉，来自右心房的静脉血在体外经膜氧合器和热交换器氧合后，再泵回动脉系统。其机制是左心室前负荷明显降低，膜氧合器代替肺的作用，离心泵代替左心室的收缩功能，对心肺功能衰竭患者迅速提供辅助支持。ECMO 不依赖心脏节律和功能，即使在心脏停搏时也能提供完全循环支持，流量可达 4~5L/min。ECMO 操作相对简单，可在床旁完成，能对心肺功能衰竭患者迅速提供支持。

第三节 ECMO 在先天性膈疝的应用

先天性膈疝（congenital diaphragmatic hernia，CDH）是膈肌发育异常导致的腹腔脏器通过横膈缺损部位进入胸腔的一种先天性疾病。先天性膈疝 80% 会发生在左侧，其中大部分集中在后外侧。

一、先天性膈疝的病理生理

腹腔脏器压迫肺脏引起的肺脏发育障碍是引起先天性膈疝患者病理生理改变的主要原因。患儿出生后出现呼吸衰竭是由于肺动脉高压、气道面积减少、肺泡表面活性物质缺乏等原因。除此之外，广泛的肺血管肌化会导致新生儿持续性肺动脉高压。不仅受压迫的肺功能出现异常,对侧肺脏也会受到影响。先天性膈疝患儿不仅呼吸受影响还可能并存心脏和大血管畸形。心血管畸形例如室间隔缺损、心脏流出道异常、大血管畸形在先天性膈疝患者的发生率大约为 1/3。除此之外,持续性肺动脉高压会引起右心室功能障碍,进而会导致动脉导管持续开放。因此,对于先天性膈疝患儿要注意呼吸和循环两方面的病理生理改变。

二、先天性膈疝的诊断

在产前先天性膈疝通常可以通过超声确诊。超声诊断征象包括:胸腔出现肠祥或肝脏、肺缩小、心脏偏向对侧胸腔。肝脏的位置不但能够明确诊断而且有助于判断病情的严重程度,"肝上位"常预示着患儿需要 ECMO 辅助支持且预后差。如果患儿肺和头部的比值<1,常提示预后差可能需要 ECMO 辅助。当产前诊断怀疑先天性膈疝,羊水穿刺不但可以检测染色体有无异常也可通过生化检测评估肺的成熟度。

若产前没有确诊,待患儿出生后可以通过临床症状和体征诊断。先天性膈疝患儿出生后会出现发绀、呼吸窘迫等症状,扁平或舟状腹、同侧呼吸音减弱、双侧呼吸音不对称等体征。胸部和腹部 X 线片可以确定膈疝的位置。心脏超声可以发现有无其他的心血管畸形并评估肺动脉高压的严重程度。此外,血气指标和生化检测可以反映气体交换情况和患儿对缺氧的耐受。

三、先天性膈疝的 ECMO 治疗

(一)ECMO 治疗的适应证

早期认为先天性膈疝患儿应该行紧急修补手术以期尽早维

持生命体征平稳,但是紧急手术可能降低呼吸系统的顺应性并且会有增加死亡率的潜在风险。现在普遍接受的观念是待患儿循环呼吸稳定后再行手术矫正。然而何为先天性膈疝患者术前循环呼吸稳定并没有统一的标准,主要总结为:较好的氧合(PaO_2>40mmHg),较低的二氧化碳分压($PaCO_2$<60mmHg),稳定的肺动脉压(<50%的全身平均动脉压),良好的心功能和肾功能。

肺的面积和头围比、胎龄、右侧疝、24 小时 SNAP-Ⅱ评分可能会作为是否需要 ECMO 辅助支持的预测因子。早期应用 ECMO 结合温和的辅助通气还可以避免机械通气引起的肺损伤。ECMO 主要应用于常规治疗无效的呼吸循环支持。显然,这一标准在不同的中心或者对于不同的患者是不同的。因此可以认为若常规治疗仍不能维持上述术前需达到的循环呼吸稳定状态时,ECMO 就可以用于患儿的循环呼吸支持。

(二)ECMO 与手术的时机

理论上,在 ECMO 辅助支持过程中可以行畸形矫正术减轻肺的挤压并且改善肺动脉高压、减少 ECMO 支持时间。然而,由于 ECMO 支持治疗过程中需要抗凝,因此在 ECMO 辅助过程中手术会增加出血的风险,易造成术中术后血胸、腹腔间隔综合征等并发症。回顾研究发现在 ECMO 支持前、中、后行手术修补的存活率分别为 67%、43.9%、100%。ECMO 支持过程中的手术时机大体可以分成三个阶段:ECMO 建立后早期(<72 小时),ECMO 建立后晚期(>72 小时),ECMO 撤机后。为减小 ECMO 过程中手术出血增加的风险,有学者认为 ECMO 建立后晚期进行手术安全性较高。因为 ECMO 建立 72 小时后患者生命体征平稳且有脱机指征,此时手术相对安全。然而,有研究表明通过密切监测凝血功能 ECMO 建立后早期手

术的存活率高于在晚期和 ECMO 撤机后手术,同时在 ECMO
建立后早期手术能够减少 ECMO 支持时间、管路并发症并且
能改善患者预后。研究发现 ECMO 建立早期手术的存活率为
71%,手术部位出血发生率为 8.8%。在 ECMO 辅助支持过程
中手术前后 24 小时给予凝血酶可以减少出血并发症。无论在
ECMO 建立早期、晚期或 ECMO 撤机后手术都需要以患儿的
循环呼吸稳定为前提。手术时机还和各中心的经验和 ECMO
管理水平有关。

(三)ECMO 模式的选择

由于 VA ECMO 能够提供心肺支持以维持患者血流动力学
稳定,因此早期认为需要 ECMO 支持的先天性膈疝患儿应首选
VA ECMO。而且认为 VV 模式的静脉引流和氧合效果较 VA 模
式差。但是如果颈静脉能够插入 13Fr 双腔插管,VV ECMO 应
用于先天性膈疝患儿同样具有良好的效果。除了有 VV ECMO
引流不佳的顾虑外,首选 VA ECMO 可能对右侧膈疝压迫心
脏造成的循环衰竭支持更有利。但是即使首选 VV ECMO 也
不用担心循环出现衰竭的问题,因为将 VV ECMO 转变为 VA
ECMO 的存活率和单纯应用 VA ECMO 的存活率没有差异。两
种模式的并发症可能存在差别,肾脏并发症在 VV ECMO 的发
生率高,而神经系统并发症在 VA ECMO 发生率高。先天性膈
疝患儿颈静脉较正常同龄患儿小,这可能会造成 ECMO 插管困
难并影响 VV ECMO 的静脉引流从而限制了 VV ECMO 的应
用。因此在插管前进行磁共振和超声检查能够评估颈动静脉大
小,使插管能够顺利进行。

(四)ECMO 插管

ECMO 插管一般经右侧颈部横行或者斜行切口进行。VA
模式采用右侧颈内静脉和右侧颈总动脉,VV 模式采用右侧颈

内静脉，因此无法行右侧颈部的中心静脉置管。VA 插管时，静脉管尖端位于右心房内，动脉管尖端位于无名动脉与升主动脉交界处，胸部 X 线片或者超声确认插管位置。由于疝入胸腔的腹腔脏器会造成纵隔移动，因此，合适的插管位置难以调整。如果怀疑插管位置不合适，或者管路报警，立即行超声检查。因为心脏的移动，胸片上看起来位置很好的插管有时会贴壁或者经卵圆孔进入左房。

（五）ECMO 应用的效果

ECMO 的适应证主要是可逆的呼吸循环衰竭，然而先天性膈疝的可逆性不容易判断。先天性膈疝呼吸衰竭的严重程度主要取决于肺动脉高压和肺发育的程度。肺动脉高压可以逆转，但是肺发育不良的改善需要数周的时间。这就使得 ECMO 在支持先天性膈疝患者的效果可能没有其他疾病的效果好。ELSO 2015 年报告新生儿需 ECMO 支持的疾病中先天性膈疝排名第二，应用 ECMO 的平均时间为 254 小时，存活率为 51%。通过回顾对比不同时期 ECMO 治疗先天性膈疝患者的资料发现，ECMO 的应用能提高先天性膈疝的存活率。然而随着其他技术的进步以及对先天性膈疝患者管理经验的积累，ECMO 的使用率正在不断降低。先天性膈疝发生在右侧会压迫心脏，而且先天性膈疝患儿同时会伴有心血管畸形，这些都使得先天性膈疝患儿易出现循环衰竭。当先天性膈疝患儿出现循环衰竭时，VA ECMO 的应用可以显著提高存活率。因此适应证的选择在 ECMO 应用于先天性膈疝患儿尤为重要，正确的适应证能够提高先天性患儿的存活率。研究发现，肺面积和头围比低、右侧疝、ECMO 前高 PCO_2 可以作为预测应用 ECMO 支持的先天性膈疝患儿院内死亡的危险因素。此外先天性膈疝患儿在 ECMO 治疗期间急性肾衰竭发生率较高，若不及时干预会增加死亡率。

随着治疗和管理水平的提高和经验的积累,先天性膈疝患儿的存活率正在不断提高,因此先天性膈疝患儿的远期预后越来越受到关注。随访发现即使不应用 ECMO 支持的先天性膈疝患儿也会出现智力和行动能力障碍或发育延迟的现象,接受 ECMO 治疗的先天性膈疝患儿比没有接受 ECMO 治疗的或者因其他疾病接受 ECMO 治疗的患儿出现神经系统并发症的概率更高且更严重。但是需要 ECMO 治疗的患儿由于本身病情就很重,因此不能确定神经系统并发症是否和 ECMO 的应用有关。胃食管反流也是先天性膈疝患儿另一个常见的并发症,发生率约为 30%,其中在胃肠疝入胸腔的患儿的发生率比较高。因此有些患儿需要再次手术或者鼻饲。ECMO 辅助过程中要监测患儿的胃肠功能并注意营养支持,同时在出院后患儿可能需要长期戴胃管。有研究报道 ECMO 是患儿出院 1 年内需要戴胃管的危险因素。ECMO 支持的时间越长并发症的发生率越高。

延迟手术、温和的呼吸支持策略、时而需要 ECMO 支持是如今治疗先天性膈疝的基本策略。ECMO 可以为常规治疗无效的呼吸循环衰竭的先天性膈疝患儿提供心肺支持。然而 ECMO 的支持可能会增加并发症的发生率及其严重程度。关于何种先天性膈疝患者需要 ECMO 支持目前还没有可靠的、适用范围较广的判别标准。这需要进一步的研究,临床随机对照试验对 ECMO 治疗先天性膈疝患儿的有效性具有一定的价值。

第四节　ECMO 治疗免疫功能异常患者

免疫功能异常患者临床上常见有两类,一是免疫性疾病:包括自身免疫性疾病(如系统性红斑狼疮)和原发性免疫缺陷病［如慢性肉芽肿疾病（chornic granulomatous disease，CGD）］；二是继发性免疫功能异常：如骨髓干细胞移植、肿瘤放化疗之后的患者；另外，一些哮喘、过敏等常见病，因长期使用激素，患者会出现免疫抑制。长期以来，医学界认为 ECMO 治疗免疫功能异常的患者是不合理的。但随着 ECMO 相关材料技术的发展及管理策略的提高，ECMO 适应证在不断拓宽。

一、肿瘤

（一）帮助肿瘤切除

目前肿瘤患者使用 ECMO 有两种情况：一是 ECMO 作为肿瘤（主要是胸肺部肿瘤或颈部肿瘤）手术过程中的辅助手段，为患者提供氧合功能。二是在癌症患者合并难治性心和（或）肺功能障碍时，ECMO 作为一种治疗方法，为自身心肺功能恢复提供时间。临床工作中，应根据实际病情，尽量选择 VV ECMO，毕竟 VA ECMO 相对于前者有增加插管处出血、下肢缺血和栓塞等风险。

VV ECMO 可成功应用于急性完全气道梗阻的恶性肿瘤患者。VA ECMO 是复杂胸部手术的 CPB 安全有效的替代方法，ECMO 在此领域最大的优势在于在保证手术视野清晰且不被干扰的情况下提供气体交换。临床中，肿瘤患者因病情发展或放化疗会出现一些心肺并发症，如相关心脏毒性损伤、肺部感染、放射性肺炎、肿瘤相关的肺功能减退等，其中约 15% 患者发生急性呼吸衰竭而入住 ICU 治疗，死亡率高达 50%。常规治疗方法包括高频振荡通气（high frequency oscillatory ventilation，HFOV）、激素、吸入一氧化氮等可明显改善呼吸衰竭，但对于上述治疗方法无效的急性呼吸衰竭（acute respiratory failure，ARF），可考虑使用 ECMO。数据显示 ECMO 治疗恶性肿瘤患

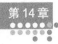

儿的肺功能衰竭是合理可行的。

（二）改善呼吸功能

ECMO 除应用于实体肿瘤外，也可应用于白血病患者。白血病治疗技术快速发展使白血病危重症患者生存率不断提高，其中，80% 以上的淋巴母细胞白血病患儿可长期存活，而长期的激素治疗和联合化疗引起骨髓抑制、中性粒细胞减少和免疫损伤，容易引发感染导致严重呼吸衰竭，是造成死亡的主要因素之一。令人鼓舞的是，随着 ECMO 技术和经验的改善，其治疗的范围已经扩展到白血病所致的难治性呼吸衰竭，甚至是感染性休克。值得一提的是，Gorjup V 医疗小组报告 1 例病情凶险的急性淋巴细胞白血病患者，出现感染性休克合并急性呼吸窘迫综合征（ARDS），ECMO 治疗期间又出现出血性休克，经抗感染、输血等积极治疗，ECMO 连续工作 42 天后停机，住院 57 天后成功出院，1 年随访肺功能未见明显异常。结合以上病例，研究者认为儿童白血病引起的败血症、中性粒细胞减少症、血小板减少症不是 ECMO 治疗的绝对禁忌证，对于合适的患儿，早期治疗是成功的关键。ECMO 治疗成人恶性血液病患者的效果也很明显。对于合适的恶性血液病患者，ECMO 可明显改善患者长期存活率。

统计分析表明 ECMO 治疗肿瘤患者肺功能衰竭的死亡率较高，治疗心力衰竭效果较好，使用 ECMO 之前的严重异常呼吸参数意味着患者预后差。死亡率与 ECMO 类型、ECMO 持续时间、肿瘤类型等因素无关；但肿瘤患者 ECMO 并发症发生率比较高；另外，在细菌培养证实感染的患者中，恶性肿瘤患者的死亡率是非肿瘤患者死亡率的 2.97 倍（$P=0.047$）。虽然 ECMO 治疗肿瘤患者呼吸衰竭的死亡率比其他患者要高，但总体治疗的有效性已经超出了人们先前的预期。

ELSO 注册数据库中，ECMO 治疗呼吸衰竭的生存率高达 60%，而对照组只有 33%，之所以差别这么大，有学者指出这主要是因为肿瘤疾病进展和（或）放化疗药物的损害而导致肺功能储备明显下降。此研究提醒 ECMO 医疗小组在把握适应证时，尽量选择肺功能储备良好的肿瘤患者，会增加治疗的成功率，治疗期间一旦出血感染提示患者预后差。同时，ECMO 治疗的并发症和预后明显相关，肿瘤患者因年龄、疾病、治疗措施等因素使其更易发生继发性感染、出血等并发症，可明显降低患者生存率。

二、哮喘或哮喘持续状态

哮喘不同于上述提及的免疫性疾病，它是机体受抗原物质刺激后引起的病理性免疫反应。很多患者因长期使用糖皮质激素类药物，免疫功能受到不同程度的抑制。虽然哮喘治疗措施取得了很大的进步，但难治性哮喘的发病率仍然比较高，即使采用机械通气后，死亡率仍高达 7%。

ECMO 治疗哮喘的病例较少：美国儿童健康和人类发展研究所（NICHD）的协作儿科急救护理研究网络（CPCCRN）的数据库显示，8 个三级儿科重症监护病房（PICU）中患者哮喘患者 261 例，其中只有 3 例（<1%）患儿使用 VA ECMO（平均转机时间为 139 小时）。ECMO 使用率和 ELSO 注册的数据基本一致：1986～2007 年有 64 例儿童使用 ECMO 治疗哮喘。

然而 ECMO 治疗难治性哮喘持续状态比呼吸机更有独特的优势，它不会引起致命性通气不足或气道损伤，特别是在常规治疗无效、致命性哮喘时获益更大；如果患者哮喘对最佳的药物和机械通气治疗反应欠佳，应尽快使用 ECMO 或 ECCO$_2$R 改善患者临床状态，提高救治成功率。除病例报道外，Zabrocki LA 等研究者回顾性系统分析提示 ECMO 治疗哮喘持续状态成功率高达 83%，所以 ECMO 可以作为哮喘常规治疗无效的替代疗法。但目前关于 ECMO 治疗难治性哮喘还没有一个规范的指南，使用 ECMO 的最佳时机还需要进一步研究。

三、自身免疫性疾病

自身免疫性疾病（autoimmune disorders，AD）是免疫系统对自身机体的成分发生免疫反应，造成损害而引发疾病。患者常服用糖皮质激素或细胞毒性药物造成免疫功能异常，会引起中性粒细胞减少，细胞因子分泌、免疫应答功能紊乱。有些患者由于心肺受到侵袭而发生严重的心力衰竭和呼吸功能衰竭。在用常规方法治疗无效时，一些医院尝试用 ECMO 来改善患者的循环和呼吸状态。而 ECMO 会引起机体系统性炎症反应，刺激细胞因子合成，故很多医生普遍认为上述患者的 ECMO 疗效提出疑义。甚至认为有害，担心 ECMO 会影响白细胞抗感染的能力，特别是在免疫功能异常的患者，造成感染难以控制。而早在 20 多年前，研究者通过比较正常状态下的新生儿和 ECMO 治疗期间新生儿的嗜中性粒细胞活性发现，ECMO 反而增加了吞噬细胞的活性和细胞内吞噬能力，即使是 ECMO 治疗 5 天也是如此，只是此研究并未引起人们足够的重视。后来 Bizzarro MJ 等研究者证实患者持续的感染与吸附于体外管道和插管的细菌有关，而其吸附的细菌和真菌完全可以清除。所以 Dalton HJ 医疗小组认为是 ICU 中患者中性粒细胞减少症的严重程度和持续的时间与感染的风险和预后有关，而不是 ECMO 的治疗本身。

有文章指出 ECMO 治疗慢性肉芽肿疾病（chronic granulomatous disease，CGD）患者呼吸衰竭效果欠佳，3 例患者均死亡。但 Madden JL 等报道了第 1 例 ECMO 成功治疗 CGD 急性呼吸衰竭的患者，作者认为积极的诊断和治疗策略是成功的关键。现在人们已经意识到 CGD 可分为很多亚型，其病情的严重性是不同的，一些遗传性变型是可以长期存活，而对于 X 染色体变型的 CGD 不再是 ECMO 治疗的禁忌证。ECMO 治疗 Wegener 肉芽肿患者 ARDS 合并肺出血时也很成功，Rigby MR 等学者报告了 1 例自身免疫性 Wegener 血管炎 8 岁患儿，长期口服激素类药物，因上呼吸道感染入院，诊断为"坏死性肺炎"，3 天后因低氧血症气管插管行 HFOV，因气管内出现新鲜凝血块，低氧血症难以纠正，遂行 VV ECMO 治疗后成功出院。

除了 CGD 外，对于其他自身免疫性疾病引起的心肺功能衰竭，均有 ECMO 成功治疗的病例报道。巨噬细胞活化综合征（macrophage activation syndrome，MAS）是儿童慢性风湿性疾病的严重并发症，表现为 T 淋巴细胞和巨噬细胞的过度增殖和活化。Rossetti E 研究团队报道了 1 例 10 岁女性患儿，因肱骨骨折术后出现持续高热，抗生素药物治疗效果欠佳，后出现多器官功能损害，2 次心搏骤停，经积极治疗后，患者心肺功能未见好转，遂行 VA ECMO 治疗，1 天后骨髓穿刺明确诊断为 MAS，加用激素，5 天后成功脱机，最后顺利出院。Patel JJ 医疗小组使用 ECMO 成功治疗了第 1 例系统性红斑狼疮合并肺泡弥漫性出血的患者。上述病例不但证明免疫功能异常患者可以使用 ECMO，同时证明了对于呼吸道出血的患者，在密切监测凝血的情况下，完全可以控制出血和凝血之间的平衡，保证 ECMO 治疗安全，改善患者预后。

总之，ECMO 对自身免疫性疾病的呼吸循环支持的目的是改善症状，延长生命。对疾病的治疗为辅助性、实用性。很多问题有待进一步证实。

第五节　ECMO 在意外低温救治中的应用

当人体温度降低到 20℃时，就会发生呼吸和心搏骤停。如果一个意外低温患者中心温度在 30℃以下，那么他的心脏不仅会出现心率变慢，发生心律失常的风险也会同时增加。此时任何对于患者心脏的微小刺激或者患者的运动都可能导致室颤的发生，这种现象叫做低温诱导的心源性猝死。电击除颤和药物治疗通常对低温导致室颤效果不明显。另一方面，低温可以对缺血性脑损伤提供保护，使神经系统可以完全恢复，甚至是在复苏 7 小时以后。因此，在低温期间，诊断不可逆的呼吸、心搏骤停是非常困难的。

意外低温患者送至医院前，测量患者的中心温度是困难的，通常使用改良意外低温瑞士分级系统，来估计患者中心温度。具体如下：Ⅰ：意识清醒，身体寒战（35～32℃）；Ⅱ：意识受损，没有寒战（32～28℃）；Ⅲ：无意识（28～24℃）；Ⅳ：微弱生命体征或明显死亡（24～13.7℃）；Ⅴ：不可逆转低温死亡（<13.7℃）。

一、常规救治方法

对有生命体征者应小心搬动，保温包裹送到温暖和避风场所或医院。对无生命体征者应立即施行 CPR。体外心脏按压不宜过度，冷湿的氧气不宜吸入。复温为救治的关键措施。被动复温主要将患者用温暖的衣服包裹，靠自身产热而缓慢复温，此方法复温缓慢，仅在现场无其他措施时使用。主动复温有体表复温，呼吸道吸入加温至 40～45℃的氧气，消化道经胃管或肛管灌入 42～43℃生理盐水复温，或静脉输入加温至

42~43℃的生理盐水。对于上述方法效果不理想的患者还可以使用体外循环技术来进行复温。正中开胸升主动脉和右房或是外周股动静脉建立体外循环，预充液事先加温，比体温高 5~6℃，微流量开始转流[10~15ml/(kg·min)]，并逐渐增加流量。复温速度不要太快，血温与鼻温、直肠温差 2~3℃。对于心肺功能衰竭短期难以脱离体外循环的患者，可以考虑使用 ECMO 继续支持治疗。

二、ECMO 的适应证

ECMO 并发症发生风险很高，因此对于意外低温身体中心温度在 32℃以下的患者，大多可以通过外部设备复温或者使用微创技术内部复温成功救治。对于深度低温患者，只要药物治疗下病情稳定，大多数医生不会选择 ECMO。ECMO 通常在严重血流动力不稳定或是呼吸心搏骤停患者中应用，甚至是一些非心跳停止的低温患者（如有明确窒息史或是溺水史）能从积极的 ECMO 治疗中获益。大多数的意外低温病例发生在偏远地区，往往缺乏 ECMO 设备和技术，这类患者使用 ECMO 前需要较长转运时间。因此，这类患者转运途中往往使用交替治疗策略，胸外按压和一些复温技术（如血液滤过、血液透析、腹腔灌洗和胸腔灌洗）。尽管一些替代治疗可以取得成功，但是体外支持治疗的成功率更高。无目击的低温呼吸心搏骤停患者救治成功率很低，因为大多数情况下，心跳停止先于降温，同时对于缺血组织缺乏保护，特别是由于雪崩事故或者溺水导致的意外低温。由于对缺血组织缺乏有效保护，会导致细胞自溶现象，一些患者血浆钾离子浓度过高。因此，对于无目击呼吸心搏骤停患者，如果钾离子浓度超过 10~12mmol/L，不建议使用 ECMO 进行救治。

三、ECMO 的优势

最初的低温复苏主要使用 CPB 技术,近年来随着医疗技术的进步,VA ECMO 成为许多医疗中心的首选。在紧急情况下,ECMO 较普通 CPB 具备更多优势,可以归纳为以下几点:①由于 ECMO 系统便携性好,预充快,可以更快地进行体外生命支持;②插管和支持可以在手术室外的环境中进行;③由于使用肝素涂层系统,抗凝要求低,对于出血严重患者,甚至可以暂时不抗凝治疗;④体外生命支持时间延长,可以持续数天;⑤经皮插管技术减少创伤,静脉负压吸引保证足够的循环流量。

四、临床结果

ECMO 技术已经成功应用于意外低温发生的所有情况,包括溺水、雪崩、城市低温和多系统创伤。城市低温和雪崩事故导致的低温生存率较低,然而健康人群由于酗酒或是野外迷路长时间暴露在寒冷环境中导致心搏骤停的患者存活率接近 70%～90%。对于在手术室采用常规 CPB 复温的患者,如果存在循环或呼吸功能不全难以脱离体外循环,通常采用 VA ECMO 继续进行支持。经皮股动脉插管技术已经非常成熟,同时可以减少机体创伤。Morita 和他的同事建议在非心跳停止患者使用 ECMO,同样能提高生存率。通过早期成功的复苏治疗,患者由于多器官衰竭通常需要在 ICU 治疗几个星期,然后进入康复病房继续治疗几个月后神经系统功能才能完全恢复。这类患者的病情是非常复杂的,一定注意在 ECMO 复苏后,不要过早的停止积极的治疗策略,在一个包含 59 例低温患者回顾性研究中,ECMO 复苏的生存率明显优于常规 CPB。相对于常规 CPB,使用 ECMO 救治成功率高的关键因素是延长的心肺支持时间（24～48 小时），有效减少了由于呼吸功能不全导致的早期死亡率。

五、管理特点

不同的中心，ECMO 治疗方案差别很大。我们选取 Innsbruck 大学医院的 ECMO 治疗方案供读者参考（表 14-1）。许多中心采用高流量 2.5～3.0L/（min•m²）来偿还低温期间形成的氧债，但是没有明确的最佳流量范围。快速复温直到心脏除颤成功，但是也存在争议。一方面快速复温可以尽早恢复搏动血流，改善左室功能；另一方面，必须注意快速复温可能导致高温大脑缺氧，从而带来额外的损伤。升压药物维持平均动脉压在 50mmHg 以上，碳酸氢钠纠正代谢性酸中毒，儿茶酚胺支持左心功能，维持搏动血流，但是上述治疗方案的实际作用到目前为止还没有被证实。酸碱平衡管理通常使用 α 稳态。肝

表 14-1　Innsbruck 大学医院的 ECMO 治疗方案

插管	使用 Seldinger 技术，经皮股动静脉插管，必要时对远端股动脉插管
流量	低温期间给予高流量
抗凝治疗	插管前给予 50～80U/kg 肝素（如果大出血，不给肝素），ECMO 期间维持 ACT 150～250 秒
温度管理	低温再灌注后开始复温，纠正血气异常。复温速度不快于 4～6℃/h，32 ℃停止复温，治疗性低温再维持 24 小时
及时除颤	尽早恢复搏动灌注，改善左心功能
撤除 ECMO	复温后不要马上撤除 ECMO，如果可能，在循环和通气恢复后再辅助 12～24 小时。检测血气及右手血氧饱和度
经食管超声监测	确定插管位置（动脉插管位于降主动脉，静脉插管位于右房）
其他监测	NIRS 监测大脑和腿部氧饱和度；长时间支持注意远端肢体缺血以及上半身缺氧发生

素用量低于常规 CPB 时的用量,可以使用肝素涂层管路避免系统抗凝治疗。通常对于有呼吸心搏骤停的患者,温度恢复至 32～34℃时停止复温,治疗性低温维持 12～24 小时。以上治疗方案来源于常温呼吸心搏骤停病例的治疗数据。长时间 VA ECMO 支持时,对于心脏功能恢复早于肺功能的患者,常常出现上半身缺氧表现,需要引起注意。

(胡　强)

第15章

ECMO 期间的综合管理

第一节　ECMO 前的准备

一、掌握患者一般情况

在制订 ECMO 支持方案前，需对患者病情有一个详细的了解，全面掌握患者病情的目的是预见 ECMO 中可能出现的问题及制订有针对性的处理措施。

二、ECMO 模式确定及物品准备

明确 ECMO 支持的方式及途径即 VA 方式还是 VV 方式，以及具体的插管部位和方法；拟选择的膜式氧合器、插管和管道的类型及型号；预充液的种类及用量。ECMO 系统要求符合操作简便、体积小巧、转运方便和性能稳定等条件。ECMO 的方案确定后，应全面掌握患者病情，尽快充分准备支持期间必要的物品和仪器设备。如在手术室操作，还需将患者送回ICU，应配备功能完善的患者转运设备，其中包括不间断电源、便携式氧气瓶等。

三、ECMO 管理团队

ECMO 是一项系统而综合的复杂治疗技术，开展 ECMO 工

作必须组建一支包括 ECMO 治疗涉及的所有相关专业技术人员在内的团队。ECMO 小组应该由体外循环医生、外科医生、ICU 医生和 ICU 护士组成。外科医生负责建立和撤除 ECMO，适应证的选择、处理辅助期间的活动性出血、心脏压塞等。体外循环医生负责 ECMO 前期系统调试和运行期间的管理，并对支持期间的紧急情况进行处理。ICU 医生负责 ECMO 期间的常规治疗工作，ICU 护士负责日常 ICU 护理工作，协助监测体外循环中的异常情况。

第二节　ECMO 的早期管理

从 ECMO 建立到血流动力学平稳这个时间段为 ECMO 早期阶段。这一时期 ECMO 刚刚开始运行，机体心肺功能得到了机械辅助、减轻了负荷；但同时由于 ECMO 人工循环呼吸的介入，机体的凝血系统及内环境状况又发生了巨大的改变。此时，通常表现为血流动力学不稳的状态。

一、ECMO 系统建立

将 ECMO 管道系统无菌连接好，进行系统预充排气。ECMO 预充包括晶体预充、蛋白附着和血液预充。预充血液时应在肝素化的同时补充钙剂，避免 ECMO 开始后因低血钙而影响心功能。首次患者肝素剂量 $50\sim100U/kg$，确实静脉内注射后，方可进行动静脉插管，ACT>180 秒方可开始 ECMO。ECMO 的整个辅助循环通路建立完成，设备运行状态检查无误后，即可开始支持。

ECMO 开始后应逐渐提升流量，并注意观察整个系统运行情况。ECMO 开始阶段，在允许的情况下尽可能维持高流量辅助,使机体尽快改善缺氧状况。此后根据心率、血压、中心静脉压等调整到适当的流量,并根据血气结果调整酸碱电解质平衡,当血流动力学和内环境相对稳定后即进入 ECMO 支持阶段。

二、麻醉

一般情况下,ECMO 期间始终保持患者处于麻醉状态,应用镇静、镇痛及肌松药三联麻醉,以保证患者安静地接受治疗,避免发生躁动将管道意外拔出,减少对患者的精神刺激。适度的镇静和肌松程度,是插管顺利进行的重要保证。麻醉医生插管前应用泮库溴铵或琥珀胆碱等肌松剂,静脉给吗啡,局部给利多卡因以达到镇痛效果。但对于部分意识清楚,肺功能明显改善,血流动力学稳定的部分患者也可在清醒状态下进行 ECMO 支持,必要时可用少量镇静止痛剂。

三、插管

ECMO 时可据实际情况选用经皮穿刺或切开直视动、静脉插管。插管不可太粗,能提供 2～3L/min 流量或插管直径小于血管直径的 75% 即可。若静脉引流不充分,可考虑通过增加其他如股静脉、颈内静脉等插管来缓解。

1. 动脉插管的有关问题 在时间允许的情况下,尽可能切开直视插管。插管不能过深,应倾斜一些,避免垂直插管压力过高出现崩脱、喷血,插管位置可通过 X 线确认,插管缝合好后,再固定管道。年龄较大的患者,应注意插管处动脉钙化情况。如采用股动脉插管,则插管远端肢体还应放置供血旁路,避免插管侧远端肢体缺血,必要时还应对远端肢体的血压和供血旁路的流量进行监测,通常要求远端肢体血压应 >50mmHg,

流量 >150ml/min 即可。

2. 静脉插管的有关问题　ECMO 期间,灌注流量直接受静脉回流量的影响,为保证有充分的静脉回流量,应仔细选择静脉插管。静脉插管是保证静脉血充分引流至体外的管道,插管应满足引流充分、创伤小等条件。根据患者体重和插管部位的不同可选用不同种类和型号的插管。常见的静脉插管部位有颈内静脉、右心房和股静脉等。颈内静脉插管适合于儿童,股静脉插管主要用于不需要开胸的情况,右心房插管主要用于心脏术后未关胸时紧急建立 ECMO。

静脉插管时,还应注意以下情况:

(1)静脉插管口径应保证能充分引流静脉血,阻断时应注意插管肢体远端的静脉回流情况。

(2)静脉回流受阻时,可能出现以下情况:①无法提供满意的辅助流量;②静脉压增高,毛细血管内液体向组织间隙转移,出现组织水肿,插管侧肢体远端会出现严重的并发症;③外周阻力会随静脉压升高而增加,导致血流动力学不稳定。

四、氧合状况

ECMO 开始时应严密监测氧合器的氧合性能。先启动驱动泵,后开通气体,而停机时则步骤相反,应先关闭气源而后停驱动泵,始终保持转流过程中膜肺的血相压力大于气相压力。要严密观察 SvO_2 和动静脉管道内血液的颜色,判断氧合器的工作情况。如为氧合器质量问题,一般此阶段即出现氧合不佳。首先要排除气源和气体通路的问题,保证气流通畅。若气血比值已达该氧合器的高限而氧合仍不满意,确认为氧合器质量不良,需及时更换。

五、流量管理

ECMO 开始后应逐渐提升流量,并注意观察整个系统运行情况。ECMO 开始阶段,在允许的情况下尽可能维持高流量辅助,使机体尽快改善缺氧状况。此后根据心率、血压、中心静脉压等调整到适当的流量,并根据血气结果调整酸碱电解质平衡。VA ECMO 流量可达心输出量的 80%,VV ECMO 支持呼吸功能,流量可比 VA 模式略高。

六、血流动力学

ECMO 初期血压可偏低,血压低是由多方面原因所致,如血液稀释、平流灌注、炎症介质释放等。由于严重的内环境紊乱尚未纠正,血流动力学波动较大,血压很难维持在理想状态。ECMO 中平均动脉压不宜太高,维持在 50~60mmHg 即可。这一阶段不应过快地减低正性肌力药物和血管活性药物的用量,在血流动力学参数趋于正常后,方可逐步减低药物用量,进入以 ECMO 辅助为主的状态,使患者的心肺得到充分的休息。静脉管路的负压监测反映引流是否通畅,要注意及时监测。ECMO 期间,静脉管路的负压应小于 40mmHg,如超过 40mmHg 则提示静脉引流差,需查找原因。另外应注意对静脉管路的负压的监测不应过于绝对,还应结合中心静脉压和静脉管路是否存在摆动或摆动幅度来综合判断静脉管路的引流状况。

七、温度管理

ECMO 期间温度过高,机体氧耗增加,不利于内环境紊乱的纠正;温度太低,又容易发生凝血机制和血流动力学的紊乱,应根据患者具体病情维持合适的温度,一般保持体温在 35~

37℃。ECMO 支持早期可温度稍低,以利于偿还氧债,缩短纠正内环境紊乱的时间。为防止 ECMO 期间体温下降,可在病床放置变温毯,也可利用膜式氧合器中的血液变温装置保持体温。此外,也不能忽视室温变化对体温的影响。

八、血气和电解质管理

维持酸碱平衡的正常,保持水、电解质的平衡,维持内环境的稳定是 ECMO 管理的关键工作。维持正常的酸碱平衡和血气有利于保持机体内环境的相对稳定,提供良好的组织氧供。ECMO 期间要注意监测水、电解质,尽量保持其在正常范围。进行 ECMO 支持的患者一般开始辅助时血气结果很差,往往表现严重的代谢性酸中毒和水、电解质失衡。此时应尽量避免使用碳酸氢钠纠正酸中毒,大量碳酸氢钠的使用并不能从根本上缓解酸中毒,却会是机体产生高钠血症。内环境紊乱严重,纠正不可能立竿见影,需要一个较长期的过程,才能逐步改善。一般情况下,血流动力学的改善常先于内环境的改善。

九、抗凝管理

ECMO 期间抗凝不足时,ECMO 系统有血栓形成的风险;而抗凝过度又常引起致命的出血并发症,因此维持机体合适的抗凝状态尤显重要。ECMO 期间需全身肝素化,通过持续输注肝素维持其血药浓度。ECMO 过程中一般维持 ACT 在 140~180 秒,但 ACT 仪的稳定性和患者对抗凝的个体差异常使不同患者 ACT 安全范围变化较大。临床实际工作中应密切观察,定时监测 ACT。如抗凝不足时,肝素追加量应视 ACT 监测结果而决定,追加应先从小量开始,不断监测 ACT,直至达到要求。支持期间适当使用前列环素类及抗纤溶类药物,其可减轻血液的异物反应、具有一定的血小板保护作用、减少术后出血及输血量、防止血栓形成。ECMO 期间血小板消耗较为严重,辅助时间过长时,注意补充新鲜血浆、凝血因子及血小板,ECMO 中血小板维持在>50×10^9/L,低于该水平应及时补充血小板和新鲜血浆。纤维蛋白原水平应维持在 100mg/dl 以上。

十、肝、肾功能及血糖监测

ECMO 支持期间,由于存在严重的代谢性酸中毒以及大量血管活性药物的应用,肝、肾等脏器也存在一定程度的缺血和功能不全状况。应注意监测肝肾功能的变化,出现异常时,应采取有效措施积极处理,避免多器官功能衰竭的发生。还应注意对血糖的监测,ECMO 支持的患者一般多存在强烈的应激反应,机体常存在严重的胰岛素抵抗、糖异生增强、糖利用减少,导致血糖显著性升高。过高的血糖可使血浆渗透压增加,引起细胞脱水,增加神经系统及其他脏器并发症的发生,胰岛素泵入是降低血糖最为有效的方法之一。

十一、呼吸机管理

ECMO 提供的是部分心肺支持,当单独使用 ECMO 效果不佳时,可联合应用呼吸机进行辅助呼吸:呼吸频率 5～10 次/分钟,通气量 7～10ml/kg,氧浓度 <50%。如采用低频正压通气,PEEP 5～10cmH$_2$O,气道峰压 20～30cmH$_2$O,平均气道压(24±4)cmH$_2$O,呼吸频率 4～6 次/分钟,定期膨肺,以防止发生肺不张或肺炎。

十二、ECMO 系统监测管理

静脉管路的负压监测反映引流是否通畅,要注意及时监测。还需监测氧合器前、后压力,当跨膜压差显著增高时,应怀疑氧合器内血栓形成的可能。离心泵长时间使用底座会发热易出现血栓,当转数与流量不相符、出现血红蛋白尿等情况时,提示可能有血栓产生。氧合器发生血浆渗漏可导致氧合功能下降,血浆渗漏量大时,可造成低蛋白血症而增加水肿的可能。股动脉插管常不同程度的影响下肢血流,应定期检查下肢的血供情况。当 ECMO 期间出现特殊情况(如需更换氧合器和管道等),需停止循环紧急处理。此时,首先应钳夹动、静脉管路;将呼吸机设置增加到全支持;排除或更换故障部位;快速评估是否需要重新开始 ECMO 支持。更换膜式氧合器和管道的操作流程应事先设计好方案,循环管道上预留有排气的循环通路,以便在最短的时间内安全完成氧合器的更换。

十三、营养支持

ECMO 期间,由于患者处于高分解代谢状态,热量消耗极度增加,因此营养支持必不可少。营养包括蛋白质、脂肪、糖类、维生素、电解质、微量元素和水,它们对补充患者物质消耗,增强机体对疾病的抵抗力起着重要的作用。ECMO 中患者营养管理方式同大多数危重患者,应重视能量的补充,早期阶段尽量通过肠外营养进行营养支持。可通过 CO_2 的产生量计算出能量的消耗,通过计算总氮的丢失计算出补充蛋白质的量,及时补充每天所需的热量,在 ECMO 期间,应维持正氮平衡。

十四、常规监测

条件具备时,应常规每日进行超声心动图、X 线、游离血红蛋白和胶体渗透压等监测,为了解病情改善情况和并发症的防治提供依据。

1. 超声心动图　每日定时进行床旁超声心动图监测,可了解心脏畸形矫正情况和心脏功能恢复情况,为下一步的治疗提供依据。

2. X 线　胸部 X 线片检查可了解插管的位置是否合适,并对心、肺脏病变的恢复情况做出判断。

3. 游离血红蛋白　正常情况下机体游离血红蛋白浓度低于 100mg/L,ECMO 早期游离血红蛋白较低,但应注意每日监测,游离血红蛋白升高,说明血液破坏加重。

4. 胶体渗透压　应注意监测胶体渗透压,维持胶体渗透压在 18mmHg 以上。ECMO 期间过多的水分应尽量由肾排除,用呋塞米、依他尼酸、丁脲胺等促进肾脏排水,也可用超滤器滤水。

第三节　ECMO 的中期管理

ECMO 中期是指血流动力学平稳到心肺功能恢复的阶段。ECMO 期间氧供和氧耗的平衡是维持这一阶段内环境稳定的关键环节。

一、氧代谢

氧供反映膜肺氧合功能,氧耗反映组织有氧代谢的情况。ECMO 中温度降低、麻醉和肌松药的应用、自身心肺的休息状态等因素可使氧耗下降;而体温过高、儿茶酚胺分泌过多、感染等因素却可使氧耗增加。如果氧合器氧合满意、机体代谢正常,静脉饱和度维持在 70% 左右为最佳。当 ECMO 支持时间过长,膜肺出现血浆渗漏、栓塞时,氧合器会表现气体交换不良，氧合效果差。氧供明显不足时，机体氧耗量不变，无氧代谢加强，出现低血压、代谢性酸中毒，此时应立即更换氧合器。

二、血流动力学

这一阶段患者的代谢性酸中毒常已纠正，正性肌力药物和血管活性药物的用量已经降得较低。血流动力学可比较容易的维持在正常状态，此时 ECMO 辅助的主要作用使心肺充分休息，为 ECMO 进入后期阶段做准备。ECMO 中期平均动脉压维持在 60～80mmHg 即可，组织灌注的情况主要根据静脉血气、末梢脉搏血氧饱和度来估计。ECMO 中期，静脉管路的通畅引流仍是 ECMO 成功支持的重要保证。

三、血气和电解质

1. 血气管理　应通过调节气体流量和氧气浓度，保持氧合后 $PaO_2 \leq 200mmHg$，$SaO_2 \geq 99\%$，$PaCO_2$ 维持在 35～50mmHg，SvO_2 维持在 70% 左右，氧气浓度一般不应低于 50%，与 ICU 医生协商调整 FiO_2 及呼吸次数等呼吸机参数。对于静脉 - 静脉 ECMO，由于再循环的原因，SaO_2 维持在 85%～95%，PaO_2 维持在 50～80mmHg 即可。ECMO 开始的 8 小时内每小时进行一次动脉血气监测，一旦病情稳定，可以适当延长间隔时间。

2. 水电解质　ECMO 期间应定期采血样监测水与电解质的变化，并及时调整使之维持在正常范围。一般新生儿及儿童血液稀释度应维持 HCT 在 35%～40% 之间，成人维持在 30%～35%，不足时应及时输血补充。条件具备时还应注意监测胶体渗透压，维持胶体渗透压在 15mmHg 以上。ECMO 期间的过多的水分应尽量由肾排出，用呋塞米、依他尼酸、丁脲胺等促进肾脏排水,也可用 CRRT 滤水。尿量可作为全身灌注是否足够的一个参考指标,辅助时尿量一般应在 $1ml/(kg\cdot h)$ 以上。另一方面 ECMO 治疗中的水丢失也不可忽视,37℃时通过中空纤维膜肺损失的水量为 $5\sim10ml/(m^2\cdot h)$,可据中心静脉压、皮肤弹性等综合判断,适当的补充水分。

四、呼吸机管理

ECMO 提供的是部分心肺功能支持,因此仍然需要使用呼吸机,通过提高肺泡氧分压,降低肺血管阻力,维持低压低频呼吸治疗使肺得到休息。常采用呼吸频率 $5\sim10$ 次 / 分钟,通气量 $7\sim10ml/kg$,氧浓度 <50%,峰值压力 $20\sim25cmH_2O$,但应视实际情况进行调整。定期膨肺,以防止发生肺不张或肺炎。

五、抗凝和凝血

ECMO 期间需全身肝素化,通过持续输注肝素维持其血药浓度。ECMO 过程中一般维持 ACT 在 160 秒左右,但 ACT 仪的稳定性和患者对抗凝的个体差异常使不同患者 ACT 安全范围变化较大。临床实际工作中应密切观察,定时监测 ACT。如抗凝不足时,肝素追加量应视 ACT 监测结果而决定,追加应先从小量开始,不断监测 ACT,直至达到要求。ECMO 期间血小板消耗较为严重,辅助时间过长时,注意补充新鲜血浆、凝血因子及血小板,血小板应维持在 $>50\times10^9/L$,低于该水平应及时补充。

六、温度管理

ECMO 期间温度过高,机体氧耗增加;温度太低,易发生凝血机制和血流动力学的紊乱,应据患者具体病情维持合适的温度，一般保持体温在 36℃。为防止 ECMO 期间体温下降，可在病床放置变温毯，也可利用膜式氧合器中的变温装置保持体温。

七、肝肾功能及血糖监测

ECMO 支持期间，由于存在严重的代谢性酸中毒以及大量血管活性药物的应用，肝、肾等脏器也存在一定程度的缺血和功能不全状况。应注意监测肝肾功能变化的监测，出现异常时，应采取有效措施积极处理，避免多器官功能衰竭的发生。还应注意对血糖的监测，ECMO 支持的患者一般多存在强烈的应激反应，机体常存在严重的胰岛素抵抗，糖异生增强，糖利用减少，血糖常显著升高。过高的血糖可使血渗透压增加，引起细胞脱水，增加神经系统及其他脏器并发症的发生，胰岛素泵入是降低血糖最为有效的方法之一。

八、常规监测

条件具备时，应常规每日进行超声心动图、X 线检查、游离血红蛋白和胶体渗透压等监测，为了解病情改善情况和并发症的防治提供依据。常规监测与 ECMO 早期管理相似。

1. 超声心动图　每日定时进行床旁超声心动图监测，可了解心脏功能恢复情况。

2. X 线检查　对心、肺脏病变的恢复情况做出判断。ECMO 中期患者呼吸功能常较差，胸部 X 线片阴影较重，肺听诊有明显的湿啰音。这期间患者完全依赖 ECMO，需要较高流量进行支持。

3. 游离血红蛋白　一般情况下溶血并不严重，但随着支持时间的延长，血液破坏的危险性明显增加，应注意每日监测。

如果溶血较严重,游离血红蛋白升高,出现血红蛋白尿,应适当碱化尿液,促进游离血红蛋白的排除,保护肾功能。如采取以上措施效果仍不明显,则可考虑使用血浆置换。

4. 胶体渗透压　应注意监测胶体渗透压,维持胶体渗透压在 18～20mmHg 以上。

九、营养支持

在 ECMO 支持中期,患者仍处于高分解代谢状态,热量消耗依旧显著,因此营养支持更加重要。此时,患者除肠外营养以外,还应依据患者具体情况同时给予肠内营养。

1. 肠外营养

(1) 白蛋白:提供大量的氨基酸储备,同时还可增加循环血容量和维持胶体渗透压,防止肺水肿与组织水肿。

(2) 葡萄糖与胰岛素:葡萄糖是肠外营养时主要的非蛋白质能源之一,成人每天需要量为 4～5g/kg。葡萄糖的代谢依赖于胰岛素,对胰岛素抵抗严重的患者必须补充外源性胰岛素。

(3) 维生素:维生素包括脂溶性与水溶性维生素,脂溶性维生素在体内有一定的储备,短期不致缺乏,而水溶性维生素在体内无储备,且在应激状态下,人体对部分水溶性维生素需要量增加。

(4) 微量元素:可使用安达美等,其含有多种微量元素,这些元素均参与三大营养物质的代谢的过程。

(5) 葡萄糖酸钙、$MgSO_4$ 与 $NaCl$:补充各种离子,防止水、电解质失衡。

2. 肠内营养

(1) 给予瑞先、百普力等肠内营养制剂鼻饲。

（2）患者拔除气管插管后，清醒的患者可给予安素与蛋白粉等混合冲服。

十、护理

ECMO 要求 ICU 或手术室有清洁的环境，空气流通，定时空气消毒，并常规使用强效抗生素预防感染。良好的护理配合对进行 ECMO 治疗的患者非常重要。长期的肝素化、气管插管易使口腔、鼻腔出血，要经常对上述部位进行清洗。注意伤口无菌操作，及时更换敷料，防止感染并发症。另外，患者长期仰卧，应经常适度翻身，避免褥疮的发生。

十一、心理支持

ECMO 小组成员应采取各种的干预措施，减轻患者的心理压力。对于 ECMO 的患者，气管插管时要充分镇静，镇痛，血管插管部位尽量避免渗血，以免对患者造成不良刺激。清醒患者可适当向患者交代病情，增强患者的自信心。治疗环境可播放背景音乐缓解患者的心理压力，重度焦虑和抑郁的患者可考虑给予安定类药物。病情稳定后家属可探视患者或交流，以增加患者和家属的治疗信心。

十二、并发症防治

ECMO 支持进入中期阶段后，各种并发症发生的概率明显增加。ECMO 并发症主要包括两部分，即患者机体的并发症和 ECMO 系统的各种异常。患者机体的并发症有：出血、栓塞、溶血、肾功能不全、感染、神经系统功能异常和肢体远端缺血等。ECMO 系统的异常包括：氧合器衰竭、循环管道破裂进气和泵失灵等技术问题。

第四节 ECMO 的后期管理

ECMO 后期系指心肺功能恢复到 ECMO 停止这个阶段。一旦确定心肺功能恢复,ECMO 可以逐渐减低流量进入撤机程序。此期 ECMO 管理仍然延续 ECMO 中期的管理理念,通过减少 ECMO 流量,逐渐增加心肺负担,同时密切观察血流动力学及内环境的变化情况,逐步顺利完成 ECMO 撤离。

一、ECMO 停机指征

1. 常规监测 经过一段时间的 ECMO 支持后,患者心电图正常;动脉和混合静脉氧饱和度恢复正常;血流动力学参数恢复正常;气道峰压下降,肺顺应性改善;胸部 X 线片改善;血气和水电解质正常,可考虑试行停止 ECMO。

2. 呼吸功能监测 机械通气达到 $FiO_2<50\%$,$PIP<30cmH_2O$,$PEEP<8cmH_2O$,并稳定一段时间后逐渐将膜式氧合器的吸入氧浓度降至 21%,转流量逐渐降至 1.0L/min,当循环流量降至患者正常血流量的 10%~25% 后,仍能维持血流动力学稳定或正常代谢时,可考虑停止 ECMO。

3. 放弃原则 如 ECMO 支持一段时间后出现不可逆的脑或肺的损伤、其他重要器官功能的衰竭或顽固性出血,应终止 ECMO。

二、ECMO 撤除的步骤

1. ECMO 流量逐渐降低,降低氧合器的气体流量,VA ECMO 流量减少至 10~20ml/(kg·min),VV ECMO 流量减少至 40~50ml/(kg·min)。

2．调整机械通气参数和血管活性药用量，使血流动力学和血气保持稳定。

3．稳定肺脏和心脏功能，此时大部分气体交换由患者的肺脏完成。

4．体内适量追加肝素，维持一定的抗凝状态。

5．如果情况稳定，可停止 ECMO。

6．通过侧路持续循环。

7．终止 ECMO 1～3 小时后需继续观察患者恢复情况，如病情稳定才可拔除插管，机器撤离。

8．应对插管部位认真清创，缝合血管易产生气栓，需仔细修复。婴幼儿颈部、脑部血管对闭合一侧颈部血管有强大的代偿力，所以对血管进行修复时大多将右颈总动脉和颈内静脉结扎。

（黑飞龙　胡　强）

第16章

ECMO 中的凝血与抗凝

ECMO 是一个密闭的、长时间的部分体外循环，抗凝贯穿整个 ECMO 的始末，是 ECMO 面临的一大难题，ECMO 中通过抗凝治疗尽量抑制血小板和凝血因子的激活，从而减少血栓的形成，同时又能最大限度地维持足够的内源性凝血活性，避免出血的发生，使凝血和抗凝处于动态平衡是最理想的状态。

第一节　生理凝血与抗凝血平衡

一、凝血系统

1. 凝血过程　正常情况下，组织细胞损伤时，首先引起血小板黏附、聚集形成血小板栓子。损伤的组织释放出 TF 进入血液，经一系列级联反应生成凝血酶。凝血酶将纤维蛋白原转化为纤维蛋白，纤维蛋白在ⅩⅢa 和钙离子的介导下包裹血小板和（或）红细胞，形成不溶于水的多分子聚合体，即血栓。同时凝血酶能反馈激活多种凝血因子和血小板，并刺激血管内皮细胞表达组织因子，加速凝血反应。

2. 血小板在凝血中的作用　血小板在微血管损伤部位黏附、聚集，形成血小板栓子，完成止血第一期反应。在第二期的凝血过程中血小板同样起关键作用：①血小板内侧面的磷脂在

219

活化中外翻形成血小板第 3 因子（PF$_3$），是凝血因子 X 和凝血酶原活化的反应场所；②血小板活化释放出纤维蛋白原、凝血因子 XIII、XI 和 ADP 等，促进凝血；③血小板受胶原刺激可直接活化凝血因子 XI，受 ADP 刺激可直接活化凝血因子 XII；④血小板释放 5-HT、ADP、组胺等能损伤内皮细胞，促进凝血过程。

二、抗凝血系统

机体的抗凝血主要包括体液抗凝和细胞抗凝。体液抗凝复杂，主要由血浆抗凝物质、蛋白 C 系统和纤维蛋白溶解系统组成。

1. 体液抗凝　血浆中的抗凝物质主要包括组织因子途径抑制物、抗凝血酶 III（AT III）、肝素辅因子 II 以及其他多种血浆抑制物，如肝素、硫酸乙酰肝素等。其中 AT III 主要由肝细胞合成，能与凝血酶、凝血因子 Xa、IXa、VIIa 等结合并抑制其活性，肝素通过增强 AT III 的活性，发挥抗凝作用。

2. 纤维蛋白溶解系统　由纤溶酶原、纤溶酶原激活物和抗纤溶酶等因子组成。纤溶酶原可经组织细胞中 t-PA 或 u-PA 激活生成纤溶酶，也可由凝血因子 XIa、XIIa、激肽释放酶和凝血酶直接激活。纤溶酶具有广泛的丝氨酸水解酶活性，能水解凝血终产物纤维蛋白生成可溶性纤维蛋白原降解产物（fibrinogen degradation product，FDP），也能水解纤维蛋白原和其他多种凝血因子、血浆蛋白与组织蛋白。血液中内皮细胞分泌的 t-PA 激活纤溶系统，是防止凝血的主要因素之一。

3. 其他　此外，蛋白 C 系统、血液稀释、血流速度减慢都会对凝血产生影响。

三、内皮细胞作用

内皮细胞覆盖在整个血管内面，隔断流动血液与其他组织细胞接触；内皮细胞的负电荷也排斥血细胞，特别是血小板、白细胞与内皮细胞接触；它还具有分泌多种抗凝、纤溶物质，调节蛋白 C 系统活性和抑制血小板活化等功能，发挥了极强的抗凝作用。因而，当内皮细胞功能正常时，其表面难以发生凝血。

第二节　ECLS 对出血、凝血的影响

一、ECLS 对血小板的影响

（一）血小板计数下降

ECLS 中血小板计数随时间延长而减少。一般在转流后 18～24 小时，循环中血小板数量明显减少。

（二）血小板功能降低

1. 血液与人工材料表面接触后，血小板被激活、聚集，发生形态及脱颗粒等改变，激活的血小板加速凝血活酶参与下凝血因子的释放及凝血酶的形成。

2. ECLS 中肝素、鱼精蛋白以及它们形成的复合物可激活体内补体，温度的变化会激活蛋白酶、激肽链系统，许多生物活性物质的释放激活血小板，使血小板黏附、聚集功能障碍。

（三）肝素诱发血小板减少

肝素诱发血小板减少（HIT）常会发生于再次使用肝素的患者，轻者 1～2 天后出现血小板计数 $<80\times10^9/L$，重者 7～14 天后血小板计数 $<50\times10^9/L$。可能与免疫有关，首先肝素使机体致敏，当再次使用肝素可激发免疫机制而产生抗体；此外，可将肝素视为半抗原，与血小板膜结合形成全抗原。在特异性 IgG 的作用下促使血小板分泌二磷酸腺苷（ADP）和血栓素 A_2（TXA_2），并使血小板聚集和消耗。

二、ECMO 中出、凝血异常

(一) ECLS 激活血液系统

1. ECLS 期间生理的血液稳态机制被打破,血管内张力、血管通透性、体液重分布、酸碱平衡变化、温度变化等均会影响血液系统。

2. 现有 ECLS 系统虽然为肝素涂抹,仍为非生理内皮细胞化人工材料,血液与这些异物表面接触,同样有血液成分被激活导致全身广泛的炎性反应综合征,激活凝血瀑布系统、激肽释放酶 - 激肽系统、补体系统、凝血和纤溶系统。

3. ECLS 对血液系统的激活与常规 CPB 的区别

(1) 体外循环支持的时间长短和单位时间内血液与非内皮细胞表面接触的反应程度不同。常规的 CPB 需要大剂量全身肝素化抗凝,整个的循环血量持续暴露于人工材料和外科创伤环境中,血液中所有成分被持续激活,ECMO 系统则是部分的血容量暴露于大面积的人工生物材料,在未开胸的患者血液没有暴露于外伤,少有或没有外科创伤所致的血液破坏,凝血酶形成要少。

(2) ECLS 为肝素涂抹系统,其生物相容性较好,血液激活也较轻,可接受低剂量肝素,低 ACT。CPB 下的心脏手术患者在启动内源性凝血途径的同时,更重要的是大量组织因子释放,使得外源性凝血途径占到主要地位。

(二) 出血

出血是 ECLS 期间面临的最大挑战,难以控制的出血往往是被迫终止 ECLS 的主要原因之一。出血的部位除肉眼可见的外科切口外,还可发生在消化系统如胃肠道,鼻腔、胸腔内出血导致心脏压塞及颅内出血等;隐性出血表现为血细胞比容、血红蛋白持续下降。在婴幼儿 ECLS 中颅内出血常是造成严重神经系统并发症的主要原因,ECMO 期间引起出血的主要原因见下,出血的处理见附录二。

1. 抗凝过度,主要是肝素剂量过大。

2. 血小板功能低下。

3. 血小板数量减少。

4. 凝血因子缺乏。

5. 低龄、低体重(<2.5kg)。

6. 鱼精蛋白过量。

7. 纤维蛋白溶解亢进。

8. DIC。

9. 先天性或获得性凝血紊乱。

10. 肝素诱导的凝血障碍。

（三）血栓形成

ECMO 期间患者要在很窄的范围内维持出血与凝血的动态平衡,抗凝不足增加 ECLS 管道中血栓形成。ECLS 中血栓形成一般发生在管道、膜肺、离心泵的底座、插管接头等处。其危害有:给患者造成器官栓塞的潜在危险、溶血、血浆渗漏、氧合和二氧化碳排出障碍等。常见原因有:

1. 抗凝不够。

2. 血小板大量激活、聚集。

3. 心脏手术患者,组织损伤大,组织因子激活外源性凝血系统,增加机体凝血状态。

4. 在补充新鲜血浆和血小板后,肝素的剂量没有及时调整。

5. 尿量过多或体温较高时,肝素代谢过快而没有及时补充。

6. 低流量、低泵速时, 血流速度减慢, 肝素用量不足。

7. 由于在 ECMO 中补充库血或血浆时外源性的微粒或聚合物进入循环系统。

第三节　ECMO 中抗凝策略

ECMO 抗凝应明确抗凝剂的作用机制、AT Ⅲ的角色和各种实验室检测方法的特点及临床应用, 在出血和血栓形成之间一个很窄的范围内维持平衡。一旦患者确定准备进行 ECLS, 应该获得患者基础实验室数据, 这些检测包括尽可能的凝血资料, 如 CBC、PT/INR、APTT、纤维蛋白原、D- 二聚体, ACT、TEG 等, 同时做到抗凝的个体化。如:

1. 新生儿的呼吸支持和成人呼吸支持的区别。

2. 体外循环和非体外循环的区别。

3. 尿量增多或输注血小板时应加大肝素的输注速度。

4. 当肾衰竭或血小板减少时, 需降低肝素的输注速度。

5. 长时间接受肝素的患者或营养不良者, AT Ⅲ缺乏而导致肝素抵抗。应输入新鲜冰冻血浆。

6. 对于严重凝血病的患者, 在 ECLS 前通过使用 FFP 冷沉淀、血小板和维生素 K 校正, 有利于 ECLS 期间肝素抗凝的管理。

一、抗凝剂

（一）常用抗凝剂——标准肝素（普通肝素）

标准肝素是应用最广泛的抗凝剂, 优点在于容易被鱼精白拮抗中和。其抗凝作用是通过与 AT Ⅲ和 TFPI（组织因子途径抑制剂）结合后抗凝血酶的活性增强, 可加快 AT Ⅲ抗凝血酶反应1000倍。

（二）其他抗凝剂

1. 低分子肝素（LWMH） 主要通过 ATⅢ和抑制Ⅹa 而产生抗凝作用，与凝血酶不发生直接关系。因分子量小、免疫原性低，诱发血小板减少的机会减少。但也存在不足：①不能达到体外循环抗凝的要求；②半衰期比一般肝素短2倍多，维持稳定的抗凝有困难；③鱼精蛋白不能有效中和。

2. 阿加曲班（argatroban） 用于对肝素过敏和 HIT 的患者，它是凝血酶的抑制剂，半衰期较短，其抗凝时间和稳定性很好，从半小时到3小时一直很稳定，监测要用 APTT 和抗 -Ⅱa 活性。

3. 重组水蛭素（hirudin） 半衰期约1.3小时，由肾脏代谢，对于肾脏功能不全的患者，其清除率延长至几天，应谨慎使用，与阿加曲班一样，监测用 APTT 和抗 -Ⅱa 活性。

4. Ⅹa 凝血因子抑制剂 目前在实验阶段，这种抑制剂选择性地抑制内源性凝血途径，而不作用于外源性凝血途径，因此，对于外科创伤出血允许血液凝结止血，而在体外循环管道内没有血液凝固，可能更适合 ECMO。

二、抗凝监测与维持

（一）抗凝监测

1. ACT 监测 是目前 ECLS 期间监测抗凝的常用手段。ACT 的生理值60～120秒。ECLS 中 ACT 维持180～200秒。监测中 ACT 仪至关重要，国产 ACT 仪与进口的差别很大，建议使用精确度高的进口 ACT 仪器。在使用不同的 ACT 监测仪时还应注意使用 ACT-LR（low range）的插片或试管，它是专门用于 ECMO 中低剂量肝素浓度抗凝的，不能用常规体外循环中的 ACT-plus 片或试管。

2. APTT 监测　反映因子 I、II、V、VIII、IX、X、XI 和 XII 的活性,正常值<31 秒,在 ECLS 中一般维持 60~80 秒。对是否补充凝血因子有指导意义。阜外医院采用 APTT 和 ACT 联合指导 ECMO 抗凝取得良好效果。

3. 抗 Xa 因子(anti-Xa)活性水平　目前在很多的单位开始使用抗 Xa 活性分析作为抗凝金标准来调整肝素剂量。抗 Xa 分析不是测定肝素的浓度,而是测定肝素的抗凝效果,相比 ACT 和 APTT,它更有特异性,且不受凝血病、血栓病、血液稀释的影响。ELSO 大多数的成员在 ECMO 中维持抗 Xa 在 0.3~0.7IU/ml,抗 Xa 测定受血浆中 AT 水平的影响是其不足之处,在一些中心联合 APTT 评价抗凝状况。

4. 血栓弹性图(thromboelastography,TEG)　TEG 检测整个凝血块的动力学,模拟整个血液从凝血到纤溶的过程,其中还包括了血小板及肝素对抗凝的影响。理论上能更好地区分是外科性出血,还是由于凝血因子缺乏、纤溶亢进、血小板数量或功能异常、肝素残留等原因造成的出血。对于复杂出凝血情况非常有用。

（二）肝素的给予和维持

1. 初始抗凝　非体外循环下心脏手术后的患者,ECLS 插管前首次给予肝素剂量 50~100IU/kg,ECLS 建立后,按照 1:1 用鱼精蛋白中和,根据 ACT 值,持续泵输注肝素维持 ACT 180~200 秒。早期 ACT 每间隔 1 小时测一次,ACT 稳定后可间隔 3~6 小时测一次。对于由体外循环直接转为 ECLS 的患者,不需要给首次剂量肝素。

2. 肝素输注　ECMO 期间肝素的维持一定要用微量泵精确注入,禁止分次推注或静脉滴注,否则 ACT 难以控制在有效范围内。肝素的剂量要参考具体情况（病种、温度、流量等）而定。在输注血小板或尿量较多时，低流量、泵低转速时，肾替代治疗时，应加大肝素的剂量。在肾功能不全少尿或凝血低下症时则应降低肝素用量。有些情况下，如长时间的体外循环转流后，出凝血情况复杂，借助 TEG 和抗 Xa 因子活性分析，对肝素的剂量调整非常有益。在肝素用量极低的情况下若 ACT 仍然超出 200 秒以上，不主张完全撤除肝素，此时应考虑其他导致 ACT 延长的原因（如凝血因子缺乏、感染、HIT 等）。

3．肝素剂量调整　肝素开始输注的速度成人 4～8IU/(kg·h)，患者如果刚刚经历了体外循环心脏手术可以不用立即给肝素。通常情况下，抗凝平稳后，肝素的输注速率 10～30IU/(kg·h)时，能保持 ACT 范围在 180～200 秒。婴幼儿和新生儿 ATⅢ水平低下，肝素剂量要大一些，ECLS 推荐的最小剂量为 10～20IU/(kg·h)，最大剂量 40～50IU/(kg·h)。

4．停 ECMO 前的抗凝　在确定要撤除 ECMO（即拔管前），应给予肝素的负荷量，一般为 50～100IU/kg，使 ACT 值>400 秒。拔除插管后，1:1 鱼精蛋白中和肝素。

（三）补充凝血因子、血小板

原则上 ECMO 期间凝血因子的补充应缺什么补什么，完善的凝血功能监测帮助很大。根据 APTT、PLT，甚至 TEG 及时地补充新鲜血浆和血小板。血小板<50×10⁹/L 时予以补充。

（四）抗凝不足

确保肝素输注通路通畅的情况下，一般加大肝素剂量即可纠正。追加肝素后，若 ACT 无明显延长，要考虑到肝素耐药。可能与下列因素有关：①血中 ATⅢ不足；②血小板计数增高、活性增强；③第 4 凝血因子增高；④纤溶活性降低部分抵消肝素抗凝作用；⑤抗丝氨酸蛋白酶作用强的 d-2-E 球蛋白、d- 抗胰蛋白酶减少，Xa、XIa、IXa 反应相应活跃；⑥体内单核 - 吞噬细胞系统和肝脏产生肝素减少，肝素活性降低。对此可考虑改换肝素剂型、补充 ATⅢ、合用低分子肝素（LMWH）及血小板抑制剂等。

三、特殊情况下 ECLS 的抗凝

（一）CPB 转为 ECMO 的抗凝

由常规 CPB 直接转为 ECMO 的患者，往往 CPB 转流的时间较长，既有血液细胞的大量激活破坏，又有凝血因子的严重缺失。处理方法：

1. 应彻底地外科止血，尽量关闭胸腔，减少创面，尽量采用外周动、静脉插管转流方式。

2. ECMO 开始运转后鱼精蛋白中和肝素，并监测 ACT、APTT。

3. ECMO 系统的预充以红细胞和新鲜冰冻血浆为主，同时给患者补充血小板至 $>50×10^9/L$。

4. ECMO 早期 ACT 在每次补充血浆或血小板后都要监测，及时调整肝素量，维持 ACT 在 160～180 秒，APTT 60～80 秒。

5. 此类患者有相当一部分在 ECMO 早期，ACT 值即使在鱼精蛋白完全中和后仍然较高，可不给予肝素，可能与 CPB 后的肝素反跳有关，但应密切注意监测 ACT，待 ACT 在 200 秒时后开始泵入肝素。

（二）非心脏术后凝血因子缺乏

1. 慢性肝功能不全的患者凝血因子合成障碍，合并脾功能亢进时破坏血小板，使血小板数量减少，ECMO 中应及时补充新鲜冰冻血浆和血小板。

2. 慢性肾功能不全者促红细胞生成素（erythropoietin，EPO）合成减少，血细胞生成减少；合并尿毒症时，血细胞破坏增加。应相应补充红细胞和血小板或尝试注射 EPO 和血小板生成素（thrombopoietin，TPO），尿少时尽早行血液透析。

3. 遗传性血液凝血功能障碍（如血友病）的患者，应及时行血液检测诊断并补充Ⅷ因子。

（三）肝素诱导的血小板减少和血栓形成

1. 肝素诱导的血小板减少与血栓形成（heparin-induced thrombocytopenia and thrombosis，HITT）的发生率为 1%～5%，成人发生率高于婴幼儿，往往导致顽固性出血，而且会伴随发生血管内凝血，常常是致命的并发症。其主要原因是肝素诱导血小板被激活，循环血液中的血小板功能下降和数量不断减少，同时凝血酶生成促进血栓形成。有血栓形成时检测血中肝素诱导抗体滴度增高。

2. 一旦确认 HITT，应停用肝素，考虑改用其他抗凝药如阿加曲班或重组水蛭素。

第四节　ECMO 中的血液保护与药物治疗

1. ECMO 系统的选择　ECMO 为长期的体外循环支持，对材料的生物相容性要求较高，除外整个系统的肝素涂层技术外，良好的膜肺和驱动系统（离心泵）往往能减少对血液的破坏，减少出血、溶血、血浆渗漏。根据体重选择合适大小的插管，尽量减少接头的使用，减低血流剪切力也是减少血液破坏中应该注意的。

2. 涂层技术　其优点主要是：①通过减少血液与异物表面接触引起的炎症反应，改善了生物相容性；②避免大剂量全身肝素化。

3．可释放 NO 的聚合物材料　NO 使血小板处于可逆性的麻醉状态，在接触体外管道时不被激活，可显著减少血小板消耗。MAHMA NO 是一种二醇二氮烯鎓化合物，可结合在人工表面的多聚体基质上，当其与水蒸气接触时可从多聚体的表面释放 NO。

4．抗纤溶制剂　6-氨基己酸（EACA），凝血酸（氨甲环酸，TA）和氨甲苯酸（止血芳酸，PAMBA）可降低循环中 FDP 水平，能降低婴幼儿颅内出血发生率。Wilson 等推荐 EACA 用法为插管前首次剂量 100mg/kg 一次性给予，转流后维持在 30mg/(kg·h)，直到停 ECMO。

5．重组活化Ⅶ因子（rFⅦa）　活性因子Ⅶa 通过形成组织因子（TF）复合物启动止血，已有多个病例报告阐述了 rFⅦa 在成人和儿童心脏术后严重持续性出血患者成功止血的经验。但 ECMO 患者在促凝治疗时令人担心的是同时发生血栓形成的危险，因此，在 ECMO 中不作为常规推荐使用。

（冯正义）

第 17 章

ECMO 的转运和撤除

　　随着 ECMO 技术的发展，ECMO 患者的转运为常规转运方式下高死亡率、高致残率的危重患者提供了一个新的选择，不仅适用于院内转运、院际之间（可通过救护车、直升机或固定翼飞机）转运以谋求更佳治疗，而且也适用于院外（如自然灾害、交通事故、战场等）建立 ECMO 转运至院内。由于 ECMO 这项支持手段操作比较复杂，所涉及仪器也比较多，ECMO 的转运过程更加需要很多部门专业人员的紧密配合和协作，本章节将详细介绍 ECMO 转运过程中涉及的问题。

　　另外，ECMO 撤除时，也面临大量繁杂的细节，做好每一步，是 ECMO 成功的关键。

第一节　ECMO 转运前的准备

一、ECMO 转运的必要性与可行性

（一）转运必要性

　　由于患者病情不稳定，随时危及生命安全，且不能经受一般先行转院到上级医院接受治疗的方案，需要院外紧急建立 ECMO，ECMO 可以使患者的生命体征趋于平稳，缓解病情，等病情稳定后再考虑转运问题，这比先行转院更安全。ECMO

开始运行越早,患者多器官功能衰竭机会和死亡率越有可能降低。紧急建立 ECMO 或者在非心肺中心已经建立了 ECMO 的患者,由于病情危重,本地医院不能提供继续治疗,需要转运患者到上级医院接受进一步治疗,包括畸形矫治、心肺移植等;另外,可能由于患者和家属要求转院治疗,就会遇到 ECMO 患者转运问题。是否需要 ECMO 转运要综合各种因素考虑,且最终征得患者家属同意后,方能实施。

（二）转运可行性

一旦决定进行 ECMO 转运,就要综合考虑转运的可行性。这涉及安全适合的交通工具,途中能否提供紧急抢救措施,ECMO 团队能否提供安全转运,ECMO 运行是否稳定,患者病情是否相对平稳,患者能否耐受转运等。综合衡量其风险及可行性,这需要双方负责人员共同研究决定,ECMO 小组评估转运风险,制订转运计划,准备防范及处理突发事件的措施;接收单位接收患者的安排,包括接收患者、床位安排、抢救物品准备、医护人员调动。切记 ECMO 转运前必须取得患者和 / 或家属的同意。

二、人员设备的准备

（一）人员

ECMO 转运团队是单独为特殊转运而建立的。在远距离空中转运时,牵涉人员众多,一般基本人员至少包括外科医生、灌注医师、麻醉医生、重症监护医生、护士及其他特殊需要人员的陪同,以确保在转运中有意外情况出现时能够及时、准确地做出反应和给予适当处理。

（二）设备

ECMO 基本设备应包括离心泵,ECMO 配套管道,各个型号动、静脉插管，空氧混合器，血氧饱和度监测仪，ACT 测定仪，压力表，小型变温器，多组不间断电源，医用瓶装氧气、空气。如对方单位具有运转 ECMO 的基本设备，可不需要携带过多设备，只需建立物品清单，要求对方核实，设备到位即可，对不熟悉的医院要仔细核实物品。如需要携带 ECMO 设备，根据患者体重、ECMO 方式等决定用何种设备，使用事先准备好的 ECMO 转运车、管道包、配件箱和药品箱，不需要延误时间，如有可能可以事先预充好 ECMO 管道，带到对方医院，更加节约时间。地面 ECMO 转运时需要的交通工具包括 1 辆救护车和 2 辆大的面包车来装载转运人员及装备。即便都是空中转运，在向机场转运或离开机场时仍需通过地面转运。

　　ECMO 所有装备要集中存放，设立物品清单，注意无菌材料的使用日期，小件物品放在箱内，便于携带。ECMO 转运车用来负载 ECMO 的基本设备以及一些必备的监测设备，要求体积小巧，方便进出电梯间。

　　医院间转运按转运患者的距离，可分为当地的、地区性的或长距离的转运。此分类方法对确定安全完成 ECMO 转运所需要的物品与人员极其有用。一般按如下定义分类：①当地：<250km，经地面转运；②地区性：250～1500km，需经直升机或一般飞机转运；③长距离：>1500km，一般要经喷气式飞机转运。

第二节　院内 ECMO 转运

　　ECMO 患者院内转运主要是由于常规诊断和治疗的需要，可能涉及多个科室，主要包括病房、急诊、重症监护治疗病房（intensive care suit，ICU）、冠心病监护治疗病房（coronary care unit，CCU）、手术室等之间的转运，以及到功能科室（如导管室、影像室)进行检查和治疗的患者运送。

一、转运目的

1. 目的病床　由于手术室、导管室、普通病房等不具备长期监护的必需条件，需要转移到监护病房或 ECMO 中心接受治疗，以便于看护管理，一般搬动患者 1～2 次，每次在 30 分钟之内即可完成。在有条件的医院能够实现无障碍转运的，最好能够直接推动病床，ECMO 转运车在病床侧行或床尾伴行，这样可以减少很多不必要的风险。另外，这样的重症患者一般都不宜直接搬动患者身体。

2. 进一步诊断　这也是院内 ECMO 患者转运的一个最为普遍的原因，大部分是为了确定患者可疑的还未确定的心脏器质性病变或新发现的病因；术前或术后 ECMO 患者为了进一步明确诊断，寻找病因，床旁检查不能确定，需要到功能科室(导管室、CT 检查室)进行检查，一般要求 1 小时之内完成。当然，如果医院有条件，所有的功能检查最好在 ECMO 患者床旁进行，减少转运风险。如：ECMO 床旁超声心动图、胸部 X 线片等。

3. ECMO 评估　长时间应用 ECMO 的患者为了进一步评价其效果，寻找可能存在的隐患，如怀疑有颅内或其他各种并发症，需要进行 CT 扫描、血管造影或超声检查等来明确，指导未来治疗方案。

4. 进一步治疗　某些 ECMO 患者可能需要介入治疗，如房间隔开窗术、PDA 伞堵术；或者是术前已经安装了 ECMO 的患者，需要手术矫正畸形的患者，进行下一步心肺移植或安装永久性人工心脏的患者，都是以治疗目的进行的转运。

二、操作流程

院内 ECMO 患者的转运一般不需要特殊设备，使用现有的 ECMO 设备即可。首先明确转运目的地,联系对方安排接诊。检查 ECMO 必需物品,备用电源是否正常工作,电力是否充足,可以切断交流电源,观察离心泵的工作情况,如发现供电不足,不要盲目转运,加用不间断电源或充满电后再转运。瓶装氧气是否足够维持途中所需,检查管道有无泄漏情况。准备离心泵或滚压泵手动摇把和管道钳。检查输液泵是否已充电。需要搬动患者到平车上的,注意 ECMO 系统管道不要扭曲、挤压、拉扯,固定好管道、插管,防止意外滑脱。应该有心电图和动脉血压监测仪,方便观察患者病情变化,必要时携带除颤器、急救药品、袋式 / 面罩吸氧设备。中途需要乘坐电梯要事先联系好,避免耽搁时间,电梯间内由于空间狭小,注意管道系统不要被挤压。在上坡、下坡、过门途中控制好 ECMO 转运车与病床之间的距离,防止发生磕碰、挤压,造成设备硬件损伤。减少搬动次数,减少转运时间,保持平稳移动,最终安全到达。

三、途中监测

为安全起见,途中应该同时保持常规必要的监测。

四、成功条件

及早决定在无条件看护 ECMO 患者的病房先行建立 ECMO,还是先运送患者到监护室或手术室,再建立 ECMO,这取决于患者疾病的严重程度、能否经受搬动和运送。ECMO 患者从手术室转移到监护室,或需要到功能科室进行检查,或再次到手术室手术,都要以患者安全转运为主要着眼点,多部门配合,共同完成。

第三节　院外 ECMO 患者转运

一、应用及范围

院外 ECMO 患者转运的应用范围取决于 ECMO 团队转运能力和所提供的交通工具，并要在患者病情允许的情况下方能进行。必须是由具有转运条件和转运经验的医疗团队进行，参与人员能够随叫随到，机动性强。公路运送适合于两地距离较近的医院，一般在同一城市内，或者预计几个小时能够到达目的地的相邻城市，不会超过 ECMO 电力和气源供应的安全时间。救护车要求宽大，足够 ECMO 转运车进入和陪同人员就位，能够固定 ECMO 转运车，救护车能够提供紧急电力和氧气供应，备有必要的抢救设施和急救药品，完善的通讯系统和车辆维护设备。空中转运需要有专业救护飞行设备，有必需的医疗抢救设备和药品，有受过培训的专业医护人员参与，必须保证各种设备符合国家航空医疗设备标准，并通过相应的电气测试，保证不会对飞行器的导航和控制系统造成干扰。空中转运服务范围较广，转运时间短，但涉及的部门较多，需要专门机构负责，花费昂贵，采用民航航班难以实现，常用急救医疗服务飞机完成，目前国内应用比较少。

二、人员和设备

院外转运人员包括体外循环师、麻醉师、外科医生、护士、内科医生等，特殊患者还需要专业医生跟随。相关人员必须是经过培训、熟悉操作流程、掌握各种设备的使用维护、具备抢救经验、经过多次合作的医护人员。设立组长，统一管理，内外协调,负责联络、调派、协商事务。配备 ECMO 转运车,车型设计要紧凑,能够顺利进入救护车、电梯间,甚至飞机内。和院内转运不同,院外转运不需要另外用平车装载患者。一般顶部设计为病床,小儿还要另配小尺寸床,能够固定或替换,配备变温毯。床下分割成若干功能区,主要设备区在最底部,包括离心泵、不间断电源、瓶装压缩空气和氧气、变温水箱等;上层为监测设备,包括氧饱和度监测仪、空氧混合器、ACT 及 APTT 测定仪、心电图和动脉压力监视器、呼吸机、输液泵等。另外,还需要配备 ECMO 管道包、动静脉插管包、配件箱、药品箱、手术所需消毒器械、手术衣、铺单、缝合线等物品包。必备物品要求小型化,便于携带,准备齐全,有物品清单,以备查找。

三、操作流程

院外 ECMO 转运首先利用通讯手段了解患者的基本情况、病情发展、治疗方案、ECMO 使用设备,然后再决定携带何种设备物品,由于大多数转诊中心都不熟悉 ECMO 插管,因此,必须带全所有启动 ECMO 及运输中所需的物品,所有装备都被分装保存在多个移动箱内。通知相关人员到位,制订转运计划,确定交通工具,安排接诊程序。到达对方医院后再次了解患者生命体征、药物应用、ECMO 辅助流量、辅助时间,再次进行商讨决定转运方案。预充及启动 ECMO 所需血制品的清单发给转诊单位,因为对于那些必须经远距离运输的患者,必须多备血制品以便在回程中使用。为尽可能减少在转诊医院的逗留时间,在离开 ECMO 中心前,先以盐水预充管路。

ECMO 建立好以后,通常先搬运患者到 ECMO 转运车上,再调整 ECMO 膜肺和管道系统,管道要固定牢固,加以保护,防止挤压、扭曲和划伤,膜肺要安装到位,避免碰撞,有时可能需要暂停辅助,把离心泵安装到车内,连接好氧气管、电源、氧饱和度监测仪、变温水箱,同时调整好输液泵给药量、心电图和动脉血压监测仪,安装呼吸机。所有物品应装载于 ECMO 转运车内,方便搬运到救护车内,固定好转运车,途中随时观察 ECMO 运转情况及患者生命体征,发现问题及时汇报,及时解决,保证患者安全到达。

到达院内后安排病床,搬运患者到位,调整 ECMO 设备,汇报病情,制订下一步治疗方案,按常规 ECMO 患者进行管理。

四、ECMO 转运中的监测

由于院外 ECMO 患者的转运历时往往较长,所以转运中的监测就显得特别重要,但转运过程中的监测如有条件最好与平时相同。

五、转运中患者的治疗和护理

(一) 治疗

院外 ECMO 患者的转运应有外科医生、麻醉医生及 ICU 医生随行,外科医生及 ICU 医生继续维持患者常规的必需的治疗措施,观察患者情况,及时对转运过程中患者病情的变化给予处理,调整用药;麻醉医生注意患者麻醉的深度,患者的镇静和镇痛,麻醉药、肌松药等的用量;对于清醒的 ECMO 患者应注意患者的镇静、镇痛及呼吸状况。

(二) 护理

ECMO 转运期间,患者脱离了 ICU 或手术室等清洁的环境,可能暴露于相对不洁的环境中,必须更加注意保持用品的无菌和患者的清洁,应对转运环境空气消毒,并对患者常规使用强效抗生素预防感染。在 ECMO 的转运过程中,良好的护理配合对患者也非常重要。另外,由于 ECMO 患者长期肝素化及气管插管,易使口腔、鼻腔出血,要经常对上述部位进行清洗。注意伤口无菌操作,及时更换敷料,防止感染并发症。由于患者病情危重,转运中应时刻为患者着想,尽量为患者提供舒适的环境和精心的陪护治疗。

第四节　转运意外及处理

一、电源

电源故障最常发生,由于备用电源无间断供电(uninterrupted power supply,UPS)设备数量准备不足,维持时间较短,转运途中非人为拖延时间,电池老化及充电不足,电缆断裂脱落,驱动系统电力故障,都会造成 ECMO 系统设备失去电力,不能进行有效的循环辅助,离心泵由于是非阻闭系统,还会造成血液倒流,突然失去循环支持也会加重心肺负担。所以一定要在转运过程中准备充足的备用电源。一旦出现 ECMO 系统失去电源的情况,首先要重新建立循环支持。采用离心泵者首先要夹闭动静脉管道,摘下离心泵头,将其安装到手摇驱动器上,手摇驱动离心泵,松开动静脉管道钳,观察患者动脉血压,估计手动驱动流量,以期达到先前辅助流量,积极寻找事故原因,快速处理,必要时就近恢复电力供应,等待故障排除,重新转运。

平时要有专人维护 ECMO 设备,定期检测并记录,及时更换老化电池,备用电池维持时间为 2~4 小时,准备备用电缆,手摇驱动装置。

二、氧气

氧气供应是 ECMO 转运必不可少的,短途转运可以只使用纯氧,不会对患者造成影响,长距离长时间转运最好同时有压缩空气,通过空氧混合器提供合适浓度的氧气。转运途中氧气瓶压力不足,氧气泄漏,氧气管意外脱落或挤压,都会造成膜肺氧合不良,表现为动脉血颜色加深,血氧饱和度持续下降,患者可能出现血压下降、心律失常。此时要快速检查氧气管道、气源压力,及时恢复氧气供应。在 ECMO 转运前要备有充足的氧气,检查氧气瓶压力,有无泄漏,特别是院外转运时,宁多毋少。

三、管道

离心泵管道可以缩短,因其非阻闭性也不易爆裂,途中维护比较简便,因此长距离运送时最好选用离心泵。管道可能出现受压扭曲、打折、脱落、划伤等,接头和三通部位易出现漏血、脱落、折断,导致开放性出血并管路进气等,硬伤比较多见,处理起来有时很麻烦,运送时要格外小心。一旦出现只能快速用备用管道做适当修复替换。

四、膜肺

膜肺作为 ECMO 系统的核心部件,运送过程中要妥善安放,膜肺安置不当易被碰撞,造成脱离支架、管道脱落、接头折断漏血、氧气管脱落,中途出现血浆渗漏、氧合不良、抗凝不足造成血栓形成、过度通气、高 PaO_2 低 $PaCO_2$,所以在搬运过程中膜肺要放置在内侧不易碰到的位置,固定妥当,连接牢固,定时检查膜肺连接部件,注意途中抗凝,怀疑氧合不良需加大通气量和氧气浓度。

五、其他

转运途中交通工具出现故障,发生交通事故;途中环境温度过低或过高影响患者体温；搬动时或途中造成患者外伤；患者病床和 ECMO 转运车不能进入电梯间；电梯出现故障；转运途中 ECMO 转运车翻倒；转运途中出现室速、室颤、出血；流量旋钮无意被碰撞，造成流量加大或减小。

上述描述并不能详尽各种意外，首先要分清意外主次，分先后处理，快速寻找解决办法，恢复正常循环支持，目的只有一个，就是保证患者安全到达。

第五节　ECMO 的撤除

一、指征

经过一段时间的 ECMO 支持后，患者各项指标符合下列情况：①心电图恢复正常；②动脉和混合静脉氧饱和度恢复正常；③血流动力学参数恢复正常；④气道峰压下降，肺顺应性改善；⑤胸部 X 线片改善；⑥血气和水、电解质正常。可考虑试行停止 ECMO。如 ECMO 支持期间出现不可逆的脑或肺的损伤、其他重要器官功能的衰竭或顽固性出血，应终止 ECMO。

（一）VA ECMO 停机指征

ECMO 辅助期间血流动力学平稳，当机械通气达到 FiO_2 <50%，PIP<30cmH$_2$O，PEEP<8cmH$_2$O，血气指标满意，可逐渐降低膜肺氧浓度，并逐渐减低辅助流量（<1L/min），观察患者生命体征，当流量降至正常血流量的 10%～25% 后，仍能维持血流动力学稳定，血气指标满意，可考虑停机。

（二）VV ECMO 停机指征

ECMO 撤除前可以通过减低 ECMO 辅助流量〔最小流量 40ml/（kg·min）〕和降低膜肺氧浓度的方法评价患者自体肺功

能。加大呼吸机通气氧浓度到 1.0，观察患者 PaO_2，如果患者随 FiO_2 的提高 PaO_2 也迅速增高，证明患者肺功能良好。而后关闭膜肺气源，封闭膜肺气体进出口，观察 1～2 小时再查血气，如果血气指标可以接受，可考虑撤除 VV ECMO。

二、撤除步骤

在停机指征符合的情况下，与外科医师、ICU 医师协商决定撤除 ECMO。在 ECMO 终止后，应该继续观察患者情况 30 分钟，病情稳定则拔除插管，修复血管缝合切口，撤离机器。

（一）VA ECMO 撤机步骤

夹闭动静脉管道，停机，断开动静脉管路并建立短路连接，ECMO 系统备用。如患者较为紧张，可给予镇静剂。给予肌肉松弛剂，防止拔管时空气吸入静脉插管。拔管前需要静脉注入肝素 50～100IU/kg，严格消毒铺单。一般先拔出静脉插管，再拔出动脉插管和下肢灌注插管，认真清创，仔细修复血管，新生儿可直接结扎动静脉，缝合皮肤伤口，覆盖无菌敷料。术后肝素可以不用中和，也可给予鱼精蛋白中和。

（二）VV ECMO 撤机步骤

因 VV ECMO 经静脉插管，撤机相对简单，停机后在无菌条件下拔出静脉管，认真清理创口，拔除插管后压迫止血，新生儿不需修复血管直接结扎即可，体内也不需要使用鱼精蛋白中和。

（李景文）

第 18 章

ECMO 期间的血流动力学变化

ECMO 通过静脉引流管将静脉血引流入 ECMO 系统，经膜肺氧合及清除二氧化碳后，含氧血经患者动脉或静脉回输，进行循环和 / 或呼吸功能支持。ECMO 治疗的主要目的是为患者提供代谢所需的氧，即保证足够的氧供，在病理状态下达到氧的供需平衡。

膜肺可以高效地进行氧合和二氧化碳清除，氧的输送则是由血泵（离心泵或滚压泵）或患者自体心脏向全身组织泵血完成的。ECMO 管理人员对 ECMO 期间患者的血流动力学变化的深入了解是 ECMO 患者治疗成功的前提和关键。

VV ECMO 将血液从静脉系统引出，并以相同的速率回输入静脉系统，因而对血流动力学无直接影响。本章将主要探讨 VA ECMO 期间的血流动力学状况。如无特别说明，本章所描述的病例均为接受 VA ECMO 辅助的患者。同时本章所论及的内容，如无特殊说明对新生儿、小儿及成人患者均适用。最后我们将简要介绍 VV ECMO 支持期间影响再循环的因素及增加氧供的措施。

第一节　VA ECMO 期间的血流动力学状况

如前所述，ECMO 治疗的关键是供氧，供氧的前提是

ECMO 系统能提供足够的流量。我们必须了解 ECMO 辅助期间流量如何产生、流量的最大限度是多少。

一、流量的产生及其限制因素

ECMO 辅助的流量由血泵产生,目前大多数中心采用离心泵。离心泵可产生流量和压力。低流量时,离心泵工作良好,当静脉引流受阻时,泵内会产生过高的负压。当离心泵入口端负压>600mmHg 时将产生气穴现象,并导致溶血。产生过高负压、气穴现象和溶血的危险因素与泵速呈正相关。有研究表明,在小儿离心泵 ECMO 辅助期间,平均静脉端负压和平均离心泵泵速是溶血发生的危险因素。尽管应用离心泵可延长辅助时间,但是潜在的溶血危险也不容忽视。最近多种新型离心泵已将负压监测与泵速进行了随动耦联。

在 ECMO 建立初期,往往需要逐渐增大离心泵泵速,直到流量无法进一步增加为止。此流量即为此 ECMO 系统所能提供的最大流量,该流量一般明显高于患者所需的辅助流量。最大流量主要取决于静脉引流管的数量、长度、尺寸和置入位置以及患者的容量状态。通常选择最短长度和最大内径的静脉插管来获得最佳的静脉引流。中心插管比外周插管的引流效果更佳。上腔静脉直接进入右心房,右侧颈内静脉通常直径较大,右侧颈内静脉插管可引流出相当于静息状态下的心输出量。

ECMO 系统所能提供的流量也与泵后阻力有关。血液在通过膜肺和动脉灌注管时也会遇到一定的阻力,随着流量的增加,动脉侧管道的压力增加。该压力越高,提示血液流出端的阻力越大,血液渗漏和管道崩脱的危险也越高,通常认为压力在 300mmHg 左右是安全的。对于某些代谢需求非常高,如感染性休克的患者,可通过增加静脉引流管或改用中心插管的方法获取所需的高流量。采用上述方法，成人甚至可获得 7L/min 的 ECMO 辅助流量。

二、前负荷

在 ECMO 的起始阶段，血液与人工材料接触后产生的炎性反应导致明显的渗漏综合征，有效循环容量不足。外科手术患者在 ECMO 中可能会出现胸腔引流液、胃肠减压引流液增多以及第三间隙液体丢失等。在此阶段，仍然需要用血液成分、胶体或晶体等维持患者的血管内容量，从而保证 ECMO 系统的足够流量。ECMO 起始阶段所发生的毛细血管渗漏具有自限性，通常在 48～72 小时即可恢复。此时的主要矛盾从适当补充容量维持足够的前负荷，逐渐转变为控制液体入量，力争达到液体负平衡。可应用利尿剂增加尿量以及采用血液超滤加速细胞外液的排出和肺水肿的恢复。

需要指出的是，在 ECMO 辅助期间维持充足的前负荷是保持足够辅助流量的前提条件。尤其对于心脏手术后的婴幼儿患者，创面渗血多、患者血容量少，在体外循环转为 ECMO 后的关胸过程中，辅助流量可在短短几分钟内降低 50%，而通过补充容量可使流量迅速恢复。ECMO 辅助期间不明原因的流量降低，当排除插管位置不当、管路扭曲、心脏压塞、气胸等原因后应注意是否存在血容量不足。

三、后负荷

在 VA ECMO 中，前向血流由泵驱动的动脉血流和自身的左室输出血流组成。和正常人体循环系统类似，血压的产生取决于前负荷、后负荷和离心泵转速。前负荷的优化如前所述，离心泵转速理论上可以很方便地调整。实际工作中为避免溶血发生，离心泵泵速很少超过 3500rpm。前负荷充足并且离心泵产生的流量较高时，低血压与血管阻力降低及血管张力下降有关，这常见于败血症及体外循环后血管麻痹综合征患者。另外如果 ECMO 期间采用了低温治疗，在复温开始后往往外周血管扩张，后负荷降低。如果患者此时采用漂浮导管持续监测心输出量并计算出外周阻力，可发现处于高排低阻的状态。此时增加血管阻力可以提高重要器官的灌注压力。临床上可以应用去氧肾上腺素、去甲肾上腺素、垂体后叶素等药物，但是这些药物引起的血管收缩并不一致，因此用药时必须谨慎。基本原理是牺牲肾、皮肤黏膜及消化道的血供，维持足够外周阻力，有效保证冠脉、脑等重要脏器的血供。

一些研究发现，ECMO 中后负荷一般处于正常和较高的水平。ECMO 开始后激发了肾素 - 血管紧张素系统，导致后负荷升高。增加心脏后负荷的另外一个因素是经灌注管注入动脉的血流阻止了主动脉瓣的开放。我们曾经治疗过 1 例小儿 ECMO 患者，因主动脉插管方向不佳，导致左心射血困难、主动脉瓣难以开放，心脏逐渐扩大；经调整主动脉插管位置后，左心功能迅速好转、胸片心影明显缩小。可见，在 ECMO 辅助条件下，中心插管的位置是影响患者后负荷的重要因素。目前越来越多的中心开始在 ECMO 期间应用治疗性低温，尤其对于心搏骤停患者。低温治疗期间可明显增加外周血管阻力，导致血压升高，有时必须输入硝普钠等降压药物。

四、ECMO 辅助期间的心脏功能

对心力衰竭患者给予 ECMO 辅助，可以在维持重要脏器血供的同时使心肌得到休息。ECMO 辅助时，静脉引流到 ECMO 系统可以降低中心静脉压和右房压，右心射血减少，导致经肺回到左心的血流减少,可以降低左室舒张末压和左室舒张末容积。左室前负荷的降低可以使心肌得到充分休息,左室舒张末压降低可以保证更充足的冠脉血流灌注,以利于心功能恢复。因此 ECMO 期间心脏充分休息的前提是可以充分引流,使心脏本身的负荷降低。可通过呼气末二氧化碳分压粗略估计过肺血流,如 <10mmHg 提示引流较为充分。另外一项保证心脏充分休息的措施是在 ECMO 辅助开始后逐渐降低并撤出血管活性药物,有中心推荐仅保留 5μg/(kg·min) 的多巴胺泵入。

如前所述,ECMO 期间多种因素可导致后负荷增加,如心输出量不足导致的交感神经系统兴奋、内源性儿茶酚胺释放、ECMO 系统逆向灌注的氧合血流等。如果心肌收缩力不能克服增加的后负荷,则主动脉瓣无法开放、动脉波形消失、左心系统血液聚集,导致左室舒张末压和左室舒张末容积升高。左室膨胀可减少左室的冠脉灌注,影响心肌功能的恢复。左心房压力的升高可进一步导致肺水肿、肺出血、肺气体交换功能异常。此时必须立即进行左心减压,同时应用扩血管药物降低外周阻力。左心减压可通过正中开胸直接进行左房引流,也可通过介入方式进行房间隔造口。研究表明 ECMO 期间增加的后负荷并不直接抑制心肌收缩,但降低后负荷有利于改善心脏射血,可以预防或缓解左心血流淤滞。鉴于正中开胸放置左心引流创伤过大,介入造口的方法在国内也尚未普及。部分中心采用 IABP 合并 ECMO 的治疗方法,通过 IABP 降低收缩期后负荷,间接缓解可能出现的左心胀满,也可发挥一定的减压效果。

五、Harlequin 综合征

VA ECMO 有多种插管方式。当采用股静脉 - 股动脉方式插管进行部分循环功能辅助时,心输出量由两部分组成,即来自 ECMO 系统的血液和来自患者左心的血液。如果患者肺功能不全或呼吸机支持条件不足时，左心射出的血液含氧量偏低，可导致患者冠脉及头部供氧不足。下半身血液由 ECMO 系统提供，氧饱和度可达 100%。此时左上肢经皮氧饱和度监测可接近 100%，而右上肢经皮氧饱和度常偏低。对于 VA ECMO 患者，常规监测右上肢经皮氧饱和度更有意义。这种差异性低氧在临床上称为 Harlequin 综合征。当出现此种现象时，由于患者自体心脏尚存部分收缩功能，冠脉血供完全来自患者左心的低氧血。心肌氧供不足不利于原发心脏疾病的恢复。同时，取决于自身心排和 ECMO 流量的大小关系，部分脑组织可能也接受来自左心的低氧血，尤其是右侧脑缺氧的风险更大。

　　Harlequin 综合征的处理有以下几种选择：①增加 ECMO 流量，增加呼气末正压，使大部分静脉血经 ECMO 系统氧合后回输，减少经患者自体肺、左心向头部的血供；②增加呼吸机吸入氧浓度，增加左心供血的氧含量；③改为 VAV ECMO 辅助，即增加一根回流管，将氧合血输入到右心房，以增加左心的血氧含量，此时因肺循环阻力低于体循环，需注意避免肺循环灌注过多及体循环灌注不足；④如果此时患者心功能基本恢复，而呼吸功能仍未完全恢复，可考虑转为 VV ECMO 辅助。总之，治疗目标是维持右上肢动脉学氧饱和度不低于 90%～95%，避免心脏和大脑缺氧。

第二节　VV ECMO 的血流动力学改变

一、VV 与 VA 的比较

VA ECMO 与 VV ECMO 的主要差别见表 18-1。其中最重要的差别是 VV ECMO 对血流动力学无直接作用。如果在颈动脉插管,血液直接冲击主动脉弓或主动脉瓣,这可能使左心室排空困难,并且由于左心室心肌不能充分舒张从而降低冠脉血流。有研究表明,心肌损伤可以明显延长 ECMO 时间。这些问题在 VV ECMO 中可以避免。

表 18-1　VA ECMO 与 VV ECMO 的主要差别

血流动力学	VA ECMO	VV ECMO
全身灌注	循环血流和心脏输出	心脏输出
动脉压	波形受抑制	波形明显
中心静脉压	无明显意义	评价血容量
肺动脉压	与 ECMO 的流量有关	不受 ECMO 流量的影响
右 - 左分流的影响	混合静脉血进入灌注血流中	无影响
左 - 右分流的影响	肺脏灌注量升高需增加灌注流量	对 ECMO 流量无影响
充足气体交换所需流量	$80\sim100ml/(kg\cdot min)$	$100\sim120ml/(kg\cdot min)$
动脉氧合 SaO_2	维持 100%	维持在 80%~95%
CO_2 排出	通过尾气和膜肺	同 VA ECMO
呼吸机参数降低	迅速	缓慢

VV ECMO 系统提供的氧合血回输到患者的静脉系统,与体静脉回流混合,可增加右心房的血氧含量。大部分血液经右心室、肺循环、左心室供应全身。VV ECMO 从右心系统引流和回输的量完全相同,因此对右心房充盈压、左心房充盈压及患者血流动力学无直接影响。患者心输出量完全决定于患者自体心脏,与 VV ECMO 流量无直接关系。对于严重呼吸衰竭低氧的患者,经 VV ECMO 辅助后,吸气压降低,可改善前负荷、降低肺血管阻力、改善右心功能。氧合状况改善,冠脉氧供增加

也可对心肌收缩力及血流动力学状态有间接的改善作用。

在实际操作中，VV ECMO 氧合的监测包括四个变量：动脉血氧饱和度，氧合器前氧分压或氧饱和度，大脑静脉氧饱和度和氧合器氧摄取计算值。

VV ECMO 患者采用血气分析或者脉搏氧测得的动脉血氧饱和度是氧合是否充分的良好指标。由于方法简便，常常用于监测 VV ECMO 患者，但是监测患者氧合情况不单单是看其数值，还有更加丰富的内涵。

VA ECMO 患者氧合器前氧饱和度被视为混合静脉血氧饱和度，也就是患者氧合程度的决定因素。但是没有直接的方法测定 VV ECMO 患者的混合静脉血氧饱和度，其肺动脉血液中已经混入了大量的氧合血。氧合器前血液氧饱和度也不能反映混合静脉血氧饱和度，其数值会受到再循环血流的影响。氧合器前血氧饱和度升高既可能是患者病情好转的反映，也可能是病情恶化的表现，如果再循环量很高，即使患者自身静脉血氧饱和度下降，氧供不足，这一数值也可能较高。因此 ECMO 专家必须理解再循环的概念。

第三个了解混合静脉血氧饱和度的方法是检测没有受到再循环影响的邻近静脉血的氧饱和度。如颈静脉球插管引流血液的氧饱和度，可以用来估计氧供是否充足。不幸的是，颈静脉球血氧饱和度对患者心肺功能状态的变化不敏感，因为即使患者存在危及生命的心肺衰竭，大脑的血流供应也基本能维持不变。尽管如此，除了通过降低再循环分数以增加氧供外，头侧插管可以提供另外一处氧饱和度测定位点。有研究表明，双腔静脉插管（DLC）进行 VV ECMO 时，如果有头侧插管引流，与相同流量下 VA ECMO 提供气体交换是相同的。相反，如果没有头侧插管，DLVV ECMO 需要的流量会更高。虽然头侧氧饱和度不能准确反映心肺功能状态，但是对通气状态的变化反应灵敏。脑血流自主调节功能完整患者的 $PaCO_2$ 变化直接影响到头侧插管的引流量，如果 $PaCO_2$ 水平升高，头侧插管的引流量也升高，反之亦然，同理，其氧饱和度也随之升高或者降低。

第四个监测 VV ECMO 患者氧合状态的方法是直接计算氧合器前后的氧摄取量。这种方法具有明显的局限性，不能反映自体肺对氧合的贡献。因此，除非自体肺完全无气体交换，这种方法会低估总氧耗量。

二、VV ECMO 与再循环

VV ECMO 患者动脉氧饱和常在 80%～90%，刚开始管理 VV ECMO 患者的医师对此常感困惑。VV ECMO 氧供效率不及 VA ECMO，与氧合血在右心系统内混合有关。少部分回输的氧合血可被 ECMO 引流管再次引流回 ECMO 系统形成无效循环，称为 VV ECMO 的再循环。再循环的存在极大地限制了 VV ECMO 供氧的效率。

再循环的定义是 ECMO 管路中血液注入患者体内后，立即又被引流到 ECMO 管路中的那部分血液。所有 VV ECMO 患者都有再循环的发生。临床上，再循环可以表现为患者动脉血氧饱和度下降，氧合器前饱和度升高。此外，严重情况下，右心房引流出的血液与输注回去的血液颜色是一样的。理解影响再循环的四个因素比精确测定其数值要重要得多。这四个因素是：①泵流量；②插管位置；③心输出量；④右心房大小（血管内容量）。

（一）泵流量

泵流量对再循环分数有直接影响。泵流量越高，产生的负压越大，从右心引流的血液就越多，负压将已经氧合的血液吸引到引流管的量就越多。再循环分数与泵流量几乎是线性相关。随着泵流量增加，起初氧供增加，当泵流量超过最佳流量和最小再循环流量的平衡状态后，患者的氧供会随泵流量增加而降低。写成公式就是：

有效流量＝总流量－（总流量×再循环分数）

如果总流量是 0，有效流量也就是 0。最大流量时，再循环分数是 100%，有效流量仍然是 0，理想的泵流量应该是用最低的每分钟转速提供最高的有效流量，获得最佳的氧供。随着泵流量增高，有效流量一开始升高，继而稳定，随后下降。

泵流量对再循环分数的影响是 ECMO 专家最容易控制的因素。如果再循环分数很高，根据患者体重，以 10～30ml/min的速度逐渐降低泵流量，如果患者氧饱和度改善或者不变，继续降低泵流量；如果饱和度下降，重新调高泵流量，寻找再循环的其他原因。

（二）插管位置

插管位置是影响再循环分数的另外一个重要因素。外科操作进行插管位置调整对于 VV ECMO 支持的效果是至关重要的。例如，如果双腔插管过于靠上，动脉回血局限在上腔静脉内，在其到达右房前又被吸引回到 ECMO 管路中。如果使用双腔静脉插管，患者的头部应该位于中线，动脉输注管应该紧贴在耳后皮肤上。如果引流插管和输注插管的尖端（如股静脉插管和颈内静脉插管）距离很近且互相正对，再循环分数会很高。

减少再循环主要是通过合理的插管方式。如果采用股静脉 - 股静脉方式插管，则引流管应位于膈肌下方的下腔静脉肝段，而回流管应位于右房。如果采用股静脉 - 颈静脉方式插管，股静脉应作为引流管（位置同上），颈静脉应作为回流管。最新研制的双腔静脉插管（DLC），如果置入到最佳位置可明显减少再循环。

　　如果再循环分数看起来很高,必须注意插管位置可能在无意中发生了改变。肺充气量变化,颈部水肿增加,或者患者活动等都会改变插管位置。这个问题可以通过 X 线检查发现。如果发现插管位置不佳,可以试着变动患者头部位置,增加或者去除颈下垫枕,或者对插管加以轻度牵拉等。如果非侵入性方法不成功,应该考虑外科方法。

　　采用颈静脉插管可以降低再循环分数,由于其引流血液必须经过氧合器,因而可以提高从膜肺中摄取的总氧量。这个插管中引流的血液没有混合 ECMO 回流的氧合血,因此其氧饱和度显著低于右心房引流血液。起初,这个插管用来为大脑静脉减压以降低颅内病变的发生率。头颅超声检查时,经常发现颅内液体聚集,很多中心认为这个插管可以降低这种现象的发生。其另外一个好处是,头侧插管可以提高静脉引流量,进而提高最大泵流量。通常,头侧静脉插管位置良好的话,可以提供 $1/3 \sim 1/2$ 的 ECMO 流量,使用流量探头可以监测,如果流量发生变化,ECMO 专家可以及时干预。头侧插管引流血液的氧饱和度也可以用于计算再循环分数,当然,由于脑血流自主调节生理的作用对大脑氧合的调节,其氧饱和度是最不容易发生变化的。

　　从临床实用的角度看,比较头侧静脉插管引流血液和右心房引流血液的颜色,也可以判断再循环量的大小,如果两者颜色相近,则再循环分数很小,如果差别很大,则再循环分数很大。这个简单的比较就可以指导 ECMO 专家调整插管和患者体位,以纠正血流颜色的差异,当然也就降低了再循环分数。

(三) 心输出量

　　心输出量对再循环分数也有影响。如果氧合血液快速进入右心室，就不容易被引流到 ECMO 管路中，相反，心脏静止状态下，所有进入右心房的氧合血液无处可去，都会被重新引流到 ECMO 管路中。心输出量是心率和每搏量的乘积，如果患者发生心动过速，应该给予充分镇静，并尽可能降低环境刺激，如果需要，可以使用腺苷或者采用电复律纠正室上性或者室性心动过速，提高血管内血容量和使用强心剂也是提高每搏量的常用方法。

（四）右心房大小

血管内血容量，或者更加精确地说，右心房大小，也对再循环分数有影响。如果右心房过小，泵入的氧合血当然很容易被直接引流进入 ECMO 管路。如果右心房足够大，泵入的氧合血被足量非氧合血稀释，再循环分数就较低。如果患者处于低容量状态，应该给予扩容剂或者血液制品。

（楼　松）

第 19 章

ECMO 与肾功能不全

肾脏是维持内环境稳定的最重要器官之一,其生理功能包括三方面:①排泄含氮代谢产物及有机酸等新陈代谢中产生的废物;②调节水、电解质和酸碱平衡,保证体液容量、渗透压及离子浓度恒定;③内分泌功能。

心肺功能衰竭的患者于 ECMO 辅助期间,受患者本身的疾病状态以及 ECMO 相关因素的影响,患者肾功能会遭受一系列打击,出现急性肾功能不全,称为急性肾损伤(acute kidney injury,AKI)。急性肾损伤是 ECMO 辅助期间严重并发症之一,并与患者不良预后密切相关。AKI 指肾脏功能在数小时至数周内迅速降低而引起的以水、电解质和酸碱平衡失调以及含氮废物蓄积为主要特征的一组临床综合征,包括了从肾功能轻度改变到最终衰竭的整个过程。

一、AKI 的诊断

AKI 的诊断标准不统一,较为普遍应用的是 KDIGO 标准,其他还包括 RIFLE 标准和 AKIN 标准(表 19-1),但是尚不清楚对于体外生命支持的患者,何种标准更为合适。ELSO 病例登记系统依然沿用血清肌酐水平和是否需要透析治疗作为 ECMO 相关肾脏并发症的标准(成人患者 Scr>3mg/dl,小儿及新生儿患者 Scr>1.5mg/dl),但在临床工作中以该标准作为治疗

表19-1　AKI 的诊断及分级标准

	RIFLE	AKIN	KDIGO
诊断标准		48 小时 SCr↑ ≥0.3mg/dl 或 Scr%↑ ≥50% 或 尿量<0.5ml/(kg·h)，>6小时	48 小时 SCr↑ ≥0.3mg/dl 或 7日 Scr%↑ ≥50% 或 尿量<0.5ml/(kg·h)，>6小时
分级标准			
风险（RIFLE）或 I期（AKIN/KDIGO）	Scr%↑ >50%~99% 或 尿量<0.5ml/(kg·h)，6~12小时	SCr↑ >0.3mg/dl 或 Scr%↑ 50%~100% 或 尿量<0.5ml/(kg·h)，6~12小时	SCr↑ >0.3mg/dl 或 Scr%↑ 50%~99% 或 尿量<0.5ml/(kg·h)，6~12小时
损伤（RIFLE）或 II期（AKIN/KDIGO）	Scr%↑ >100%~199% 或 尿量<0.5ml/(kg·h)，12~24小时	Scr%↑ >100%~200% 或 尿量<0.5ml/(kg·h)，12~24小时	Scr%↑ >100%~199% 或 尿量<0.5ml/(kg·h)，12~24小时
衰竭（RIFLE）或 III期（AKIN/KDIGO）	Scr%↑ ≥200% 或 Scr↑ >0.5 或 Scr≥4.0mg/dl 或 尿量<0.4ml/(kg·h)，≥24 小时 或无尿>12小时 或开始肾替代治疗	Scr%↑ ≥200% 或 Scr↑ >0.5 或 Scr≥4.0mg/dl 或 尿量<0.3ml/(kg·h)，>24 小时 或无尿>12小时 或开始肾替代治疗	Scr%↑ ≥200% 或 Scr↑ ≥0.3 Scr≥4.0mg/dl 或 尿量<0.3ml/(kg·h)，≥24 小时 或无尿>12小时 或开始肾替代治疗
丧失（RIFLE）	RRT>4 周		
终末期（RIFLE）	RRT>3 个月		

干预阈值是不可取的。此外，目前临床也缺乏既敏感又特异的诊断 AKI 的指标，对 AKI 的诊断仍然主要根据血清肌酐水平和尿量，而血肌酐反映肾功能的敏感性很差，当肾功能发生轻微变化时，血肌酐需数天才能达到稳定状态，在单独应用尿量进行诊断时，应除外尿路梗阻及其他可导致尿量减少的可逆因素。

除了血清肌酐和尿量外，其他一些生化标志物有助于早期诊断 AKI。按照机制分类，研究较深入的早期标志物包括三类：肾小管酶尿标志物（AKI 时肾小管细胞损伤后细胞内容物进入尿中，如谷胱甘肽 S- 转移酶）、肾小管蛋白尿标志物（AKI 时肾小管重吸收功能障碍引起的小分子蛋白尿，如 α1 微球蛋白、β2 微球蛋白）和肾脏适应性应激反应标志物（AKI 时涉及有急性应激反应触发的多种病理生理反应，如中性粒细胞明胶酶相关脂质运载蛋白），但是关于新型标志物对 ECMO 相关肾损伤的诊断价值的研究很缺乏，目前认为尿中性粒细胞明胶酶相关脂质运载蛋白诊断价值较大，而多个标志物联合分析也可提高诊断准确性，寄希望于未来可通过 AKI 早期诊断，对 AKI 进行早期干预，改善预后。

二、ECMO 相关 AKI 的发生率

关于 ECMO 相关 AKI 的发生率数据有两个来源。一是来源于 ELSO 病例登记系统所上报登记的数据（表 19-2），ELSO 病例登记系统对 AKI 诊断标准过于严苛，新生儿及儿童患者 AKI（Scr>1.5mg/dl）的发生率为 8%～17%，成人患者 AKI（Scr>3mg/dl）发生率为 8%～22%。二是来源于不同中心的报道数据，各中心报道的 AKI 发生率存在差异，新生儿 AKI 发生率为 22%～71%，儿童患者 AKI 发生率为 12%～30%，成人患者 AKI

发生率为50%~80%,这一方面显示了各中心本身的差异,另一方面也与不同研究所采用AKI诊断标准不同有关。

表19-2　ELSO病例登记系统AKI及肾脏支持治疗发生率

	适应证	AKI分级	例数	发生率
新生儿	呼吸支持	Scr 1.5~3.0mg/dl	1735	7.1%
		Scr>3.0mg/dl	334	1.4%
		RST	4700	19.3%
	循环支持	Scr 1.5~3.0mg/dl	584	13.4%
		Scr>3.0mg/dl	74	1.7%
		RST	1827	41.8%
儿童	呼吸支持	Scr 1.5~3.0mg/dl	464	9.8%
		Scr>3.0mg/dl	219	4.6%
		RST	1999	42.4%
	循环支持	Scr 1.5~3.0mg/dl	636	12.4%
		Scr>3.0mg/dl	248	4.8%
		RST	1963	38.3%
成人	呼吸支持	Scr 1.5~3.0mg/dl	442	20.3%
		Scr>3.0mg/dl	288	13.2%
		RST	1119	51.3%
	循环支持	Scr 1.5~3.0mg/dl	449	31.8%
		Scr>3.0mg/dl	313	22.2%
		RST	693	49.0%

三、ECMO相关AKI的病因

(一)传统病因分类

传统的病因分类将AKI病因分为肾前性、肾实质性和肾后性三类。

肾前性指不同原因导致的肾脏低灌注,正常情况下肾脏灌注具有自身调节机制,当平均动脉压降至 80mmHg 以下时,肾小球超滤压继续下降,可引起 AKI。与 ECMO 辅助或心肺功能衰竭患者相关的病因包括:①急性血容量不足:如大量出血;②心输出量减少或心搏骤停;③周围血管扩张:如败血症、过敏性休克;④使用肾血管阻力增加的药物。

肾实质性 AKI 指急性出现的肾血管(如肾动脉栓塞或血栓形成)、肾小球、肾间质(药物性)和肾小管病变(缺血性、肾毒性或溶血、肌溶解相关)。

肾后性 AKI 指各种尿路梗阻引起急性梗阻性肾病,与 ECMO 相关 AKI 关系很小。

ECMO 辅助期间,患者肾功能损伤是上述多种潜在肾损伤因素综合作用的结果,为了更好地理解,我们将 ECMO 辅助期间 AKI 的病因分为患者相关病因和 ECMO 相关病因,其病理生理机制与肾脏氧供减少和炎性损伤密切相关。

(二)患者相关病因

在 ECMO 辅助前,患者可能已遭受肾损伤打击。首先,患者本身基础疾病导致的血流动力学不稳(如低心排)或者缺氧(如呼吸功能衰竭)引起肾皮质血流减少以及肾脏氧供减少。第二,重症患者在 ECMO 辅助前往往使用了大剂量的血管活性药物以及肾毒性药物,增加了 AKI 发生的风险。第三,部分患者并存多器官功能障碍以及全身炎性反应激活,也是肾损伤的重要致病因素。有报道称,心脏手术术后心源性休克需行 ECMO 辅助的患者中 AKI 很普遍,ECMO 启动前 RIFLE 分级与死亡率密切相关(非 AKI 患者死亡率 20%,RIFLE-R 患者死亡率 57.1%,RIFLE-I 患者死亡率 72.2%,RIFLE-F 患者死亡率 100%)。

(三)ECMO 相关病因

1. 血流动力学异常　ECMO 运行期间会发生血流动力学

和重要器官灌注的改变。尽管对于心力衰竭和心源性休克的患者 VA ECMO 会改善患者全身灌注,但是 ECMO 产生的流量和氧供常不足以满足某些器官(如肾脏)的代谢需求,VA ECMO平流灌注也不利于维持肾脏功能,ECMO 辅助期间常伴随皮髓质血流比例失调。此外,在 ECMO 辅助早期以及调整血管活性药物剂量时可能会引起患者血流动力学波动,易引发缺血再灌注相关肾损伤。

2. 内分泌因素　ECMO 期间内分泌激素水平发生变化,例如肾素 - 血管紧张素 - 醛固酮系统(RAS)失调,肾素活性升高、去甲肾上腺素和肾上腺素水平降低、心房利钠肽水平下调,以上激素的改变会通过影响患者血流动力学导致肾损伤。

3. 全身炎性反应　ECMO 辅助期间,患者血液与膜肺及管道非生物相容性异物表面相接触,全身炎性反应激活,炎性因子与肾小球肾小管毛细血管内皮表面相接触,可导致广泛微血管损伤、毛细血管渗漏,引发肾损伤。

目前 ECMO 管路的涂层技术(包括 PMEA 涂层、白蛋白涂层、肝素涂层和磷酸胆碱涂层)可大大减轻血液与管路异物表面接触激活的全身炎性反应。

4. 溶血相关肾损伤与肌红蛋白尿肾损伤　ECMO 的并发症之一为溶血,即红细胞机械性破坏,是指红细胞接触 ECMO人工装置表面及因非生理性流体动力学变化导致的红细胞脆性增加、细胞膜破裂、血红蛋白溢出。

ECMO 的另一个并发症是肢体远端缺血,当选用外周动脉(常见的如股动脉)插管建立 VA ECMO 时,尽管常规在远端肢体建立灌注旁路,但是旁路偏细,且存在血栓形成风险,依然存在肢体缺血可能,产生肌红蛋白。

肌红蛋白和血红蛋白与一氧化氮迅速结合,通过血管收缩效应、直接细胞毒性效应或者单纯肾小管阻塞导致 AKI。

5. 肾毒性药物　在 ECMO 辅助期间,患者于重症监护病房往往需应用大量的血管活性药物,α 肾上腺素能受体激动剂具有肾毒性。此外,某些抗生素、环孢素和非甾体抗炎药均具有肾毒性。越来越多的证据表明,羟乙基淀粉溶液也具有肾毒性。

四、ECMO 相关 AKI 危险因素

目前尚未确定 AKI 早期诊断的敏感手段,但是我们可以筛选高危患者,积极监测、积极预防、积极治疗,以改善患者预后。目前已知以下因素可能预测 AKI 风险:患者年龄、基础疾病的严重性(序贯器官功能衰竭评分,SOFA 评分)、ECMO 建立前乳酸水平、应用正性肌力药物、ECMO 离心泵泵速、血浆游离血红蛋白水平、VA ECMO、心肺转流后。

五、ECMO 相关 AKI 的预防

ECMO 相关 AKI 的预防措施主要是针对其病因,包括三点:维持肾脏有效灌注、优化液体管理、避免肾毒性损害。

1. 维持肾脏有效灌注　维持肾脏有效灌注的前提是维持有效循环血量,ECMO 辅助期间,患者出血或过度利尿治疗,抑或感染和过敏反应所引起的外周阻力降低,均可导致有效循环血量不足,对于上述原因引起的有效循环血量不足,需进行补液治疗或应用血管活性药物维持有效灌注压。此外 VA ECMO 辅助期间,静脉插管位置不良、管路扭折等因素会引起 ECMO 输出流量不足,器官有效灌注无法保证,此时需检查管路状态,必要时调整静脉插管位置。

2. 优化液体管理　ECMO 辅助患者的液体管理策略与其

他重症患者相似,此外还应考虑经膜式氧合器丢失的水分,往往难以测定,经验认为通常是在生理需求量基础上再加10%来估算。由于ECMO辅助患者往往存在严重心肺功能不全,液体管理时往往倾向于使患者处于容量负平衡状态,使之更利于心肺功能恢复,此时更应考虑容量不足可能导致的肾脏灌注不足的情况。液体选择上,首选晶体和白蛋白,对于AKI高危患者应考虑到羟乙基淀粉的肾毒性作用,尽量减少使用。

3.避免肾毒性损害　游离血红蛋白、肌红蛋白、肾毒性药物是ECMO期间肾毒性损害的主要来源。ECMO辅助期间血液破坏不可避免,应每日监测血浆游离血红蛋白浓度,游离血红蛋白浓度与ECMO辅助时间有关,而静脉管路负压、高离心泵转速也会增加血液破坏,因此尽量减小静脉管路负压、选择可满足机体组织灌注需求的低泵速可减少血浆游离血红蛋白产生。肌红蛋白与动脉插管远端肢体缺血有关,故应每日检查患者肢端末梢皮温,观察远端肢体灌注旁路管路是否通畅,及时发现并处理肢体远端缺血。此外,还应尽量避免使用肾毒性药物。

六、ECMO相关AKI的治疗

ECMO相关AKI的治疗与其他重症患者AKI的治疗类似,包括一般治疗和肾脏替代治疗。

(一)一般治疗

AKI一经诊断,需要立即仔细评估是否合并水电解质酸碱并发症以及是否存在可逆性病因,消除可逆性因素,对症处理并发症,AKI的常见并发症包括液体负荷过多、高钾血症、代谢性酸中毒、低钙血症、高磷血症,上述并发症的治疗包括药物治疗和肾脏替代治疗,一般药物治疗效果不佳时及时考虑肾脏替代治疗。

1．**液体负荷过多** ECMO 辅助患者存在心肺功能衰竭，AKI 导致的液体负荷过多更不利于心肺功能恢复。利尿剂可治疗液体负荷过多，多采用袢利尿剂呋塞米，大剂量呋塞米效果不佳时可换用布美他尼，不推荐通过应用大剂量利尿剂而推迟肾脏替代治疗。

2．**高钾血症** 高钾血症是 AKI 的常见并发症，并可危及生命。高钾血症的治疗包括：钙剂、胰岛素＋葡萄糖和利尿剂。

3．**代谢性酸中毒** 代谢性酸中毒的治疗可采用碳酸氢钠或肾脏替代治疗，对于合并液体负荷过多的患者，倾向于采用肾脏替代治疗，因为碳酸氢钠输注会加重水钠潴留，即使患者本身液体负荷不多，对于少尿患者应用碳酸氢钠溶液也应格外谨慎。

4．**低钙血症和高磷血症** AKI 患者需监测离子钙和血磷水平，低钙血症和高磷血症更多见于慢性肾功能不全，但是 AKI 患者有时也会合并存在。由于 AKI 患者低钙血症与肾小球滤过（glomerular filtration rate，GFR）下降所导致的血磷升高有关，因此低钙血症和高磷血症经常伴随出现，治疗取决于患者的低钙血症的症状和血磷水平。各中心对 AKI 低钙血症和高磷血症的治疗策略虽有差异，大致原则一致。患者血磷水平中度升高且无低钙血症症状时，可应用磷酸盐结合剂；患者血磷水平中度升高伴低钙血症症状时，需肾脏替代治疗；对于严重高磷血症，肾脏替代治疗。

（二）肾脏替代治疗

ECMO 辅助过程中患者出现肾脏功能衰竭，一般治疗无效或出现严重并发症时，需考虑肾脏替代治疗。此外，液体负荷过多或严重电解质异常也可应用肾脏替代治疗。一般认为肾脏替代治疗的适应证为：难治性液体负荷过多、严重高钾血症（血钾>6.5mmol/L)或血钾快速上升、尿毒症症状(包括尿毒症心包炎、尿毒症脑病或无法解释的精神功能障碍)、严重代谢性酸中毒(pH<7.1)、严重高磷血症,但是对于小儿患者以及高危患者,肾脏替代治疗的适应证有所放宽,关于肾脏替代治疗开始的时机依然存在争议,不同的中心在开始时机及适应证选择上也存在差异。

肾脏替代治疗包括间断血液透析(intermittent hemodialysis,IHD)、腹膜透析(peritoneal dialysis,PD)、连续性肾脏替代治疗(continuous renal replacement therapy,CRRT)以及杂交技术,其中 CRRT 技术将在后续章节中详细介绍。

间断性血液透析用于 ECMO 辅助患者存在许多缺陷,如:患者在短时间内出现容量的大幅波动易造成血流动力学不稳定、透析后液体反弹、体液在体内转移造成各部位分布不平衡等,现已很少用于 ECMO 辅助时 AKI 的治疗。

腹膜透析和其他透析方式比,虽然溶质及液体清除效率低,但是其对血流动力学影响小、操作简便,且无 CRRT 需预充的缺点,在小儿患者中应用较多。ECMO 辅助期间,全身肝素化增加腹膜透析置管操作的出血风险。因此,如在 ECMO 建立前已经开始腹膜透析者可继续予腹透治疗,ECMO 建立后不推荐腹膜透析置管,可应用 CRRT。

七、ECMO 相关 AKI 的预后

AKI 与 ECMO 辅助患者不良预后密切相关。ELSO 的数据显示,出现 AKI 并发症的患者存活率低于总体存活率(表 19-3)。研究表明,ECMO 建立前和 ECMO 撤除后 24 小时、48 小时的 AKIN 分级与成人患者预后密切相关。ECMO 撤除后 48 小时 AKIN 3 级是不良预后的独立危险因素。而 AKI 与肾脏替代治

疗是小儿及新生儿 ECMO 患者死亡的独立危险因素。

尽管研究不多,患者例数有限,不同单中心报道的数据均显示对于 ECMO 存活患者,90% 以上的 AKI 患者出院时肾功能可恢复至术前水平,不伴永久性肾损伤,不需要长期透析治疗。

表 19-3　ELSO 病例登记系统 AKI 患者存活率

	适应证	AKI 分级	AKI 存活率 (%)	总体存活率 (%)
新生儿	呼吸支持	Scr 1.5～3.0mg/dl	52	75
		Scr>3.0mg/dl	36	
		RST	50	
	循环支持	Scr 1.5～3.0mg/dl	22	39
		Scr>3.0mg/dl	22	
		RST	22.6	
儿童	呼吸支持	Scr 1.5～3.0mg/dl	31	56
		Scr>3.0mg/dl	27	
		RST	38.8	
	循环支持	Scr 1.5～3.0mg/dl	27.7	47
		Scr>3.0mg/dl	29	
		RST	33.3	
成人	呼吸支持	Scr 1.5～3.0mg/dl	36	53
		Scr>3.0mg/dl	38	
		RST	42.7	
	循环支持	Scr 1.5～3.0mg/dl	31	34
		Scr>3.0mg/dl	25	
		RST	23.5	

（闫姝洁）

第20章

ECMO 中的肾替代治疗

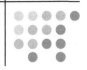

一、ECMO 中 AKI 的流行病学统计

目前各家 ECMO 中心评估 AKI 时主要采取急性肾损伤网络（acute kidney injury network）采用的 RIFLE 标准分层，即危险、损伤、衰竭、失功和结束阶段。ECMO 中 AKI 的高发病率文献报道为新生儿先天性膈疝 71%、小儿心脏 ECMO 患者 71%、成年呼吸衰竭 78% 和成人心脏术后 81%。和未发生 AKI 的 ECMO 治疗患者比较，发生 AKI 的 ECMO 患者提示极差的预后，成人 AKI 患者死亡率为 78%，而非 AKI 为 20%，婴儿先天性膈疝 ECMO 合并严重 AKI 不仅比那些没有 AKI 的患者有更高的死亡率，而且大大增加了机械通气时间和 ECMO 持续时间。有数据表明 ECMO 患者中 AKI 的发病率高，防治 AKI 和优化 CRRT 可能会改善 ECMO 患者的预后。

二、ECMO 中的 AKI 病理生理

通常来说，患者在进行 ECMO 前已实施了积极的维持生命的措施，但仍存在严重的失代偿的心肺功能不全，2009 年 ELSO 指南指出，ECMO 的适应证是急性、严重、常规治疗无效且病死率较高的可逆性呼吸衰竭和循环衰竭，患者预计死亡率达 50% 时可考虑应用，患者预计死亡率达 80% 时必须应用。

在 ECMO 启动之前，这些高危重症患者许多都已存在许多基础疾病和引发 AKI 的高危因素：例如脓毒症、缺血、呼吸衰竭、心力衰竭、血管活性药物及肾毒性药物。而在 ECMO 过程中，同样也存在许多导致 AKI 的高危因素：全身炎性反应、溶血、非搏动灌注、儿茶酚胺分泌增加、栓子形成栓塞等因素。这些 ECMO 治疗前后因素都可以导致 ECMO 患者发生 AKI。

1. ECMO 前肾功能损害

（1）术前肾功能状况：急性肾损伤是 ICU 中病患的常见问题，术前肾功能正常者，ECMO 术后急性肾损伤的发生率为 $2\%\sim7\%$，一旦发生，死亡率高达 $60\%\sim90\%$。术后有肾功能不全者，血肌酐>2mg/dl 者术后急性肾衰竭（acute renal failure，ARF）的发生率和死亡率呈指数样递增。

（2）老龄化：随着年龄的增长，肾脏的储备能力降低，肾脏的自我调节功能减弱，对肾血流灌注量减少时的保护性反应下降。

（3）低心排：需要 ECMO 支持的重症患者术前常常已出现血流动力学不稳定，心搏量的降低和有效循环血量的减低，导致肾灌注不足，进而引起肾脏的水钠潴留，加之激活交感神经系统和肾素-血管紧张素-醛固酮系统（RAAS）后导致肾脏血管收缩，从而引起肾脏缺氧，导致肾脏细胞死亡和纤维化，影响肾脏功能。

（4）药物副作用：为了维持低下的心脏功能，ECMO 患者常会应用较大量的利尿剂和血管活性药物，如多巴胺、去甲肾上腺素、肾上腺素等会使肾血管收缩进而加重肾缺血。

（5）液体过负荷：为维持有效血容量，临床上往往需要大量输液，而后却因急性肾损伤并少尿，无法维持体液平衡，造成体液累积的恶性循环。近几年的研究证实过多体液累积对患者的肾脏会有伤害且影响到患者的预后。因此选择何种输液,避免过多的体液累积,对这群病患十分重要。

2. ECMO治疗期间

(1)炎症反应:由于血液成分持续暴露于体外循环管道的非生物人工材料表面及非生理性血液流变学改变,导致包括补体系统、凝血系统、激肽释放酶系统、纤溶系统、血小板、中性粒细胞及血管内皮细胞激活,细胞表面黏附分子表达及肥大细胞脱颗粒,补体、TNF-α、IL-1β、IL-6、IL-8、血栓素等炎性因子级联式释放,引发ECMO相关SIRS即所谓的"细胞因子风暴"。这些因子放大了中性粒细胞和血管内皮细胞的反应,进一步引起广泛的微血管损伤,引起微循环障碍,酸性代谢产物、氧自由基大量产生及明显的抗炎和促炎细胞因子血浆浓度的升高,机体炎症反应失控和免疫系统内稳态失衡,免疫反应的增强或抑制,最终将导致多脏器功能障碍包括肾功能进一步损害。

(2)非搏动性血流:VA ECMO患者的总心输出量混合了患者心脏输出(搏动性)和ECMO泵流(非搏动性)。有研究认为,在低血流和足够血流之间,非搏动性血流导致主动脉球和颈动脉窦压力感受器更大的刺激,使内源性儿茶酚胺更多的释放从而对微循环产生不利影响,而肾脏是非搏动性的血流最敏感的器官,肾脏的球旁器对非搏动性的血流产生轻度的抗利尿作用,导致水钠潴留。VV ECMO较VA ECMO的非搏动性血流对肾灌注影响较小,但它并不能对心脏提供循环支持,因此对提高肾脏灌注无辅助作用。

(3)微血栓:ECMO期间主动脉壁胆固醇斑块和钙化物的脱落,左心房内附壁血栓碎片都可以随血液循环进入肾小动脉引起肾血管栓塞。

(4)溶血:ECMO启动期间引起溶血的因素较多,如输血反应、管道对红细胞的机械损伤及血浆蛋白变性。红细胞破坏导致血中游离血红蛋白增加，严重时出现血红蛋白尿，直接损害肾功能。

(5) 缺血再灌入损伤：ECMO 启动后血流动力学波动急剧改变导致肾血流量迅速改变、缺血或缺血再灌注相关性 AKI。

三、ECMO 中实施肾替代治疗的适应证

1. 适应证　ECMO 患者肾替代治疗（RRT）适应证包括尿毒症、酸中毒、电解质紊乱、液体过负荷等。ELSO 中心进行了一项调查，显示 ECMO 患者联合 RRT 治疗在各个中心存在巨大的差异性。

累积液体过负荷往往被用来计算和评估日常 ECMO 患者决定是否 RRT 治疗并有利于整体治疗。累积液体过负荷是与 ECMO 患者死亡率相关的独立危险因素，相比那些不用 RRT 的患者，这组患者意味着更差的氧合、住院和机械通气时间的延长。当总输入量减去总输出量大于体重的 1/10 时，患者的预后就会明显变差。因此，国际 ELSO 指南推荐 ECMO 治疗过程中要"恢复正常细胞外液量并维护它"。早期 RRT 防止液体过负荷可能改善最终的结果。

其他方面的治疗需要也是决定是否启动 RRT 治疗的重要因素。如 ECMO 治疗期间必须允许提供给患者足够的营养液体支持、药物和血液制品，同时避免进一步液体过负荷。有专家认为如果要用大剂量的利尿剂来保持尿量，还不如早期使用 RRT 管理液体来避免药物长期使用带来的其他毒副作用。

当决定启动 RRT 和整体评估患者预后时，需考虑 ECMO 幸存者发生终末期肾脏病的可能性。令人鼓舞的是来自密歇

根、埃默里大学的两个大 ECMO 中心独立研究报告他们的经验：无原发肾脏疾病的 RRT-ECMO 幸存者在 20 年期间均没有发生终末期肾脏病，提示 ECMO 患者一旦脱机，其肾功能大都可逆，而 RRT 的短期肾功能支持作用意义显得尤为重大。

　　2. 血液净化时机　除了适应证，ECMO 的肾脏替代疗法的时机一直都存在争论，由于现阶段对早期急性 AKI 的诊断仍不明确，因此没有强而有力的证据告诉我们何时该开始进行何种血液净化治疗，但大多文献发现及早进行透析治疗可以有较好的存活率，学者们建议应该在尿毒症相关的并发症出现前就介入治疗，尤其是有其他器官衰竭、脓毒症或是重大手术后的重症患者，其目的在于减少其他器官的负担，而非单纯治疗尿毒症。

四、ECMO 中血液净化的技术

　　1. 血液净化的肾脏替代技术模式主要可分为几大类

　　（1）连续性肾脏替代疗法（continuous renal replacement therapy，CRRT）。

　　（2）间歇性肾脏替代疗法（intermittent renal replacement therapy，IRRT）。

　　（3）延长式间歇性肾脏替代疗法（prolonged intermittent renal replacement therapy，PIRRT）。

　　应该说每种模式各有优缺点，临床上需针对患者不同情况而定。由于 ECMO 的患者往往血流动力学不稳定，需要提供有针对性的液体平衡，并提供非常稳定的溶质清除，因此 CRRT 是目前 ECMO 中最常见的支持形态。CRRT 是通过长时间、连续的体外血液净化疗法以替代受损的肾功能。

　　2. CRRT 包括多种技术

　　（1）连续动静脉血液滤过（continuous arterio-venous hemofiltration，CAVH）。

（2）连续静脉 - 静脉血液滤过（continuous reno-venous hemofiltration，CVVH）。

（3）动静脉连续缓慢滤过（slow continuous ultrafiltration，SCUF）。

（4）连续动静脉血液透析（continuous arterio-venous hemodialysis，CAVHD）。

（5）连续静脉 - 静脉血液透析（continuous veno-venous hemodialysis，CVVHD）。

（6）连续动静脉血液透析滤过（continuous arterio-venous hemodiafiltration，CAVHDF）。

（7）连续静脉 - 静脉血液透析滤过（continuous veno-venous hemodiafiltration，CVVHDF）。

3. CRRT 的主要优势

（1）可以提供较稳定的血流动力学。

（2）调控电解质及水分的排除，降低液体负荷并容量管理。

（3）清除循环中的炎性因子。

（4）可以强化营养支持。

（5）减少利尿剂用量。

4. ECMO 与 CRRT 的连接方法　ECMO 与 CRRT 联合治疗的组合方式基本有两种，一种是 ECMO 回路与 CRRT 回路形成并联，是目前常见的组合方式，优点是减少了重复留置静脉导管带来的潜在风险及并发症。ECMO 管路内加入 CRRT 设施是安全有效的，可以促进液体平衡、延长过滤器的使用寿命且不会导致出血等并发症的发生。在普通血液透析中，由于清除率主要和透析液的饱和度相关，较少与血流速度相关，而 ECMO 回路血流远大于 CRRT 回路，回路血流更新过快一方面可能导致血滤清除过度，另一方面 CRRT 回路过高流量的压力会使机器动脉压持续报警，因此，需要调低对流或扩散速度来抵消过高的清除率，或改变血滤机器默认通过压力。

ECMO 与 CRRT 连接的另一个问题是 CRRT 管路的具体插入位置。要考虑 ECMO 静脉端的负压以及动脉端的空气过滤问题，一般情况是 CRRT 管路的回血端需留置在膜肺前，例如：①CRRT 入口端（动脉）通过一个三通连接在离心泵的后端，而出口端（静脉）则连接于另一端在膜肺之前（出入口均在泵后膜前）；②血透入口连接于静脉端，而出口连接于动脉端；③将 CRRT 入口端在泵后，而出口端在泵前并回到 ECMO 环路；④CRRT 入口端位于氧合器膜后，出口段在氧合器膜前，此方法因安全方便而使用较多，也是目前应用最为广泛并推荐使用的连接方式。

5. ECMO 期间 CRRT 的抗凝　目前的 ECMO 均有肝素涂层管路，管路血流快（500～5000ml/min），因此在出现出血较多情况下可短时间内暂停肝素抗凝。而 CRRT 管路尽管也有肝素涂层，但经过血液透析器的血流较慢，约 50～150ml/min，加之透析器膜的面积约 1.2m²，如不抗凝将导致大量血小板的破坏和凝血因子的消耗，一般情况下需抗凝（ACT 150～180 秒），因此 ECMO+CRRT 常规需要肝素抗凝治疗。但在特殊情况下例如 ECMO 患者较多出血或需要维持非常低的 ACT 目标值或肝素暂停时，可考虑 RRT 管路局部柠檬酸抗凝。

6. 保温　由于 ECMO 水箱的加温和降温作用，一般也不需要额外使用 RRT 设备的加热器，但 ECMO 支持时往往是心肺功能不全时的临时辅助，温度不宜过高，血温控制在 35～37℃较宜。在 ECMO 支持时的血液温度的控制依然是各有利弊：一方面，温度降低，机体整体代谢率下降，氧耗降低，对心脏做功的要求减少,有利于心脏功能的恢复,同时机体炎性介质的激活减少,有利于减少 ECMO 导致的各种并发症的发生。另一方面,低温容易导致机体免疫受抑及凝血功能下降,增加感染和出血的风险,为此 ECMO 支持中的温度的控制,依然需要根据患者整体状况及利弊权衡等因素综合判定。

7. 平衡液　目前 RRT 常用的置换液主要是碳酸盐平衡液、乳酸盐平衡液、醋酸盐平衡液。其中碳酸盐平衡液:具有符合生理的功能,但由于其碳酸盐成分容易分解而无法长期保存,需要时临时配制,如台湾台大医院常用的置换液为 A 液及 B 液,B 液在使用前另外加入 7% 重碳酸盐,A、B 液混合后的最终浓度:钠 142.35mmol/L,钙 1.3mmol/L,镁 0.715mmol/L,氯 113.05mmol/L,重碳酸盐 33.33mmol/L。临床使用时,A、B 液分别输注入血液管路中,避免钙离子及重碳酸盐在管路上混合而产生沉淀物。另乳酸盐平衡液导致大量乳酸增加,而醋酸盐平衡液要双倍的渗透压方可长期保存,限制了临床的使用。

五、肾功能恢复情况

在大部分情况下,ECMO 患者术前的肾脏缺血缺氧性损害由于 ECMO 支持后机体循环氧合状况会得到较好的改善,肾脏灌注增加,肾脏功能随之明显改善,大部分患者不需要 RRT 或长期的 RRT 支持。但是如果应用 ECMO 时肾脏已经发生了明显的肾脏功能损害,即使应用 ECMO 改善了肾脏的灌注,肾功能也不可能马上恢复其功能,此时 RRT 就要发挥其持续肾脏替代作用,支持的时间随治疗的目的和肾功能恢复差异而不同,很少有统一的定论。正如前述,两个大型 ECMO 中心的数据显示能够脱机的幸存者很少存在终末期肾脏疾病(end-stage renal disease,ESRD),故一般是 CRRT 时间短于 ECMO。如果在

ECMO的支持时，已经有明显的肾功能异常，而且其短期内也不可能恢复，而ECMO又有撤离的指征，则可考虑停用ECMO后再多进行一段时间的CRRT。也可应用IRRT，等需要达到的目的有初步改善再停用RRT。总之，ECMO中的CRRT一定是根据机体的总体情况权衡利弊，不可一概而论。

ECMO+CRRT治疗能在体外循环呼吸支持的基础上及时避免液体过负荷，发挥肾脏支持作用，清除炎性介质，作用显著，但同时由于费用昂贵，工作量大，为解决这个问题，同时满足血流动力学不稳定患者的需求，从间接性肾脏替代疗法进一步发展出延长式间歇性肾脏替代疗法（prolonged intermittent renal replacement therapy，PIRRT），每日延长透析时间至6～10小时。PIRRT对患者血行动力稳定性之影响，已被证实和连续性肾脏替代疗法是相当的。有一单中心小型的研究发现，缓慢低效率每日透析似乎比连续性肾脏替代疗法有更好的存活率，且其价格较连续性肾脏替代疗法低廉、治疗时间具有弹性，且能减少ECMO中的抗凝血问题，因此目前越来越广为使用。

六、总结

ECMO患者有很高的AKI发病率且有严重的不良预后。尽管AKI的流行病学仍不清楚，但新的AKI生物标志物结合临床危险因素也许会更好地识别AKI。2012年后ELSO已在收集更详细的ECMO前、期间和之后的血清肌酐和液体入出量数据，这将有更好的数据来理解真正的AKI发病率及其对ECMO预后的影响。而管理好患者液体、RRT的时机、RRT的方法可能会改善AKI并优化RRT-ECMO患者的预后。

（陈改玲）

第 21 章

ECMO 相关并发症

ECMO 期间并发症可分为机械相关并发症和患者相关并发症。对并发症快速、准确的判断和及时处理是成功的关键（表 21-1、表 21-2）。

表 21-1　ECMO 呼吸支持并发症（ELSO 相关 2016 年数据）

并发症		新生儿		小儿		成人	
		发生率 (%)	生存率 (%)	发生率 (%)	生存率 (%)	发生率 (%)	生存率 (%)
机械相关并发症	血栓形成	18.3	67	6.9	52	9.5	55
	插管问题	11.2	69	13.9	49	10.8	40
	氧合器功能异常	5.7	55	13.7	45	18.0	42
	空气栓塞	5.2	72	2.0	52	1.1	58
	泵故障	1.8	68	3.0	48	4.1	35
	泵管破裂	0.3	61	0.7	35	0.7	29
患者相关并发症	插管局部出血	6.2	68	9.4	61	12.2	45
	外科创面出血	6.1	46	15.6	47	22.2	35
	胃肠道出血	1.7	46	4.0	25	4.3	24
	感染	6.5	55	20.8	46	21.2	41
	颅内出血	5.8	46	4.9	27	2.6	22
	脑梗死	8.6	55	3.2	41	1.9	35
	癫痫	10.7	62	7.2	34	1.9	45
	溶血	12.0	67	8.8	42	5.2	27
	高胆红素血症	8.2	66	3.2	28	4.3	13
	肺出血	4.3	45	4.5	32	5.0	26

表 21-2　ECMO 循环支持并发症（ELSO 相关 2016 年数据）

	并发症	小儿发生率（%）	成人发生率（%）
机械相关并发症	血栓形成	31.2	17.7
	插管问题	11.3	7.2
	氧合器功能异常	8.6	21.6
	空气栓塞	3.5	2.2
	管道破裂	0.7	1.1
	泵故障	1.0	0.6
	泵管破裂	0.5	0
患者相关并发症	插管局部出血	17.4	40.0
	弥散性血管内凝血（diffuse intravascular coagulation，DIC）	6.1	2.8
	胃肠道出血	3.2	3.9
	外科创面出血	16.8	29.3
	肾功能不全	35.0	33.7
	感染	9.0	15.5
	脑损伤	25.7	28.8
	癫痫	16.7	4.5
	溶血	12.4	15.5
	高胆红素血症	5.0	7.7
	心律失常	17.3	24.3
	心搏骤停	8.0	6.6
	心肌顿抑	6.3	2.2
	心脏压塞	6.1	11.6
	高血压	12.3	7.2
	需要使用血管收缩剂	68.7	84.0
	肺部并发症	11.6	10.0
	pH 值异常	17.0	30.4
	血糖水平异常	16.1	42.0

第一节　机械性相关并发症

一、血栓形成

(一)原因

1. 抗凝监测不准确,抗凝不充分。

2. 血流过缓。

3. 血液接触面无肝素化处理。

4. 血小板激活并黏附于管道和氧合器,形成血栓。

5. 补体激活形成终末补体复合物(TCC),促进血栓形成。

(二)预防及处理

1. 调整肝素用量,规范抗凝监测。

误区:ECMO 期间采用与体外循环(CPB)相同的 ACT 监测。

原因:CPB 中肝素用量大,血浆浓度高,而 ECMO 中肝素用量小,浓度低,好比用称大象的秤来称新生儿,误差大。

建议:使用适合低浓度的 ACT 片,如 Hemochron 公司的 ACT-LR(Low range)及适合中低浓度的 APTT 同时监测。

阜外医院常规:3 小时 / 次,ACT-LR 和 APTT 同时测,如遇特殊,按需增加监测频率。

2. 避免长期低流量,ECMO 系统中抽完血,用晶体液置换三通中的血。

ECMO 中超滤(血液浓缩器)使用误区:

(1)钳夹血路来控制超滤速度:增加血液破坏。

建议:使用蠕动泵 / 输液泵控制滤液出口而非血液出口速度。

（2）临时停超滤时关闭超滤血路：易致血栓形成。

建议：关闭滤液出口。

（3）确定不再需要超滤时仍保留：相当于增加血液侧路分流，增加血液破坏。

建议：确定不再需要时，应及时撤除。

3．使用肝素化氧合器及管道　在预充排气前安装好套包中肝素化的三通、猪尾（pigtial）。

4．定期检查　建议：每天交班时按照管路检查清单（check list）做完整系统管路检查（full circuit check），使用高亮度光源检查管路，重点检查膜肺、离心泵头、各接头、三通等部位。

5．阜外经验　ACT 160～220 秒，有出血倾向时缩短 10%～15%，ACT 值低于目标值，从小剂量开始微量泵持续供给肝素。心脏术后患者，由于体内肝素残留，安装当天可不用肝素。若有活动性出血，必须外科有效止血，而非停抗凝。

6．更换局部 / 整套 ECMO 装置　这是"双刃剑"，是一件"大事"，不可草率行事，需综合评估。

二、插管及管道相关并发症

（一）原因

1．血管损伤　①插管与血管口径不匹配，静脉易撕裂，动脉易夹层；②插管遇阻力时暴力插管捅穿血管，产生不易发现的大出血；③老年人血管粥样硬化 / 迂曲，易动脉夹层、穿孔、斑块脱落等。

2．插管与血管夹角过大，在夹角的跟部发生持续性渗血。

3．插管远端缺血。

4．插管前未抗凝　插管时间长，又未抗凝，易在插管内形成血栓。

5．插管脱出　固定不牢，患者躁动、搬运时易脱管，引起插管局部出血、血肿。

6．静脉插管方向 / 位置错误，进入锁骨下静脉 / 穿过卵圆孔，致静脉引流不畅。引流管扭折影响静脉回流。

7．右房解剖变异（房间隔瘤样扩张 / 冗长欧氏瓣）影响静脉回流。

8．动脉插管过深，误入升 / 降主动脉，或锁骨下动脉。插管入降主动脉，可致冠脉和脑部灌注不足，还可使经 ECMO 氧合血不能充分混合。

9．VV ECMO 插管不当，增加再循环。

10．有齿阻断钳钳夹管道，接头松动，长时间 ECMO 管道老化等原因可致管道破裂。

（二）预防及处理

1．插管时轻柔，避免损伤血管　动脉损伤一旦确认，需重插；若原位重插有困难，需改变位置，并修复原位置血管。

2．插管与血管适当的夹角，理论上夹角越小越好。

3．成人股、动静脉插管常用方式

（1）穿刺置管：①穿刺前给适量肝素，选合适插管，超声 / 造影了解血管状况；②插管中避免角度过大，保障插管远端血供；③插管后 X 线 / 超声再次确认。

1）经皮穿刺置管：优点是穿刺部位皮肤、肌肉自然止血，渗血发生率低。若选择插管外径占血管口径 70% 左右，既可保证充足流量，远端肢体也能得到灌注，通常远端肢体不需要另行置管。

2）切开直视下穿刺置管：优点是确切，不会穿错，更不会把动静脉搞反，但无自然止血优势。

（2）切开插管：外科医师切开直视下插管，临时结扎血管，远端肢体动脉单独置入灌注管提供血供。

1）远端肢体灌注管采用 1/4 管道及 6～10F 动脉插管：缺点是插管口径变化落差大，阜外医院用此法曾有患者远端肢体灌注管内血栓形成。

2）动脉插管侧孔连接动脉监测延长管作为远端肢体灌注管：无口径变化落差，阜外医院自从采用此法后，目前无一例发生远端肢体缺血 / 淤血并发症。

4. 插管前抗凝，撤机前加大肝素用量，ECMO 停止后尽快拔管。

5. 插管固定　患者充分镇静。可靠固定插管，严密观察静脉引流、灌注阻力及插管局部状况。

6. X 线、超声检查插管位置，及时调整。

7. 插管及患者体位固定，防止插管扭折。

8. 避免应用有齿钳钳夹管道，接头可靠固定，更换老化管道。

三、氧合器功能异常

（一）表现

1. 气体交换能力（氧运输 /CO_2 消除）下降。

2. 血浆渗漏。

3. 血栓形成。

4. 破损、漏血或水 / 血相交通。

（二）预防及处理

【预防】

1. 评估氧合器状态　氧合器失功表现为：①气体交换功能下降；②血栓形成；③跨膜肺压差显著增大；（参考值：≤15mmHg/L，

例如 ECMO 流量 3L，膜前 - 膜后压≤45mmHg 即合格）；④严重血浆渗漏；⑤血小板↓、血浆游离血红蛋白（FHb）及纤维蛋白单体明显上升。

2．ECMO 期间尽量避免静脉使用丙泊酚、脂肪乳剂等。

3．充分抗凝，选耐用的氧合器。

4．安装前仔细检查是否破损，避免暴力操作。

【处理】

1．方案选择

（1）氧合 /CO$_2$ 排除不良，可采用串联 / 并联 / 更换氧合器 / 更换系统（套包）4 种方式；

（2）若严重血浆渗漏、大量血栓形成、氧合器破裂漏血等情况，选择更换氧合器 / 更换系统。

（3）串联 / 并联：优点是方便排气，操作时停 ECMO 时间短，缺点是 Y 形三叉内不流动血易形成血栓。

（4）更换系统（套包）：优点是不留隐患；缺点是费用较高，若不考虑费用，推荐更换套包。下面以换套包为例简介。

2．操作流程　新套包预充排气，消毒铺巾，刀片轻划旧套包插管处（方便掰开又确保不脱出的程度），也可备 2 个接头和无菌剪刀剪断连接。临时增加血管活性药、呼吸机参数，备各类急救药 / 物品，团队预备，计时，离心泵速减至 1500r/min，台上、台下同时夹管，断开管道，更换套包，50ml 注射器边打水边连接，连好后离心泵 1500r/min，开钳，恢复至适当转速，呼吸机恢复肺保护模式，血管活性药减回适量。

四、空气栓塞

（一）原因

1．泵前静脉引流管部分开放或全部脱出血管。

2．血氧分压过高或过饱和。

3．泵高速运行时，泵前静脉管被钳夹／扭折，离心泵吸力导致溶解在血中的气体析出，造成"气穴现象"。

4．氧合器中空纤维膜破裂，如氧合器出气口被堵塞，氧合器内气相压力高于液相时，可致大量气体进入中空纤维外，最终进入血液循环。

（二）预防及处理

1．建立 ECMO 泵前管路为"危险区"的概念，尽量避免泵前操作。

2．氧合血 PO_2 <500mmHg。确保空氧混合器功能正常。

3．钳夹时先膜后或泵后，松钳时先松泵前，避免泵高速转动时单独钳闭泵前。

4．ECMO 前检查氧合器是否渗漏。

5．静脉进气的处理步骤

（1）判断是否紧急情况：少量静脉进气的 VV ECMO，只需严密观察；如果大量进气（流量减低缺氧严重至影响血流动力学的程度）或 VA ECMO，则须终止 ECMO，进行下一步骤。

（2）排气：不同 ECMO 系统排气过程有差异，需要由熟悉系统预充的人员协助完成。

6．动脉进气

（1）立即钳夹动脉管路，防止气栓进入体内。

（2）如气栓已进入体内，则应采取相应措施：①停 ECMO，头低脚高体位，防止气栓进入脑循环；②排气；③如气栓进入冠状动脉循环导致心功能不全，则应用大剂量血管活性药物，适当升高血压；④患者病情稳定后，立即纠正形成气栓的原因。

（3）高压氧舱治疗。

五、驱动泵失灵

（一）原因

1. 突然停电，保险丝熔断。

2. 滚压泵槽内异物，泵管挤压过紧致泵管在泵槽内扭折。

3. 离心泵头、氧合器或管道内血栓形成，致流量降低，异常声音和溶血。

4. 机器故障。

（二）预防和处理

1. 备好紧急摇把、保险丝，确保各个部位电源的紧密牢固。

2. 滚压泵泵管卡应压紧，泵头和泵管挤压适度。

3. 定时检查机器运转情况。

4. 应有备用电源，离心泵或滚压泵应用专门的电源插头。

5. 更换泵头及管道。

六、变温器异常

（一）原因

1. 氧合器质量问题。

2. 在安装过程中剧烈碰撞。

3. 变温机器故障。

4. 设置失误。

5. 探头故障。

（二）预防和处理

1. ECMO 前行漏水实验，应有一定的时间和压力。

2. 安装时动作轻柔。

3. 定时检查机器及探头。

4. 温度设置准确，随时监测温度变化。

5. 更换问题部件，如氧合器、变温水箱和探头。

6. 调节合适的温度。

第二节　出　　血

一、原因

1. 外科性出血　插管并发症，血管撕裂，心脏术后止血不彻底。

心脏术后患者经正中切口建立 ECMO，因为没有胸骨闭合压迫，部分患者骨髓腔局部止血困难。

2. 抗凝监测不精确，肝素过量。

3. 温度过低。

4. 血小板减少。

5. 肝素诱导性血小板减少症（heparin-induced thrombocytopenia，HIT），发生率为 2%～6%，成人比新生儿更常见。

6. 其他　严重应激反应（胃肠出血）；新生儿侧脑室脉络丛的特殊生理结构（颅内出血）；肺部感染侵蚀气管内膜小血管（肺部出血）。

二、临床表现及诊断

1. 插管部位及手术切口渗血、胸液多。

2. 血红蛋白浓度进行性下降、心动过速、低血压或 VA ECMO 时 PaO_2 升高、癫痫发作、瞳孔散大、脉压减小（心脏压塞）、腹部膨隆、血便、鼻饲管吸出血液等。

三、预防及处理

1．手术部位电凝止血、分离出血管后再全身肝素化、插管后局部彻底止血。ECMO 动、静脉插管用双股丝线结扎以防滑脱。

2．规范抗凝监测（ACT-LR 和 APTT 同时测）；应用肝素涂层的 ECMO 管道和配套三通、猪尾等。

3．变温水箱维持适宜温度（35.5～36.0℃），部分需"亚低温"治疗者，也尽量不低于 34℃。

4．适当补充血小板，避免组织缺氧。

5．HIT 患者　血小板计数>50×10⁹/L，如无出血，不必治疗；若血中检测到肝素诱导的抗血小板抗体，必须停肝素，停输血小板，改用其他抗凝剂，如低分子肝素、阿加曲班（argatroban）、重组水蛭素。

6．尽量避免新的有创操作　护理时注意保护黏膜，避免损伤出血，如吸痰、放置鼻胃管和口腔护理。

7．处理原则　关键是判断出血部位和出血量。

（1）小面积少量渗血：多来源于插管及切口部位小血管，指压、调整肝素用量降低 ACT 至 160～220 秒、维持血小板 >125×10⁹/L 及局部应用止血剂（如吸收性明胶海绵、Oxycel、纤维蛋白胶）等。

（2）大量出血（如新生儿出血 >10ml/h）：立即外科修补破损血管、恢复插管合适位置。

（3）颅内、腹腔内、腹膜后出血：

1）根据情况补充容量；

2）有效引流；

3）上述无效，则须手术探查止血。如出血伴压迫症状和血流动力学不稳定,则应延迟闭合伤口。

(4) 胃肠道出血可能是应激性溃疡和轻度胃炎:冷生理盐水洗胃、抗酸剂和 H^+ 泵阻滞剂。特殊情况,可用垂体加压素。食管出血:同上或球囊压迫止血。

(5) 药物治疗:6- 氨基己酸首剂:100mg/kg,维持:30mg/(kg•h)。

第三节　溶　　血

一、原因

1. 剪切力和气血直接接触是血液破坏最重要的因素。

2. 长期高流量。

3. 离心泵内血栓形成。

4. 静脉引流负压过大、循环管路扭折。

5. 血细胞比容过高。

6. 心脏术后畸形矫正不彻底。

7. ECMO 系统非生物材料表面。

二、预防及处理

1. 避免高剪切力,如管路打折、超滤时钳夹血路控制流速,VAV ECMO 选择适合口径的插管而非钳夹管路控制流量;避免气血直接接触:静脉进气者积极排气。

2. 避免长期高流量　以 Maquet 公司离心泵为例,避免长期超过 3500rpm,常用转速区间:2000～3500rpm(推荐 2500～3000rpm)。

3．严密监测抗凝，避免血栓形成。

4．控制静脉引流负压　ECMO 中静脉负压过高只有两个因素：①机械梗阻（插管位置漂移、管道打折）；②容量不足（静脉管抖动、静脉负压>40mmHg，可适当补液，控制静脉负压不低于−30mmHg）。

5．维持适当的血液红细胞比容（HCT 0.30～0.35）。

6．外科彻底畸形矫正。

7．使用肝素化材料，如 ECMO 套包内的三通、猪尾等。

8．处理

（1）出现血红蛋白尿时，碱化尿液，维持尿量>3ml/（kg•h）。

（2）更换 ECMO 装置。

（3）缩短 ECMO 时间：VA ECMO 3～7 天、VV ECMO 10天左右，考虑撤机。

第四节　循环系统并发症

一、原因

1．心肌功能受损　术前心力衰竭、缺氧、心肌顿抑；大量正性肌力药；过度容量补充。

2．心脏压塞和血、气胸。

3．心腔内血栓形成。

4．低钙血症（无钙离子预充、库血）及血钾离子浓度异常（大量输液／输血，组织缺血／氧致代谢异常及肾衰）。

5．VA ECMO 转 VAV ECMO 时右颈静脉插管过粗，前负荷增加，血流动力学难以维持。

二、预防及处理

1. 合理控制 ECMO 辅助流量；控制正性肌力药物的使用。

2. 及时处理心脏压塞，必要时可延时关胸。

3. 纠正电解质浓度异常

（1）维持相对正常的预充液钙离子浓度。

（2）严密监测，及时纠正低钙血症，补充库血同时补充一定量钙剂。

（3）密切监测及维持正常血钾。

4. 主动脉内球囊反搏（IABP）及心室辅助

（1）左心衰者可配合 IABP，以减轻左心后负荷及改善舒张期灌注，帮助左心恢复。

（2）严重心力衰竭辅助时间超过 2 周者可过渡到心室辅助。

5. VAV ECMO

（1）选择适宜插管：右颈静脉插管能提供 ECMO 总流量的 20% 就足以改善心、脑及上半身氧供。

（2）对于心功能恢复较好，能耐受一定程度前负荷者，也可选足以满足 VV ECMO 流量的插管，用 C 形控制器控制分流管路口径，当心功能进一步恢复时，直接转为 VV ECMO。

第五节　肺部并发症

一、原因

1. 左向右分流　动脉导管未闭（patent ductus arteriosus, PDA）→肺灌注增加→肺水肿。

2. ECMO 前体循环缺血/氧→肺供血/氧不足→转流后肺再灌注/再氧合损伤→肺毛细血管通透性增加→肺水肿。

3. 呼吸道管理不当→肺不张、感染。

4. 凝血功能障碍

（1）胸腔内出血：胸腔引流不畅→肺组织膨胀受限和肺不张。

（2）肺组织内出血→肺实变。

5. 肺组织炎性反应。

6. 大量输注库血　影响凝血功能，也增加了肺血管栓塞的机会。

二、预防及处理

1. 按需结扎动脉导管。

2. 限制容量补充。

3. 减少失血

（1）彻底止血。

（2）如需输血，尽可能新鲜。

（3）必要时血液回收机清洗库血后再输（特别是小儿）。

4. 积极处理张力性血、气胸　立即胸腔引流，并消除导致血、气胸的原因。

5. 呼吸机调至肺保护模式（保护性低压低频状态，定期膨肺）。及时清除支气管分泌物，定时翻身、吸痰，必要时纤维支气管镜检查，清除气道内黏稠的痰液及血块。对单纯循环辅助者，如能脱呼吸机则应拔除气管插管，清醒及自主呼吸是对肺功能最好的保护。

6. 减轻炎性反应　选生物相容性好的装置，适当使用糖皮质激素等。

7. 必要时开胸探查　清除胸腔内血块及积血，彻底外科止血。

第六节　肾功能不全

一、原因

1. 肾供血 / 氧不足　静脉引流不畅 / 静脉压上升, 大剂量缩血管药物。

2. 毒性代谢产物及药物

(1) 血液破坏→FHb 上升, 血红蛋白尿并在肾小管内形成 Hb 管型, 堵塞肾小管, 损伤肾功能。

(2) 胃肠道隐性出血→氮质血症。

(3) 插管侧远端肢体缺血甚至组织坏死, 大量肾脏毒性代谢产物释放入血, 引起严重急性肾功能损伤。

(4) 脓毒血症及药物如氨基糖苷类抗生素的肾损害。

二、预防及处理

1. 维持肾脏的血供、氧供, 尽可能减少缩血管药物。

2. 减轻转流中肾损害

(1) 维持适当的流量和 Hb 浓度, 减少血液破坏。

(2) 有肾功能不全表现者, 控制液体入量, 及时利尿。

(3) 出现血红蛋白尿者, 碳酸氢钠碱化尿液。

(4) 外周血管插管时注意插管侧肢体远端循环状态。

(5) 避免用肾损害性药物。

(6) 积极控制感染, 避免毒血症或败血症。

3. 肾脏替代治疗(CRRT)　指征: ①少尿或无尿; ②容量过多或 HCT 过低; ③高钾血症; ④氮质血症。

第七节　感　　染

一、原因

1. 血管插管　长期血管插管及护理不当和局部血肿形成。

2. 大量非生物材料表面导致的全身炎症反应综合征（systemic inflam-matory response syndrome，SIRS）。

3. 与血液循环的频繁接触　血标本采集、静脉输液、用药等。

4. 肺不张。

5. 肠源性感染　术前缺血 / 氧，大量血管收缩药物使用→肠黏膜屏障功能受损，肠黏膜通透性增加→肠道内细菌、毒素吸收入血→肠源性感染。

6. 机体抗感染能力降低　免疫功能紊乱及抗感染能力降低。如合并营养不良、糖尿病或长期使用糖皮质激素或免疫抑制剂等，可进一步降低抗感染能力。

二、预防及处理

1. 局部无菌操作，对局部血肿和感染灶及时外科处理。

2. 减少不必要操作。

3. 加强肺部护理

（1）定时吸痰，必要时纤维支气管镜。

（2）条件允许者行清醒 ECMO。一方面可减少肺部感染机会；另一方面可帮助患者尽快恢复经消化道进食。清醒状态，经口进食，是预防胃肠道感染最有效的方式。

4. 全身性抗感染措施。

5. 改善患者全身状态　营养支持,根据情况补充全血、新鲜血浆、人血白蛋白和免疫球蛋白等。控制糖尿病患者的血糖水平和及时纠正酮症和酸中毒。

6. 缩短 ECMO 时间　根据情况见好就收,适时终止ECMO 辅助。

第八节　中枢神经系统并发症

一、原因

1. 右颈内动脉结扎破坏了正常的灌注方式;右颈内静脉插管过粗,影响了脑静脉血液的回流,致脑静脉压力升高;ECMO期间血压过高。

2. 栓塞　脑栓塞→局部出血→广泛性出血→严重脑组织损伤。

3. 全身性缺血/氧及缺血-再灌注或缺氧-再氧合损伤。

4. 凝血功能异常是脑出血及脑梗死的重要原因之一。此外,过度血液稀释可促进脑组织水肿的发生。

二、预防及处理

1. 安全的血管插管　选择合适的插管及安全的插管技术。拔除颈部血管插管时尽可能修复血管。

2. 维持循环及气体交换稳定,保持正常的头位以利于良好的颅内血供。充分镇静可减少 ECMO 期间躁动和癫痫的发生,降低脑氧耗。尽可能将胶体渗透压(COP)维持在接近生理值状态。

3. 维持凝血功能稳定。

4．针对中枢神经系统损伤的类型及程度进行相应治疗,包括出凝血功能的调整、脑组织脱水、超滤及使用利尿药物和置管引流等,并在条件许可的情况下尽快进行高压氧治疗。

5．终止 ECMO　如 ECMO 术前即表现出明显的脑损伤,应放弃使用 ECMO 治疗方法。对 ECMO 术中出现的中枢神经系统严重受损,如出现明显的脑出血或原有出血范围明显扩大,或临床及物理学检查显示脑组织不可逆损伤甚至是脑死亡的患者,应放弃 ECMO 支持。对新生儿大量颅内出血也应终止ECMO 治疗。

第九节　水、电解质和酸碱平衡紊乱

一、原因

1．ECMO 前水、电解质和酸碱平衡紊乱。

2．ECMO 的非生理性预充成分　预充液低钙离子浓度,库血中较高的钾导致不同程度高钾血症,特别是体重轻和预充库血量较多的患者。

3．肾功能异常。

4．静脉引流不畅　致毛细血管内液体成分外渗增加,肾静脉淤血,影响肾脏有效血液循环及肾小球滤过功能,导致水潴留,并影响肾脏对水、电解质及酸碱平衡的调节功能。

二、预防及处理

1．预充液成分尽可能接近生理　尽量不用库血,尽量用新鲜库血,必要时可使用血液回收机清洗后再加入。预充液检测,并根据结果调整,使其接近生理。

2．密切监测，维护水、电解质和酸碱平衡，维持 COP 在 18mmHg 以上。

3．保持静脉引流通畅。

4．肾脏替代治疗。

通常来说，通过上述措施可预防、减少部分并发症，并将已发生并发症造成的不良影响降至可控范围。

（杨九光）

第22章

ECMO 期间镇痛与镇静

　　ECMO 期间的镇痛和镇静是减少患者痛苦、降低应激反应、促进康复的重要环节，但关于 ECMO 期间的麻醉和镇痛目前尚无统一方法和指南。由于 ECMO 可在手术室内和 ICU 应用，不同时期、不同地点管理 ECMO 的人员有所不同，实施镇痛和镇静的人员也不同，手术室内由麻醉医师配合管理，ICU 多以 ICU 医师、外科医师和体外循环医师管理为主，所以实施镇痛和镇静时，管理医师应熟悉常用麻醉药的药理，了解 ECMO 患者情况、ECMO 种类、麻醉镇静、镇痛药药理学，根据患者具体情况制订个体化镇痛和镇静方案，根据患者病情，实施不同的镇静和镇痛方法。

第一节　常用的镇痛与镇静药物

　　1. 苯二氮䓬类药　地西泮、劳拉西泮、咪达唑仑等苯二氮䓬类药具有催眠、镇静、抗惊厥及肌松等作用，在 ECMO 辅助支持治疗的患者中广泛应用。苯二氮䓬类药物循环系统的副作用较小，但对于某些低血容量的患者特别是小儿，可能引起明显的血压降低；在肝、肾衰竭的患者，因药物的代谢及消除降低，导致药物在体内蓄积而使作用时间延长。由于血容量增加、ECMO 环路吸附及药物的生物利用度的降低等因素，

ECMO 患者在最初 24 小时需用的苯二氮䓬药物剂量可能会加大,随后由于苯二氮䓬类药的蓄积作用及环路吸附隔离的减少,维持剂量应随时降低;随着应用时间的延长,个体化的剂量调整及血浆药物浓度监测是必要的。由于地西泮的半衰期长,一般情况下采用单次注射给药,剂量为 0.1～0.3mg/kg;劳拉西泮、咪达唑仑通常采用持续静脉注射给药,剂量为 0.05～0.30mg/(kg•h),给药后 3～5 分钟起效,作用时间 2～12 分钟。尽管劳拉西泮、咪达唑仑在新生儿应用已被证实安全、有效,但在某些情况下,单次静脉注射可引起致命性的低血压。有研究显示,咪达唑仑可降低机体的氧耗量达 28%。

2. 右美托咪定　右美托咪定是高选择性 α_2 肾上腺素能受体激动剂,具有中枢性抗交感作用,能产生近似自然睡眠的镇静作用;同时具有一定的镇痛、利尿和抗焦虑作用,对呼吸无抑制,还具有对心、肾和脑等器官功能产生保护的特性。可用于气管内插管重症患者的镇静、围术期麻醉合并用药和有创检查的镇静,ECMO 镇静、镇痛也可选择。

右美托咪定与其他镇静催眠药的作用机制不同,可产生自然非动眼睡眠,在一定剂量范围内机体的唤醒系统功能仍然存在。右美托咪定分布半衰期 6 分钟,消除半衰期约 2 小时,持续输注半衰期随输注时间增加显著延长。静脉泵注剂量 0.5～1.0μg/kg,右美托咪定的起效时间为 10～15 分钟。ECMO 时,虽然 ECMO 装置对右美托咪定有一定吸附,但通过调整输入量可以用于 ECMO 时的镇静。由于对呼吸无抑制,对部分应用 ECMO 辅助但可以撤离呼吸机的患者尤其适用。

3. 阿片类药　婴幼儿 ECMO 患者的镇痛广泛应用阿片类药物。芬太尼由于其作用强(效能是吗啡的 100 倍)、起效迅速(静脉给药后 3～5 分钟,作用时间 30～60 分钟)、心血管副作用少,在阿片类药物中应用最为广泛;芬太尼可很快产生耐药,导致用药间隔缩短、剂量加大,主要由于芬太尼大量被 ECMO 环路、膜肺吸附隔离等因素所致。婴幼儿 ECMO 患者的芬太尼镇痛剂量较小 [1～5μg/(kg•h)],特别是静脉复合应用劳拉西泮时,不需应用其他药物控制患者体动。长时间 ECMO 辅助治疗的患者,芬太尼镇痛作用的快速耐受及戒断综合征是重要的问题,多因素回归分析显示 ECMO 辅助时间是新生儿戒断综合征的最强预测因素。

4．氯胺酮　氯胺酮具有镇静、催眠、镇痛、支气管平滑肌松弛及心血管系统影响小等特性,但其诱导幻觉、分泌物增加及颅内压增高等危险,限制了其在 ECMO 患者中的应用;临床上仅在小儿 ECMO 的患者辅助支持治疗前插管时应用,缺乏大量的资料证实其在 ECMO 患者应用的安全性及有效性。

5．异丙酚　异丙酚起效迅速、作用时间短,停药后作用迅速消失;持续输注时其时 - 量相关半衰期在注射 2 小时后为 15 分钟,上述特性使其在 ICU 危重患者的镇静中占有重要地位。Carrasco 等推测在危重患者持续镇静方面,异丙酚无论在安全性、有效性及价格 - 效能比等可能优于咪达唑仑;但有文献报道长期持续输注异丙酚可能引起代谢性酸中毒、心力衰竭、严重的横纹肌溶解等副作用,特别是在小儿患者,长时间镇静不宜选择。在 ECMO 辅助支持治疗的患者,由于异丙酚的高脂溶性可能降低部分种类中空纤维膜肺的使用寿命,不宜长时间应用。

6．依托咪酯　依托咪酯的水溶液在生理 pH 值下不稳定,因此使用时注射痛、血管刺激和溶血发生率大大增加。依托咪酯对心肺功能抑制很轻。它不引起组胺释放可安全用于呼吸道敏感的患者。严重心肺功能不全的高危患者维持正常的血压是至关重要的,此时可选择依托咪酯作为诱导药物。

7. 肌松药 神经肌肉阻断剂虽没有镇痛、催眠作用,但其可直接降低机体代谢率、预防寒战、降低非同步通气、降低颅内压及改善胸壁顺应性等特性,在 ECMO 辅助治疗的患者中具有重要作用。哌库溴铵为常用长效非去极化肌松药,主要经肾脏消除,具有轻度的正性肌力作用,对心血管系统影响小,临床所见心率减慢非哌库溴铵的直接作用。由于肌松药相关的并发症如肺功能恢复损害、肌肉萎缩及结构损害、医院相关肺炎的发生率增高等,ECMO 的患者应尽可能缩短肌松药的使用时间、促进患者尽早恢复。表 22-1 列举了常用麻醉性镇痛镇静药的使用方法和特点。

表 22-1 常用的麻醉性镇痛与镇静药给药方式及剂量

	单次注射	持续输注
吗啡	0.1～0.2mg/kg	0.05～0.07mg/(kg·h)
芬太尼	5～7μg/kg	5～20μg/(kg·h)
阿芬太尼	15～30μg/kg	20～120μg/(kg·h)
瑞芬太尼	1μg/kg	0.05～2.00μg/(kg·h)
地西泮	0.05～0.15mg/kg	半衰期过长
咪达唑仑	50μg/kg	10～50μg/(kg·h)
丙泊酚	0.5～2.0mg/kg	1～3mg/(kg·h)

第二节 ECMO 镇痛和镇静的指征及评价方法

一、ECMO 患者镇痛、镇静指征

1. 疼痛 疼痛是因损伤或炎性刺激,或因情感痛苦而产生的一种不适的感觉。ECMO 患者致痛的因素包括:安装、撤除 ECMO 手术刺激、原发疾病、各种监测、治疗手段和长时间卧床制动及气管插管等。

疼痛导致机体应激、睡眠不足和代谢改变,进而出现疲劳和定向力障碍,导致心动过速、组织耗氧增加、凝血功能异常、免疫抑制和分解代谢增加等。疼痛还可刺激疼痛区周围肌肉的保护性反应,全身肌肉僵直或痉挛等限制胸壁和膈肌运动进而造成呼吸功能障碍。

镇痛是为减轻或消除机体对痛觉刺激的应激及病理生理损伤所采取的药物治疗措施。镇痛药物可减轻重症患者的应激反应。

2. 焦虑　是一种强烈的忧虑、不确定或恐惧状态。ECMO 患者清醒期间可能出现焦虑症状,其特征包括躯体症状(如心慌、出汗)和紧张感。

ECMO 患者焦虑的原因包括:①病房环境:包括噪声,灯光刺激,室温过高或过低;②对自己疾病和生命的担忧;③高强度的医源性刺激(频繁的监测、治疗,被迫更换体位);④各种疼痛;⑤原发疾病本身的损害;⑥对诊断和治疗措施的不了解与恐惧;⑦对家人和亲朋的思念等。

减轻焦虑的方法包括保持患者舒适,提供充分镇痛,完善环境和使用镇静药物等。因此对焦虑患者应在充分镇痛和去除可逆性原因基础上开始镇静。

3. 躁动　是一种伴有不停动作的易激惹状态,或者源于极度焦虑的挣扎动作。小儿和成人均可发生。

躁动可导致患者意外拔除身上各种装置和导管,与呼吸机对抗,耗氧量增加,甚至危及生命。所以应该及时发现躁动,积极寻找诱因,纠正其紊乱的生理状况,如低氧血症、低血糖、低血压和疼痛等。并尽可能为患者营造舒适的人性化的环境,向患者解释病情及所做治疗的目的和意义,尽可能使患者了解自己病情,参与治疗并积极配合。

患者因躁动不能配合 ECMO 治疗时,可采取加深镇痛和镇静治疗以完成 ECMO 治疗。从而减轻或抑制患者身体和心理的应激反应,使患者耐受 ECMO 治疗中其他操作,如气管插管、气管切开、气道吸引、机械通气、床旁引流、深静脉穿刺、血流动力学监测、肾脏替代治疗、肢体制动等。

4. 睡眠障碍　长时间 ECMO,如等待供体(心、肺),用 ECMO 作为桥梁进行生命支持的患者,睡眠时可保证人体生理过程。睡眠障碍是这些患者常见的问题,它可能会延缓组织修复、降低细胞免疫功能。睡眠障碍的类型包括失眠、过度睡眠和睡眠 - 觉醒节律障碍等。

失眠是一种睡眠质量或数量达不到正常需要的主观感觉体验,失眠或睡眠被打扰在 ECMO 极为常见。原因包括:①各种持续噪声(来自仪器的报警、工作人员和设备等);②灯光刺激;③高强度的医源性刺激(如频繁的测量生命体征、查体,被迫更换体位);④疾病本身的损害以及患者对自身疾病的担心和不了解。ECMO 患者在 ICU 中睡眠的特点是短暂睡眠,觉醒和快速动眼(REM)睡眠交替。患者快动眼睡眠明显减少,非快动眼睡眠期占总睡眠时间的比例增加,睡眠质量下降。使得患者焦虑、抑郁或恐惧,甚至躁动,延缓疾病的恢复。

尽管采用各种非药物措施(减少环境刺激、给予音乐和物理治疗等),一些患者仍然有睡眠困难,这时则需要结合镇痛、镇静药物以改善睡眠。

二、ECMO 患者疼痛与意识状态及镇痛镇静疗效的观察与评价

相对于全身麻醉患者的镇静与镇痛,对 ECMO 患者的镇静镇痛治疗更加强调"适度"的概念,"过度"与"不足"都可能给

患者带来损害。因此,需要对 ECMO 患者疼痛与意识状态及镇痛镇静疗效进行准确的评价。对疼痛程度和意识状态的评估是进行镇痛镇静的基础,是合理、恰当镇痛、镇静治疗的保证。

1. **疼痛评估**　疼痛评估应包括疼痛的部位、特点、加重及减轻因素和强度,最可靠有效的评估指标是患者的自我描述。使用各种评分方法来评估疼痛程度和治疗反应,应该定期进行、完整记录。

疼痛评估可以采用多种方法来进行,但当患者在较深镇静、麻醉或接受肌松药,或为婴儿时,常常不能主观表达疼痛的强度。这时,患者的疼痛相关行为(运动、面部表情和姿势)与生理指标(心率、血压和呼吸频率)的变化也可反映疼痛的程度,需定时仔细观察来判断疼痛的程度及变化。但是,这些非特异性的指标容易被曲解或受观察者的主观影响。

2. **镇静评估**　评估镇静程度有利于调整镇静药物及其剂量以达到预期目标。临床上根据患者对刺激的反应将镇静程度分为轻、中、重度三级。

(1) 轻度镇静(抗焦虑、减轻焦虑):在药物诱导下,患者对口头指令反应正常。尽管认知功能和协调性可能降低,通气和心血管功能未受影响。

(2) 中度镇静(有意识的镇静状态):在药物诱导下产生的意识抑制,患者对口头指令或伴有轻度的触觉刺激能够做出有目的的反应。对疼痛刺激的反射正常,不需采取干预手段维持气道通畅,自主通气充分。心血管功能保持正常。

(3) 深度镇静:在药物诱导下产生的意识抑制,患者不易被唤醒,但可以对反复的或疼痛的刺激做出反应。患者自主维持通气能力可能被减弱,需要帮助维持气道开放,自主通气可能不充分,心血管功能保持正常。

第三节　ECMO 镇痛、镇静目的和原则

对 ECMO 患者实施麻醉、镇静的目的是：①消除或减轻患者的疼痛及躯体不适感，减少不良刺激及交感神经系统的过度义奋；②帮助和改善患者睡眠，诱导遗忘，减少或消除患者对其在 ICU 治疗期间病痛的记忆；③减轻或消除患者焦虑、躁动甚至谵妄，防止患者的无意识行为（例如挣扎）干扰治疗，防止不当身体活动和管道脱出，保护患者的生命安全；④降低患者的代谢速率，减少其氧耗和氧需，使得机体组织氧耗的需求变化尽可能适应受到损害的氧输送状态，并减轻各器官的代谢负担。使患者在安静、舒适的状态顺利度过 ECMO 支持治疗。

ECMO 镇静、镇痛原则是达到临床需要的麻醉、镇静深度下对循环系统、呼吸系统产生最小的影响，同时避免发生恶心、呕吐等麻醉、镇静副作用；给药方式简单，易于控制镇痛、镇静深度；尽量选择对肝、肾功能影响小、消除不依赖肝肾功能，不影响其他药物生物降解的药物。有报道提示，对危重患者，诱导并较长时间维持一种低代谢的"休眠"状态，可减少各种应激和炎性损伤，减轻器官损害。值得强调的是：进行镇痛、镇静时，对于同时存在疼痛因素的患者，应首先实施有效的镇痛，镇静则是在去除疼痛的基础之上帮助患者克服焦虑，诱导睡眠和遗忘的进一步治疗。

第四节　ECMO 镇静、镇痛治疗及药物选择

ECMO 患者与常规治疗患者有此不同，因此在进行镇静、镇痛和选择麻醉药物时也有所不同。

一、镇痛药物选择

镇痛药物是消除疼痛,可减轻应激反应,是实施镇痛、镇静的基础用药。应用时应结合 ECMO 的特点,选择蓄积少、水溶性好、起效快、作用时间短的药物。目前常用药物包括麻醉性镇痛药和非麻醉性镇痛药。

1. 阿片类镇痛药　是临床上最常用的麻醉性镇痛药,理想的阿片类药物应具有以下优点:起效快,易调控,用量少,较少的代谢产物蓄积及费用低廉。所有阿片受体激动药的镇痛作用机制相同,但某些作用,如组胺释放,鉴于峰值效应时间,作用持续时间等存在较大的差异,应用时应根据患者特点、药理学特性及不良反应考虑选择药物。

阿片类药物的不良反应主要是引起呼吸抑制、血压下降和胃肠蠕动减弱;在小儿和老年人尤其明显。阿片类药可诱导意识抑制,在一些患者还可引起幻觉、加重烦躁。

(1)吗啡:水溶性阿片类药物,在 ECMO 管道系统中被吸附量小,治疗剂量的吗啡对血容量正常患者的心血管系统一般无明显影响。低血容量患者则容易发生低血压,在肝、肾功能不全时其活性代谢产物可造成延时镇静及不良反应加重。

(2)芬太尼:具有强效镇痛效应,其镇痛效价是吗啡的100~180 倍,静脉注射后起效快,作用时间短,对循环的抑制较吗啡轻。但芬太尼是脂溶性药物,在人工管道中的吸附作用较吗啡强,在 ECMO 中应用时应适当增加剂量,重复用药后可导致明显的蓄积和延时效应。快速静脉注射芬太尼可引起胸壁、腹壁肌肉僵硬而影响通气。

(3)瑞芬太尼:是新的短效 μ 受体激动剂,在 ECMO 时可用于短时间镇痛的患者,需要长时间镇痛时可采用持续输注。

瑞芬太尼代谢途径是被组织和血浆中非特异性酯酶迅速水解。代谢产物经肾排出，清除率不依赖于肝肾功能。在部分肾功能不全患者的持续输注中，没有发生蓄积作用。对呼吸有抑制作用，但停药后 3～5 分钟恢复自主呼吸。

（4）舒芬太尼：舒芬太尼的镇痛作用为芬太尼的 5～10 倍，作用持续时间为芬太尼的 2 倍。一项与瑞芬太尼的比较研究证实，舒芬太尼在持续输注过程中随时间剂量减少，但唤醒时间延长。

2. 非阿片类中枢性镇痛药　近年来合成的镇痛药盐酸曲马多属于非阿片类中枢性镇痛药。盐酸曲马多可与阿片受体结合，但亲和力很弱，对 μ 受体的亲和力相当于吗啡的 1/6000，对 k 和 δ 受体的亲和力则仅为对 μ 受体的 1/25。临床上此药的镇痛强度约为吗啡的 1/10。治疗剂量不抑制呼吸，大剂量则可使呼吸频率减慢，但程度较吗啡轻，可用于老年人。主要用于术后轻度和中度的急性疼痛治疗。

3. 右美托咪定　是高选择性 α$_2$ 肾上腺素能受体激动剂，在国内用于临床不久，并越来越多地用于术后患者，特别是用呼吸机患者。它具有中枢性抗交感作用，能产生近似自然睡眠的镇静作用；同时具有一定的镇痛、利尿和抗焦虑作用，对呼吸无抑制，还具有对心、肾和脑等器官功能产生保护的特性。其药理学特点决定它在 ECMO 患者镇痛、镇静中有很大的应用前景，给予右美托咪定 0.2～1.0μg/h，通常为 0.5μg/h，能使患者缓解焦虑和烦躁，使患者能够较舒适、安静地接受呼吸机治疗，能够随时被唤醒，配合相应治疗。由于患者是处在自然睡眠下，有利于患者精力的恢复，并存在免疫应答，减少感染发生率。最常见不良反应为低血压、心动过缓及口干。迷走张力高、糖尿病、高血压、高龄、肝功能或肾功能有损伤的患者更易发生心动过缓，甚至窦性停搏，重度心脏传导阻滞和重度心室功能不全患者慎用。应用时间不宜超过 72 小时。

4. 非甾体类抗炎镇痛药（NSAIDs） NSAIDs 的作用机制是通过非选择性、竞争性抑制前列腺素合成过程中的关键酶——环氧化酶（COX）从而达到镇痛效果。代表药物如对乙酰氨基酚等。非甾体类抗炎镇痛药用于急性疼痛治疗已有多年历史。其主要不良反应包括胃肠道出血、血小板抑制后继发出血和肾功能不全。在低血容量或低灌注患者、老年人和既往有肾功能不全的患者，更易引发肾功能损害。由于 ECMO 患者需要抗凝，同时多伴有肝肾等重要器官损害，所以 ECMO 患者不建议应用 NSAIDs。

5. 局麻药物 局麻药物主要用于 ECMO 安置和撤离操作时的局部浸润麻醉，优点是有较强的局部镇痛效作用。目前常用药物为利多卡因、丁哌卡因和罗哌卡因。

6. 非药物镇痛治疗 包括心理治疗、物理治疗等手段。研究证实，疼痛既包括生理因素，又包括心理因素。在疼痛治疗中，应首先尽量设法去除疼痛诱因，并积极采用非药物治疗；非药物治疗能降低患者疼痛的评分及其所需镇痛药的剂量。

二、镇静治疗

镇静药物的应用可减轻应激反应，辅助治疗患者的紧张焦虑及躁动，提高患者对 ECMO 插管、机械通气、各种 ECMO 日常诊疗操作的耐受能力，使患者获得良好睡眠等。在 ECMO 时最常用的镇静药物为苯二氮䓬类和丙泊酚。

1. 苯二氮䓬类药物 苯二氮䓬类是较理想的镇静、催眠药物。它通过与中枢神经系统内 γ- 氨基丁酸受体的相互作用，产生剂量相关的催眠、抗焦虑和顺行性遗忘作用；其本身无镇痛作用，但与阿片类镇痛药有协同作用，可明显减少阿片类药物的用量。苯二氮䓬类药物负荷剂量可引起血压下降,尤其是血流动力学不稳定的患者。

ECMO 常用的苯二氮䓬类药为咪达唑仑、劳拉西泮及地西泮。

苯二氮䓬类药物有其相应的竞争性拮抗剂——氟马西尼,但应慎重使用,需注意两者的药效学和药动学差异,以免因拮抗后再度镇静而危及生命。

2. 丙泊酚 丙泊酚是一种广泛使用的静脉镇静药物;特点是起效快,作用时间短,撤药后迅速清醒,且镇静深度呈剂量依赖性,镇静深度容易控制。丙泊酚亦可产生遗忘作用和抗惊厥作用。

丙泊酚具有减少脑血流、降低颅内压,降低脑氧代谢率的作用。用于颅脑损伤患者的镇静可减轻颅内压的升高。而且丙泊酚半衰期短,停药后清醒快,利于进行神经系统评估。此外,丙泊酚还有直接扩张支气管平滑肌的作用。

3. 镇静药物应用 镇静药的给药方式应以持续静脉输注为主,可给予负荷剂量以尽快达到镇静目标。经肠道(口服、胃管、空肠造瘘管等)、肌内注射则多用于辅助改善患者的睡眠。间断静脉注射一般用于短时间镇静且不需要频繁用药的患者。常用镇静药物的剂量参考表 22-2。

表 22-2　常用镇静药物的负荷剂量与维持剂量参考

药物名称	负荷剂量（mg/kg）	维持剂量（mg/h）
咪达唑仑	0.03～0.30	0.04～0.20
劳拉西泮	0.02～0.06	0.01～0.10
地西泮	0.02～0.30	0.01～0.20
丙泊酚	1.00～3.00	0.50～4.00

短期镇静（≤3 天），丙泊酚与咪达唑仑产生的临床镇静效果相似。而丙泊酚停药后清醒快，拔管时间明显早于咪达唑仑。但未能缩短患者在 ICU 的停留时间。劳拉西泮起效慢，清除时间长，易发生过度镇静。因此，ICU 患者短期镇静宜主要选用丙泊酚与咪达唑仑。

长期（>3 天）镇静，丙泊酚与咪达唑仑相比，丙泊酚苏醒更快、拔管更早。在诱导期丙泊酚较易出现低血压，而咪达唑仑易发生呼吸抑制，用药期间咪达唑仑可产生更多的遗忘。劳拉西泮长期应用的苏醒时间更有可预测性，且镇静满意率较高。因此劳拉西泮更适合在长期镇静时使用。

大剂量使用镇静药治疗超过 1 周，可产生药物依赖性和戒断症状。苯二氮䓬类药物的戒断症状表现为：躁动、睡眠障碍、肌肉痉挛、肌阵挛、注意力不集中、经常打哈欠、焦虑、躁动、震颤、恶心、呕吐、出汗、流涕、声光敏感性增加、感觉异常、谵妄和癫痫发作。因此，为防止戒断症状，停药不应快速中断，而是有计划地逐渐减量。

4. α_2 受体激动剂　　α_2 受体激动剂有很强的镇静、抗焦虑作用，且同时具有镇痛作用，可减少阿片类药物的用量，其亦具有抗交感神经作用，可导致心动过缓和（或）低血压。

右美托咪定（dexmedetomidine）由于其 α_2 受体的高选择性，是目前唯一兼具良好镇静与镇痛作用的药物，同时它没有明显心血管抑制及停药后反跳。其半衰期较短，可单独应用，也可与阿片类或苯二氮䓬类药物合用。

对急性躁动患者可以使用咪达唑仑、地西泮或丙泊酚来获得快速的镇静；需要快速苏醒的镇静，可选择丙泊酚；短期的镇静可选用咪达唑仑或丙泊酚；长期镇静治疗如使用丙泊酚，应监测血甘油三酯水平，并将丙泊酚的热卡计入营养支持的总热量中；对接受镇静治疗的患者，应提倡实施每日唤醒计划；镇静药长期（>7天）或大剂量使用后，停药过程应逐渐减量以防出现戒断症状，也可过度其他药物，如右美托咪定，达到平稳。

　　同时，镇痛和镇静治疗会对患者各器官功能造成一定影响，在实施镇痛和镇静治疗过程中应对患者进行严密监测，以达到最好的个体化治疗效果，最小的毒副作用和最佳的效价比。

（段雷雷）

第23章

ECMO 中的安全监测

第一节 ECMO 期间的血流动力学监测

血流动力学监测已经成为危重患者不可缺少的监测手段，尤其是对于心血管病患者，其重要性体现在：①对心功能的判定；②对有效血容量的判定；③对外周血管阻力的判定；④对组织有效灌注的判定。在 ECMO 患者中所有这些判定都是必需而且非常有意义的，如何充分利用临床血流动力学监测准确判定 ECMO 患者的循环及呼吸状态，减少辅助期间的盲目性及经验性，将有利于患者的整体健康关注。

一、有创动脉血压

有创动脉压（invasive blood pressure，IBP）是血流动力学监测的最基本指标，它可以显示压力数值和压力波形，为临床提供准确可靠的灌注信息。

1. 正常动脉压波形 可分为收缩相和舒张相，主动脉瓣开放和快速射血入主动脉时为收缩相，动脉压波形迅速上升至顶峰，即为收缩压，血流从主动脉到周围动脉，压力波下降，主动脉瓣关闭，直至下一次收缩开始，波形下降至基线为舒张相，最低点即为舒张压。动脉压波形下降支出现的切迹称重搏切迹。身体各部位的动脉压波形有所不同，脉冲传向外周时发生明显变化,越向远端的动脉,压力脉冲到达越迟,上升支越陡,收缩压越高,舒张压越低,重搏切迹越不明显。

2.异常动脉压波形　①波峰钝圆,波幅降低,上升支及下降支减慢,重搏切迹消失,见于套管针堵塞,心肌收缩力降低,血容量不足;②波幅高低不等,形态不一,波形间距不等,见于心律失常,如心房纤颤;③波幅高,波形尖,上升支陡,重搏切迹不明显,脉压增大,见于高血压,主动脉瓣关闭不全;④低平波,波幅低,上升支、下降支斜率变大,见于严重的低血压,低心排综合征(low cardiac output syndrome,LCOS)。

离心泵ECMO提供的仅仅是平流灌注,ECMO期间动脉波形的细微改变就更加直接反映了自体心脏做功的实际情况。在ECMO早期,根据患者心脏功能的差异,有创动脉血压监测的脉压较小,甚至仅维持全身平流灌注。随着ECMO辅助进程,有效的循环呼吸支持使心肺得到充分休息而逐渐恢复,此过程可以观察到脉压逐渐增大的变化过程,提示心脏功能逐渐恢复。ECMO期间有创动脉血压波形的监测具有一定意义,其波形的改变依然遵循上述正常心脏波形改变的规律。

二、中心静脉压

中心静脉压(central venous pressure,CVP)不仅反映机体血容量,还可以通过CVP波形判定右心室功能及三尖瓣病变情况,当三尖瓣关闭不全程度越严重时,CVP波形越接近于右心室压力波形(图23-1)。正常CVP为6～12mmHg,ECMO为封闭式循环,ECMO期间的CVP仍然是良好的机体有效血容量的衡量指标。

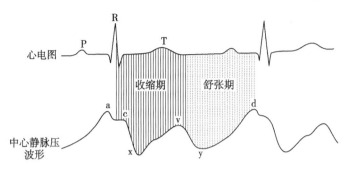

图 23-1　中心静脉压波形与心电图的关系

三、左心房压力

准确的左心房压力（left atrium pressure，LAP）可以直接反映左心室的功能改变，LAP 作为反映左心功能状态的实时监测指标，在 ECMO 期间和许多重症心脏病患者手术期间需要监测。ECMO 期间可以通过 LAP 来判定患者有效血容量，防止左心系统过重的前负荷而不利于心脏的休息和功能的恢复。

成人 LAP 可以通过 Swan-Ganz 导管的肺毛细血管楔压（PCWP）来反映，小儿可以选择单腔较细的静脉穿刺管通过上腔静脉经房间隔放入左心房来直接测压，也可在心脏手术过程中经手术切口通过右心房及房间隔到左房放置细的左房测压管。在放置左房测压管时需注意管口的位置，过深靠近二尖瓣口测得的 LAP 过高，过浅又容易从左房中脱出，可以通过测压管抽血样进行血气分析，判定测压管所在的位置。

四、右心室压力

右心室压力（right ventricular pressure，RVP）包括收缩期

压力和舒张期压力,正常右室收缩压为 15～30mmHg,平均
25mmHg,右室舒张压接近零。

右心室收缩压升高见于:①肺血管阻力增加如过敏、应用
缩血管药物等;②静脉引流不充分;③肺动脉高压;④右室流出
道狭窄;⑤先天性心脏病的左向右分流。右心室舒张压升高原
因同右心房压力升高。右心室收缩压降低见于:①低心排综合
征;②低血容量;③心律失常;④心脏压塞。右心室舒张压降低
见于:①三尖瓣狭窄;②低血容量。

五、肺动脉压力

肺动脉压力(pulmonary artery pressure,PAP)反映右侧心
腔和肺血管的压力变化。正常肺动脉收缩压 20～30mmHg,等
于右心室收缩压,肺动脉舒张压 8～12mmHg,等于左心房舒张
末压。

肺动脉压力升高见于:①药物过敏、应用缩血管药物等;
②肺血管阻力增加如原发性肺动脉高压;③使肺血流增加的疾
病如心内的左向右分流。肺动脉压力降低见于:①低血容量;
②肺动脉或肺动脉瓣狭窄;③右心室功能不全。

六、肺毛细血管楔压

肺毛细血管楔压(pulmonary capillary wedge pressure,
PCWP)可以直接反映左心房压力并提供左心室舒张期二尖瓣
开放时的压力情况。正常 PCWP 为 4～12mmHg。小儿一般不
需要测量 PCWP,可以直接测量左心房压力。

肺毛细血管楔压升高见于:①左心功能不全;②低心排综
合征;③容量负荷过重;④二尖瓣狭窄;⑤左房黏液瘤阻塞。肺
毛细血管楔压降低见于:①低血容量;②换能器零点不正确。

七、心输出量

心输出量（cardiac output，CO）是反映心肌收缩力、前负荷、后负荷的重要血流动力学指标。在临床应用中对于判断是高动力性还是低动力性，能够指导 ECMO 期间的正确处理。影响心输出量的因素包括患者的代谢率与氧需量、性别、体表面积、年龄和体位等。ECMO 期间因 CO 测量方法的不同通常不能准确反映患者实际心输出量，需要在监测时注意。

八、心电图

观察心电图波形、心率的变化、发现有意义的心律失常及心电图 ST-T 的改变对于冠心病患者、TGA 患者、瓣膜病患者术后 ECMO 具有重要的指导意义。心率、心律的改变对血流动力学的影响是最直接的，围 ECMO 支持期间的心电图改变可以反映心脏的电活动、机械活动、氧供、氧耗、做功状态的变化过程，同时是判断 ECMO 支持效果的有效依据。

1．心率　自主心率的变化直接反映心脏工作负荷的状态，当全身血流动力学状态不能很好维持时，自身反馈性调节机制将反射性的加快心率来维持必要的心脏射血。心率越快氧耗越多，对于冠脉血供异常的患者，ECMO 期间在保证心脏前负荷较低的情况下，要有充足的 ECMO 流量，同时维持良好的血压来满足有效的冠脉血供，从而达到心脏充分休息的目的。

2．ECMO 期间的心律失常　单纯而且规律性的室性期前收缩是心脏负荷过重或心肌氧供不足的表现，是 ECMO 期间最常见最容易发生的心律失常，持续时间过长的室性期前收缩对血流动力学有影响，需要通过药物治疗来处理。室上性心动过速、短阵室速不仅是心肌病变的表现,而且对血流动力学影响严重,均须立即终止。暴发性心肌炎患者心肌损伤严重,ECMO 期间心律失常发生率较高,对药物不敏感,而且即使采用电复律后也很容易复发。

3. ST-T 的改变　心脏疾患的 ECMO 患者心肌或冠脉均存在一定程度的病变或损伤,因此,此类患者 ECMO 期间 ST-T 的改变是很常见的,大多表现为 ST 段的压低和 T 波的倒置。ECMO 有效辅助,心脏功能的恢复,ST-T 改变逐步恢复。

第二节　机体内环境稳定状态的监测

一、血气监测

ECMO 期间通过血气监测不仅可以反映机体内环境的变化情况,而且可以判定 ECMO 系统的工作状态及其辅助能力的效果。通常每 2~3 小时测定 1 次血气分析,有重大治疗方案调整时随时监测血气,以便连续掌握机体内环境的变化情况。

1. pH　患者血液酸碱度直接影响到细胞新陈代谢及血管活性药物的效果。ECMO 早期由于缺氧或血流动力学异常导致内环境紊乱,表现为酸中毒。ECMO 前患者的 pH 水平、乳酸浓度的高低与 ECMO 患者生存率呈负相关。ECMO 期间注意纠正酸碱平衡紊乱,维持细胞代谢的正常酸碱水平,为组织器官功能的恢复奠定良好基础。

2. PaO_2　动脉血氧分压需要从两个方面评估,一方面是 ECMO 系统氧合能力;另一方面是患者动脉血氧分压,反映患者体内有效循环动脉血的氧分压,其监测结果受自身肺氧合能力、ECMO 膜肺性能及 ECMO 动脉插管位置及相对流量多少的影响。另外，在从患者体内采血测定氧分压时，需要考虑采样标本的位置，综合 ECMO 流量及患者自身心肺功能情况，判断全身氧供情况及重要脏器的氧供情况。

3. PCO_2 二氧化碳分压反映气体排出情况，静脉血 PCO_2 通常高出动脉血 5～10mmHg，在采样及调整通气量时需要注意。而且静脉 PCO_2 水平在一定程度上可以反映组织氧耗情况，但实际具体氧耗仍然需要结合其他代谢指标来衡量。

4. BE 剩余碱能较真实地反映血浆缓冲碱的增减程度。BE 是酸碱由稳态中反映代谢性因素的一个客观指标，对酸碱平衡紊乱的判断和治疗导向有重要意义。代谢性酸中毒 BE 负值减少，代谢性碱中毒 BE 正值增大，呼吸性酸中毒代偿时 BE 正值略增加。ECMO 期间，BE 与 pH 的变化均需要及时纠正尤其在酸中毒情况下，通常采用 $5\%NaCO_3$ 迅速纠正酸性环境，维持 BE 在正常范围。

5. 生化离子浓度

（1）重要离子：K^+、Na^+、Ca^{2+}、Mg^{2+} 浓度的相对稳定是心、肝、肾功能正常的体现，由于心脏对重要离子的敏感性高，尤其是 K^+ 的浓度高低将影响心脏的自律性及传导性，在 ECMO 期间通过利尿和补充维持钾离子的正常范围对于不同病种的患者具有重要意义。小儿及儿童心脏对 K^+ 的敏感性没有成人患者那么高，因此小儿 ECMO 期间的 K^+ 可维持正常低水平，相反成人风湿性心脏病 ECMO 期间的 K^+ 应维持较高。Na^+ 作为维持血浆晶体渗透压的首要成分，在调节细胞内外水平衡方面发挥巨大作用，维持血浆钠离子浓度的正常在保护重要脏器及组织细胞功能恢复方面具有重要意义，低钠性水肿、高钠性脱水对于 ECMO 患者均可能发生而且会造成严重的并发症。

Ca^{2+} 参与体内许多重要的生理及生化反应,尤其在维持血管张力及心脏兴奋收缩耦联方面起到重要作用,在心脏术后及小儿 ECMO 中更显突出,维持血浆离子钙水平在 1.2～1.5mmol/L 对于 ECMO 患者是有益处的。Mg^{2+} 浓度的正常在近几年来逐渐得到了临床医师的重视,许多血气检测结果中均可获得离子镁的浓度,维持其正常水平可以更有效地辅助钾钙离子功能的发挥,同时保障细胞正常新陈代谢的进行。总之,血浆中重要离子浓度在 ECMO 期间的正常是为心肺功能恢复及其他肝肾脑脏器功能发挥的重要前提,在 ECMO 期间需要对血气结果及离子浓度定时监测,避免长时间重要离子浓度的异常,尤其在结合肾脏、肝脏替代治疗的患者中,由于人工替代物质的介入而导致的严重生化离子改变。

（2）血糖：在重大创伤刺激下,血糖浓度在机体内分泌系统的调节下很难维持在正常水平,尤其在围 ECMO 期血糖升高的概率更大,因为此类患者 ECMO 前即可能经历严重的应激反应,体内血糖水平已经处于较高的水平,ECMO 后血液非生物材料的接触进一步加剧机体炎性反应,免疫应答更加强烈,胰岛素抵抗发生更加明显。目前临床围术期对于血糖的控制又提出了新的观念,认为 ICU 患者血糖水平的高低与患者整体预后生存率有明显相关性,而且有学者提出 ICU 期间血糖水平最好低于 150mg/dl（8.3mmol/L）将有利于术后患者的恢复。

二、氧供监测

1. ECMO 动脉血氧分压监测　膜肺出口端的动脉血标本可以作为判定膜肺氧合能力的重要指标,尽管 ECMO 系统动脉通路有氧饱和度的监测,仍然需要定期对膜肺氧合性能进行评判。ECMO 动脉血氧分压通常在 200mmHg 以上，通过调节吹入氧浓度的高低可以灵活调整动脉血 PO_2，结合 ECMO 辅助流量的大小和患者自身肺氧合能力及 ECMO 期间患者氧耗情况的估计可以评判 ECMO 期间氧供的充足与否。

2. 机体有创动脉血标本氧分压监测　ECMO 期间有创动脉血标本反映患者机体综合的氧供水平。在 ECMO 期间首要目的就是为心肺减负同时为脏器供应含氧丰富的动脉血，因此在不同 ECMO 患者中，由于动脉插管位置的不同可能导致机体不同部位氧供存在差异。在行 ECMO 成人呼吸功能辅助时更应该注意这一点，保证 VV ECMO 的动脉血能够顺利到达右心房并最大限度地减少无效再循环，从而保证富含氧的动脉血能够经心脏后供应心脑肾等重要脏器。ECMO 期间机体动脉血标本的氧供以能够维持机体需要即可。

三、氧耗监测

1. 混合静脉氧饱和度　混合静脉氧饱和度（SvO_2）在 ECMO 期间持续监测，其意义与体外循环期间一致。但在 ECMO 患者中由于 ECMO 类型的差异及静脉引流插管的位置不同其判定意义也发生了改变。在 VV ECMO 中由于存在一定的动静脉无效循环，尤其在婴幼儿双腔插管（DLC）ECMO 中，静脉氧饱和度可能偏高，在机体氧耗方面的判定方面需要综合考虑。

2. 脑氧饱和度　随着局部氧饱和度监测技术的不断成熟及临床经验的不断完善，近红外光谱（near-infrared spectroscopy，NIRS）脑氧饱和度监测在危重患者脑氧供氧耗监测中发挥指导作用。美国许多心脏中心将 NIRS 氧饱和度监测应用于 ECMO 监测，而且配备双导联的氧饱和度仪可以同时监测两个部位的氧供情况。对于 ECMO 期间上下肢血供有差异的患者也可以使用 NIRS，提供无创实时准确的监测，为临床处理提供重要的参考依据。但是，目前由于不同患者不同部位的氧饱和度仍然没有相对固定的参考值，因此，在临床监测中更加关注的是同一部位患者在整个监测过程中 NIRS 氧饱和度的变化过程，而且应该寻找一个相对合理的基础值作为参考，以氧饱和度变化超过基础值的 25% 作为有氧供异常的界限来指导临床。

3. 无氧代谢指标　乳酸（LAC）是人体代谢过程中的一种重要中间产物，它与糖代谢、脂类代谢、蛋白质代谢以及细胞内的能量代谢关系密切。临床工作中血浆乳酸浓度超过 4mmol/L 称为高乳酸血症。

ECMO 前由于组织缺氧可能导致机体乳酸增加，有研究报道 ECMO 前动脉血乳酸水平与 ECMO 预后生存率呈负相关，乳酸浓度越高，生存率越低；ECMO 期间随着循环呼吸功能的不断改善乳酸水平将逐渐下降，在那些 ECMO 辅助过程中乳酸持续上升的现象需要格外注意，在除外高血糖导致的高乳酸外，往往提示循环状态恶化、组织微循环灌注不良，需要及时寻找原因并研究对策。

围术期血糖与患者术后乳酸有密切关系，而乳酸对预后有极其重要的影响。研究表明血乳酸水平与血糖呈正相关，乳酸值越高，预后越差，病死率越高，高血糖时葡萄糖与血红蛋白结合形成更多糖化血红蛋白，其与氧亲和力高，加上高血糖抑制二磷酸甘油酸生成，导致缺氧加重同时高血糖又增加无氧酵解的底物，乳酸产生明显增多，进一步加重内环境紊乱。

四、重要脏器功能监测

1. 肝脏　ECMO 期间每天晨起测肝脏功能指标，以维持正常生理为目标,以转氨酶及胆红素水平为主要观察对象。

2．肾脏　ECMO 期间每天晨起测肾脏功能指标,以维持正常生理为目标,以尿素氮和肌酐变化为主要观察对象。

3．血液系统　血液系统最常用的是全项血常规,用来判定红细胞、血小板、白细胞数量,从而判定血红蛋白水平、是否需要输注血小板以及结合白细胞分类比例以确定 ECMO 期间炎性并发症发生的情况,指导治疗。除血常规作为每天的必备检测外,由于 ECMO 的抗凝特点有必要对抗凝血液的凝血及抗凝功能进行监测,包括 PT、凝血酶原活动度、APTT、血栓弹性图(TEG)等。

(1) 凝血酶原时间(prothrombin time,PT):PT 主要用于筛选检测外源凝血系统的因子Ⅶ、Ⅱ、Ⅴ、Ⅹ和相关因子的抑制物的试验。

(2) 活化的部分凝血酶时间(activated partial thromboplastin time,APTT):本法主要用于过筛测定内源途径凝血因子的缺陷,如因子Ⅶ、Ⅺ、Ⅷ、Ⅸ、激肽释放酶原(PK)、高分子量激肽原(HMWK)以及纤维蛋白原等。APTT 是监测普通肝素的首选指标。

(3) TEG 凝血弹性描记仪(Thrombelastograph® coagulation analyzer,TEG):TEG 监测凝血功能的适用范围:①血小板功能,单独检测抗血小板药物对患者的抑制率;②快速而准确测定纤维蛋白溶解的活性;③监测凝血因子不足;④监测肝移植手术后凝血功能的恢复;⑤诊断高凝状态;⑥诊断心脏手术凝血功能紊乱及肝素的活性;⑦诊断 CPB 后阿司匹林治疗不当;⑧评价创伤患者凝血功能障碍发生率的意义;⑨大量失血输血输液后血液稀释所致稀释性凝血功能不全;⑩肿瘤的诊断及术中出、凝血的监测。图 23-2 为正常 TEG 轨迹图。

TEG能快速提供有关整个凝血过程的资料并能进行连续监测,在术中应用能简化凝血功能障碍的诊断,使临床医师有充分的自信对凝血异常进行有效的处理,防止凝血异常的进一步恶化和不可控制的大出血。

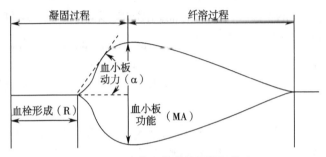

图23-2　正常血栓弹性图描记轨迹

R:反应时间,以分来表示;MA:血栓最大幅度值;α:血栓弹力度

　　TEG的最大优点是可以用记录的方法来观察血液凝固的动态和纤维蛋白形成过程的动力学变化。目前认为在血液凝固性增高或减低方面有一定应用价值。可作为一种筛选试验,但缺乏定性价值。通过TEG图形的描记可以准确判定血栓栓塞性疾病、血小板异常性疾病、凝血因子缺乏性疾病、纤溶亢进性疾病,TEG还可作为抗凝疗法的一种监测手段。

　　(4)血浆游离血红蛋白(F-Hb)浓度:指测定血浆中因红细胞破裂而释放的游离血红蛋白的量。正常参考值:0～50mg/L。

　　ECMO期间发生溶血导致游离血红蛋白增加的情况经常发生,尤其在小儿ECMO过程中很可能产生严重的血液破坏。这种血液破坏除人所共知的血液异物表面接触外,离心泵的不同设计原理、膜肺出入口间的压差、动静脉插管的选择以及插管位置均有显著性的影响,另外,大量库存血液的输注、患者肝肾功能损伤程度均会影响血浆游离血红蛋白的产生和排除,从而导致血浆 F-Hb 在体内淤积,产生严重脏器的功能损伤。

五、渗透压监测

(一)血浆晶体渗透压

由离子和小分子晶体物质,如无机盐、葡萄糖、尿素等晶体物质所形成的晶体渗透压为 720～797kPa,几乎近似于血浆渗透压。0.9% 氯化钠溶液或 5% 葡萄糖溶液的渗透压与血浆渗透压相近,称为等渗溶液。

血浆晶体渗透压对维持细胞内、外水分的正常交换和分布,保持红细胞的正常形态有重要作用。当血浆晶体渗透压降低时,进入红细胞内的水分增多,致使红细胞膨胀、膜破裂,血红蛋白逸出而出现溶血。当血浆晶体渗透压增高时,红细胞中水分渗出,使红细胞发生皱缩。

(二)血浆胶体渗透压

由血浆蛋白等大分子胶体物质所形成的胶体渗透压,在整个血浆渗透压中所占数值很小,约为 25mmHg。血浆胶体渗透压对调节毛细血管内、外水分的正常分布,促使组织中水分渗入毛细血管以维持血浆容量具有重要作用。当血浆蛋白减少、血浆胶体渗透压降低时,组织液增多,引起水肿。图 23-3 为国内可以获得的 COP 检测仪。

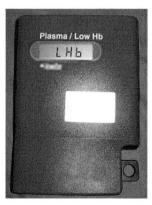

图 23-3　COP 检测仪

六、末梢循环状态监测

监测体表可见部位微循环的改变，是反映微循环障碍程度、估计患者病情轻重、有无并发症的客观指标，在围术期连续监测患者可见部位（甲襞、球结膜微循环、皮肤微区血流量、皮肤温度等）微循环，能及时掌握病情变化。

皮肤是人体表面最大的器官，其颜色、温度、湿度及松紧程度均与机体内部器官功能及疾病有关。皮肤苍白反映贫血；皮肤青紫反映缺氧；皮肤黄染反映溶血或肝脏功能异常。皮肤松弛提示脱水，皮肤紧张提示水肿；皮肤潮湿冰凉提示循环功能不良。皮肤温度反映体温和循环状态。仔细观察皮肤的各种物理变化对了解患者机体功能状态和诊断有极大的帮助作用。

ECMO 早期由于血液稀释，胶体渗透压下降，血管内水分外渗形成水肿。一般水肿程度与胶体渗透压及静脉压高低有关。水肿发生部位主要在低位疏松组织，如腮腺、巩膜、眼睑。腮腺位于耳垂前下方，临床比较容易观察，正常时较软，腮腺水肿时，腺体肿大，较韧，长时间辅助循环时，可见腮腺明显肿大，皮肤张力增加变紧，触摸感到较硬。另一常用观察部位为巩膜。习惯上我们可将巩膜从边缘到角膜分为三等份。当水肿到中外缘 1/3 交界时为轻度水肿，如果水肿到中内 1/3 交界时为中度水肿，如果水肿达到角膜边缘为重度水肿。

七、温度监测

1. 温度监测方法　临床常用的温度测量部位为皮肤、鼻咽、食管、直肠、鼓膜。按其测量部位的深浅可将其分为中心温度,如食管、鼻咽、鼓膜;肺动脉温度;膀胱及直肠温度;表浅温度,如皮肤温度。

测量位置取决于监测目的。通常需要了解特殊器官或中心温度,以鼓膜、鼻咽温度反映脑温,食管温度反映心肌温度。ECMO 时需要监测动脉端及静脉端血温。肺动脉温度可用 Swan-Ganz 管尖端的温度探头测得。

2. ECMO 期间温度监测　阜外医院常用直肠温度代表机体中心温度。直肠温度在降温及复温时,温度变化比食管及鼻咽温慢。膀胱温度与直肠温度意义相同,它通过装置在 Foley 导尿管上的温度探头而测得,现在国内外逐渐用膀胱温度代替直肠温度,可以避免温度电极的污染。

3. 温度监测并发症　温度监测并发症发生率非常低。主要并发症为皮肤或黏膜擦伤、出血。据报道鼓膜温度电极引起的外耳道出血及鼓膜穿孔发生率<3%。有些温度电极有电流通过,当绝缘层破裂时,会引起烧伤。

第三节　ECMO 系统安全性的监测

一、抗凝与止血

ECMO 抗凝是必需的,在 ECMO 抗凝期间控制出血的重要原则就是以预防为主。

1. 尽量避免创伤性干预　ECMO 前创伤手术部位的出血是此类患者经常发生的相关并发症。例如 ECMO 前手术、动静脉穿刺点(尤其是股动静脉位置)、胸腔引流管部位、腰穿或胸穿、鼻饲置管、气管插管及导尿管置管等操作均为创伤性干预,均有可能致 ECMO 期间的出血发生。通常在 ECMO 前对所有侵入性操作部位的详细检查和评估是 ECMO 患者的首要原则。

2. 尽早判定出血发生 对于严重出血的诊断通常并不困难。可见的大量血液丢失或引流量超过 10ml/(kg•h) 的出血量是需要对出血点干预的适应证,当然,还有一些出血来自于非有创部位,这种出血更需要直觉性的诊断。通常血红蛋白下降的程度比常规可见出血所预期的程度更严重、心率加快、血压下降、尿量减少等均支持这种不可见出血的诊断。

3. 监测凝血参数

(1)血常规:每 6 小时监测。血细胞比容下降预示着出血,血小板减低提示管道内凝血发生。应该维持血小板高于 $50×10^9/L$。

(2)激活凝血时间:ACT 作为常规简单而且成熟的抗凝监测手段,ACT 是 ECMO 期间非常有效而且可快速获得的抗凝检测,其具体方法及临床意义详见本书"第 16 章 ECMO 中的凝血与抗凝"。需要强调的是对于 ECMO 期间发生严重出血并发症的患者,其抗凝监测不能仅仅满足于单纯的 ACT 监测。

(3)APTT:激活的部分凝血酶原时间因其能够确切反映机体内源性凝血通路的功能逐渐被引入到 ECMO 监测中,通常要求 ECMO 低剂量肝素抗凝期间 APTT 时间达到正常的 1.5～2.0 倍。

(4)血栓弹性图(TEG):TEG 监测可以全面反映血液凝固、血栓形成、纤维溶解等全过程的最好监测手段。ECMO 安装初期或 ECMO 运转过程中发生出血或凝血问题时建议通过全血血栓弹性图测定指导凝血抗凝的治疗,具有非常重要的意义。

（5）PT/纤维蛋白原：每 12 小时 1 次。为了避免出血 PT 应该小于 15 秒，纤维蛋白原应高于 150mg/dl。

（6）其他实验室检查：对于那些无法控制的出血需要一些特殊的实验室检测，例如 D- 二聚体、抗 Xa、ATⅢ、肝素水平，纤维蛋白降解产物，以及肝素诱导血小板减少的相关检测，甚至需要血液学专家的参与共同判定出血原因。

4．针对出血的处理措施

（1）压迫止血：在各类患者中加压压迫止血的成功比例均比较高，而且方法简单易行，对于 ECMO 期间出血的处理压迫止血成为首选。通常需要根据出血部位采取个性化压迫，而且较长时间的局部压迫值得推荐，对于较小的出血或静脉出血点这种方法最为有效。

（2）药物治疗：通常根据出血量的多少首先调整肝素用量，ECMO 期间少量出血，可以通过减少肝素用量维持 ACT 时间在 180～200 秒的范围内；出血量较明显时 ACT 可以缩短至160～180 秒。而后可以配合抗纤溶性药物、血小板保护性药物、维生素 K、血小板胶等止血药物或材料。

（3）外科止血：当压迫止血和药物控制无效或活性性出血发生时，应该采取外科干预。大多数情况下置管部位需要重新检查判定，并对小的出血及创面渗出行结扎缝合。

5．选择更换系统或终止 ECMO 辅助 极少数情况下，凝血功能障碍可能发展到采取干预治疗会产生更坏结果的地步，这种现象通常出现在 ECMO 系统发生广泛性凝血的情况下。通常表现为血小板的大量消耗，从而导致血小板数量的大幅下降，即使补充外源性血小板也无法改变其下降的趋势；另外，降低肝素用量的情况下 ACT 仍逐渐延长；而且 ECMO 系统中可见明确的血栓形成等迹象。此时 ECMO 系统需要立即更换。

二、空气气栓

尽管 ECMO 管路在安装前做了仔细预充，而且在 ECMO 期间如何分辨细小气泡来源及如何排查这些小气泡在 ECMO 急诊建立的训练期间应该有详细描述，然而，大气泡的发生和快速进入患者体内的可能性依然存在。虽然这种气栓并发症在 ECMO 运行中比较少见，但却是致命性的。这种气栓的来源有以下几类：①静脉插管缝合口不严密或侧孔外露直接导致气体进入静脉通路；②静脉通路端接头或三通松脱不严在 ECMO 运转期间导致气体的大量涌入，产生严重后果；③未检查到的管道破裂或未连接的管道，不仅会导致大量气体进入管路，同时也会发生血液的渗漏；④ECMO 系统气相压力高于血相压力导致进气。尽管空气栓塞应该以预防为主，但当空气进入管路并未进入患者体内时，ECMO 培训期间授予的意外处理方法将需要严格实施。

三、插管位置

ECMO 建立后应通过相应的检查手段判定插管位置，确认主动脉插管的管口方向、走行，确认静脉插管尖端的位置，保证管口无阻力、走行无扭曲、长股静脉插管到位、静脉回流不至于受插管位置的影响而导致引流不畅。小儿主动脉插管可能导致管口朝向主动脉瓣，而导致左室后负荷过重，继发主动脉瓣反流、左室增大，反而加重心脏负担的教训。因此每天常规的 X 线片除观察心影、肺部改变外，动静脉插管位置及朝向的确认也是必需而且十分重要的。

四、VA ECMO 外周插管远端肢体灌注及代谢监测

股动静脉通常是外周插管行 VA ECMO 的首选，为了获得充足的辅助流量，通常会选择较粗的股动、静插管。但粗的动、静脉插管有可能会阻挡股动、静脉的血流。因此，为了避免外周（股动静脉、腋动脉、颈内静脉）血管的血流受阻，该部位插管的直径不能超过血管直径的 2/3，但是通常不容易确定局部血管粗细，以及局部切开暴露过程中血管痉挛牵拉更难判断实际血管直径，而且这种血流阻挡更容易发生在股动脉系统。因此，除经皮股动脉穿刺外，切开或半切开股动脉插管的患者均需要肢体远端单独灌注（图 23-4）。需要监测肢体远端的血流量和肢体灌注情况，包括局部皮肤温度、颜色、肢体固定部位的周径、局部饱和度，甚至有条件者可以监测局部微循环状态。

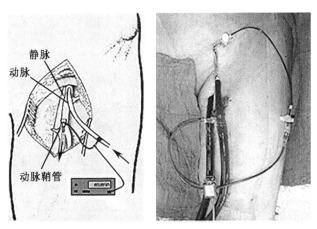

图 23-4　股动静脉 VA ECMO 肢体远端灌注示意图及实例

如果肢体远端因动脉灌注不足，容易形成下肢骨筋膜综合征，甚至肌肉坏死、导致截肢。静脉回流不畅也容易导致淤血性水肿、坏死。因此对外周插管 ECMO 患者，应对局部灌注不良或回流不畅行合理、有效的全面监测。

五、离心泵功能

每天需要检查离心泵运转情况，确定有无异响，显示是否正常，报警装置工作是否正常、流量高低限设定是否合理，接头连接处有无血栓形成，流量探头部位耦合剂或连接装置是否正常；一次性泵头位置是否合适，固定是否确切。有些流量设备可能需要定期校零，以保证监测准确。

六、电源供应及 UPS 后备

交流电连接确切，插座固定。交流电断电后必须维持离心泵的正常运转，否则断电后将导致血液逆流。大多数离心泵在设计时配有直流电供电，但是长时间闲置的蓄电池功能无法保证，通常预充时需要检查 ECMO 机器及 UPS 电池的状态，同时备好手摇柄。

七、膜肺性能

人工膜肺的基本功能就是提供人体所需的氧气、排出血液内的废气二氧化碳，这可以通过持续的氧饱和度监测及定时的血气测定准确判定。中空纤维型的膜肺每天需要观察排气孔有无水滴，确保通气通畅，有必要每天行高气流量通气，吹出中空纤维内的水珠；长时间（72 小时）应用后需要注意血浆渗出的发生。一旦发现膜肺渗漏，大量血浆泡沫从膜肺出口吹出时需尽快置换膜肺。

八、流量监测

ECMO 流量的多少是反映心脏做功和机械辅助所占全身血供比例的重要指标,为确保 ECMO 流量监测的准确性,需要对流量探头进行校正,每 24 小时校对 1 次。

九、气泡监测

由于 ECMO 支持是一个封闭的辅助系统,在保证所有接头连接紧密牢固、系统正常运转的基础上,通常 ECMO 系统不会产生气泡。因此 ECMO 系统中舍弃了动脉微栓滤器。但正是由于无微栓滤器,系统中一旦有气泡发生,更容易进入体内而产生严重恶果。因此 ECMO 系统中气泡监测的必要性不言而喻,气泡发生的可能性及相关处理措施在前已详述,该监测将为 ECMO 支持提供更多一层的保障。目前许多 ECMO 膜肺的自排气功能较为卓越,静脉系统来的少量气泡均可被膜肺捕捉并排除。动脉管路一旦有气体进入需要立即钳闭动脉管路,防止气体被泵入体内。

十、压力监测

离心泵 ECMO 系统中不同部位的压力是不同的,离心泵入口端(静脉端)为负压,负压过大提示静脉回流受影响,多见于静脉充盈不足或静脉插管位置不当。离心泵后的高压区在膜肺前后也会有差别,通过膜肺出入口间的压差用来判断膜肺血液通过的阻力,该阻力的大小不仅与膜肺设计有关,而且与离心泵流量的大小和膜肺内是否形成血栓相关。每天定时测定跨膜肺压差,有助于判断膜肺内是否形成血栓。

十一、接头连接

为了减少长时间心肺功能辅助过程中的血液破坏，尽量减少 ECMO 管路中接头的使用。为了确保 ECMO 系统不因管路接头而发生严重的并发症，保证所有接头连接紧密牢固，避免通过 ECMO 管路三通给药或采样，尽量减少相关并发症。

（胡金晓）

第 24 章

ECMO 患者的营养支持

大量研究表明，适当、合理、充分的营养支持治疗，能显著降低重症住院患者的病残率、平均住院时间、医疗费用等指标。ECMO 支持的患者属于危重患者中的最危重群体，患者的病理生理变化与传统治疗的患者有所不同。主要区别有以下两点：① VA ECMO 非搏动性血流对胃肠道功能的影响；② VV ECMO 为搏动性血流，胃肠灌注可能更好，但是 ECMO 带来的系统炎性反应可能对消化系统的功能产生不良影响。

最近的 10 多年来，如何对这部分患者进行营养支持，是 ECMO 工作者一直在不断探索的重大课题。综合大部分文献报道结果，普遍认为目前 ICU 危重患者营养支持常规同样适合 ECMO 患者。不论 VA ECMO 或 VV ECMO 支持，患者均可以较好地耐受早期营养支持。然而，ECMO 体外生命支持患者性质各异。从年龄的角度来看，成人与儿童存在很大不同；不同疾病种类如心肺功能衰竭与其他脑部疾病、肠道疾病等也存在一些不同。以下，我们结合临床实际经验对早期营养支持的时机以及如何进行营养支持做一探讨。

一、ECMO 时早期营养支持的时机

成人和小儿机体组成的主要区别是体液和蛋白质的含量。成人是新生儿蛋白质储备的 2 倍。成人的脂肪储备也较高，而

碳水化合物的储备不同年龄段相近。儿童尤其是新生儿，液体含量高，水代谢旺盛。新生儿和小儿能量物质储备低，基础代谢需要量较高。新生儿基础代谢率可为成人的 3 倍，而蛋白质需要量可为成人的 3.5 倍，对于较长时间的处于分解代谢过程，儿童的能量消耗比成人更大。从能量储备的角度来说，ECMO 启动后，新生儿和小年龄儿童应该尽快行营养支持。成人患者可能不一定需要立即进行营养支持，但如果可能也应该早期启动。

　　早期营养支持的时间一般是指在入 ICU 后 24～48 小时内即开始肠内营养。文献报道近 80% 的成人患者可以实现这一目标。然而，对于儿童尤其是新生儿，ECMO 患儿通常在 ECMO 启动 24～48 小时内，出血及容量丢失是这一阶段的主要问题，尤其是对于 VA ECMO 来说更是如此。由此带来的体液失衡、毛细血管渗漏问题在这阶段尤为突出。强烈的应激反应、液体失衡带来的循环波动，都将最终导致肠内营养支持很难实现。目前临床通常的做法是在 ECMO 启动后 48 小时，出血问题以及循环稳定后，开始考虑少量试行肠内营养。如果循环持续不稳定 72 小时以上或肠内营养不耐受，可以考虑试行肠外营养支持（TPN），当肠内营养可以达到目标热量一半时，再考虑停止 TPN。

二、ECMO 患者的营养需要量的评估

（一）能量需求

1. 基础能量消耗，占总能量消耗的 2/3。

2. 体力活动导致的能量消耗，约占总能量消耗 1/4。

3. 产热所消耗的能量。

不同个体这三个部分会产生较大差异。应激反应程度及能量消耗的变化也与年龄相关，同样的应激，年龄越大，能量消耗增加越少。不同时期能量消耗也有差异，一般在应激后第 2 周

达到较高水平。

（二）能量消耗量计算

一般认为基础热量消耗量（BEE）大约相当于休息时热量消耗量（REE）。

1. REE 估算公式

男性（kcal/24h）：$11.51 \times W + 5.48 \times H - 3.47 \times A - 189$

女性（kcal/24h）：$8.73 \times W + 2.95 \times H - 1.94 \times A + 252$

2. 基础代谢率计算 Harris Benedict Equation（HBE）

（1）男性 BEE（kcal/24h）$= 66.5 + 13.8 \times W + 5 \times H - 6.8 \times A$

女性 BEE（kcal/24h）$= 665 + 9.6 \times W + 1.9 \times H - 4.7 \times A$

（2）7～18 岁儿童（体重 >20kg）BEE $= 12.23 \times W + 3.98 \times H - 20.09 \times A + 227.97 + 117.76 \times$ Sex（男孩 =1，女孩 =0）

（3）婴儿 BEE $= 22 + 31 \times W + 1.2 \times H$

单位：BEE（kca1），W（ks），H（cm），A（岁）

其中，W 是以 kg 为单位的体重，H 是以 cm 为单位的身高，A 是患者的年龄（岁）。

（三）能量需求

ELSO 指南不同年龄 ECMO 患者需要供给能量值见表 24-1。

表 24-1　新生儿、儿童和非肥胖老人和成人在 ECMO 支持下，估计能量需要值

年龄（岁）	估计能量需要量[kcal/(kg·d)]
0～3	90
>3～6	80
>6～8	70
>8～10	60
>10～12	50
>12～14	40
>15	30

（四）蛋白需要量

重症成人，为应激反应提供足够的代谢能量表现为基础代谢率的增高，而对于患儿则表现为生长的正常能量再分布。ECMO 支持下患者的蛋白代谢表现为机体蛋白质降解显著增加，同时全身蛋白合成也增加，但前者占优势使得患者表现为蛋白质代谢净负平衡。这种分解代谢增强的趋势在 ECMO 成功撤离后 3 周仍然会继续存在，尽管程度减轻。ECMO 支持患者需要补充蛋白质或氨基酸溶液的量见表 24-2。总的趋势是年龄越小，蛋白质需求量越大。同时，应避免蛋白质补充过量，导致肝肾的毒性作用。尽管 ECMO 患者骨骼肌降解是一种很好的短时间自身适应反应，但长时间则有害。如果应激导致蛋白质分解发动不能得到抑制，膈肌和肋间肌以及心肌的逐渐丢失最终导致呼吸循环功能衰竭。

表 24-2　新生儿、儿童、非肥胖老年人和成人 ECMO
支持状态蛋白质需要量估计值

年龄（岁）	估计蛋白质需要量[g/(kg•d)]
早产儿、新生儿	2.5～3.0
婴儿	1.6～3.0
1～2	1.2～2.5
>2～14	1.2～2.0
>14	1.5

（五）碳水化合物需要量

重症患者葡萄糖的产生和储备是最重要的问题。成人创伤和败血症患者葡萄糖转化、葡萄糖氧化可增加 3 倍，而糖异生也加快。代谢应激反应的重要特征是通过胃肠道补充葡萄糖并不能抑制糖异生，继而导致蛋白质分解代谢现象的持续存在。

但重症患者通过联合补充葡萄糖和氨基酸可有效改善蛋白质平衡，增加蛋白质合成。

对于新生儿及婴儿患者 ECMO 启动前后，可能存在低血糖的情况。为预防低血糖的发生，需注意补充葡萄糖。ECMO 启动后，由于需要输入较大量的血制品，电解质 Na^+ 输入量较多，晶体液补充一般采用 5% 的葡萄糖输注，低血糖的情况一般能够较好预防。

（六）脂肪类营养的需求

临床 ECMO 患者应用市售脂肪酸溶液来改善脂肪酸缺乏的问题，并不会明显增加 CO_2 产生和代谢率。然而这些优势可能被过多脂肪输入的潜在风险所抵消，这些风险包括高甘油三酯血症、感染增加和降低肺泡氧弥散能力。尽管这些风险是否实际存在目前没有结论。但这些风险使得大部分 ECMO 中心将开始补给脂肪的量定为 0.5mg/(kg·d)，而在严密监测甘油三酯的前提下提高到 2～3mg/(kg·d)，采用此方法快速脂肪输入导致 ECMO 膜上脂肪乳化现象不至于导致严重后果。通常在重症患者脂肪输入占总热量的 30%～40%。

（七）电解质水平和微量元素

如前所述，ECMO 期间需要输入较多血制品，一般来说 Na^+ 输入较多，造成晶体渗透压过高的问题，后期容易出现 AKI 等情况。因此 ECMO 患者一般需要密切监测电解质情况，必要时才需要额外补充 Na^+。血制品的大量输入，同样可以引起 Ca^{2+} 降低等情况，导致心肌收缩力下降。从我们的经验来看，需要持续 10% 葡萄糖酸钙注射液泵入，维持 Ca^{2+} 水平在 1.2mmol/L。磷和镁离子的问题，低磷和低镁导致血小板减少或心律失常，在合并 AKI 时尤其需要注意磷潴留情况。

脂溶性维生素 A、D、E、K 和水溶性维生素 C、维生素 B_1、核黄素、吡哆醇、烟酸、泛酸、生物素、叶酸和维生素 B_{12} 都需要常规应用。由于维生素在生化反应中不是按照化学当量消耗，但还是存在分解代谢，所以以 ECMO 支持时大量补充维生素从营养学角度不合理。

三、补充营养的途径

1. 原则 如果 ECMO 支持患者胃肠道功能正常，低灌注不严重，应尽早采用胃肠道营养。

2. 肠内营养（enteral nutrition，EN） 早期 EN 支持在 VV 和 VA ECMO 患者人群均表现出很好的耐受性。口服饮食似乎耐受性良好，动态支持等待移植 VV ECMO 的患者。目前多项成人方面的研究表明，成人 ECMO 患者肠内营养的效果很好。一项 ELSO 的调查发现所有患者在 ECMO 启动后 13.1 小时即开始肠内营养，在 2.6 天后达到目标营养支持量。31 例肠道不耐受的患者，其中 20 例使用胃肠动力药物治疗后明显好转。只有 18 例不耐受的患者需要 TPN。相比成人，儿童的胃肠道黏膜更加脆弱，容易发生 NEC 等严重并发症。因此，儿童 ECMO 患者早期 EN 更谨慎一些，目前尚未达成共识。我们通常的方法是需要等全身水肿、腹部渗出逐步消退，循环逐步稳定后再考虑 EN。通常由 5% 的糖水开始，新生儿可试喂 10～20ml，每 4～6 小时一次，逐步加量。母乳为营养支持首选；也可试换婴儿配方乳。

3. 肠外营养（parenteral nutrition，PN） 只有当无法应用肠内营养时才选择肠外途径供给营养，当肠内营养的喂养量不足目标量的 50% 时，应考虑添加肠外营养。若重症患者胃肠道完全不耐受，则需全部或部分添加 PN 来达到足够的能量与营养供给。相比较而言，儿童 ECMO 患者 PN 支持更积极一些。临床上，如果当患儿生命征象不稳定已经超过 72 小时，必须开始考虑给予全静脉营养治疗。然后根据 EN 的情况，逐步过渡。

（曾　敏）

第25章

ECMO 的患者护理

第一节　ECMO 期间的综合护理

一、ECMO 安装前

（一）ECMO 相关设备、物品的管理

1. 床单位　设备综合带在满足呼吸机气源的同时另备出空气和氧气气源接口；准备出足够的空间与足够的电源连接装置；床单位的预先合理铺垫是很重要的，如在头、背、臀和脚等易压易损部位放置防压疮脂肪垫进行提前防护准备。

2. 人员　床旁 ECMO 安装多属于临床急救治疗手段，信息的畅通、相关人员和物品的迅速到位是抢救成功的重要保证。监护人员的相对固定可使监护工作具有连续性，避免不必要的疏漏。

3. 物品与药品　抢救物品、药品固定放置，定时检查有效期、损坏、是否齐全等。

4. 培训　ECMO 的认知和监护需要受过培训的专业人员参与，并进行定期培训以增强团队配合和护理管理。

（二）ICU 的监护配合

1. 准确观察并记录相关数据，明确影响患者生命和术后效果的一些危险因素，为 ECMO 应用过程中的效果评价提供可靠

的信息。

（1）血流动力学指征：应用多参数监测仪、肺动脉导管、连续心排仪和 12 导心电图监测心排、心率和心律、血压、肺动脉压、肺毛细血管楔压、中心静脉压、氧饱和度、体温等指标。

（2）呼吸指征：动脉血氧分压、氧饱和度、二氧化碳分压和酸碱度等指标。

（3）血管活性药物使用：接受药物治疗的类型、浓度和剂量。

（4）各种检查：血气、电解质、生化、血象、细菌培养、尿常规、ACT、APTT、肝肾功能、游离血红蛋白、胶体渗透压、心电图、床旁 X 线片和超声心动。

（5）危险因素评估：年龄、肺、肾、肝、脑、外周血管、消化系统、感染、恶液质等。

2．及时反馈临床呼吸循环恶化指标和各项检测阳性指标。

3．当医师综合评估选择应用 ECMO 支持后，迅速通知外科、麻醉科和体外循环科医师，手术室护士携带相关用物到场，同时迅速调整床单位，备好床旁抢救物品和药品是快速建立 ECMO 的重要保障。

4．应在全身肝素化建立 ECMO 之前，完成各种中心静脉和外周血管穿刺置管操作。

二、ECMO 安装中

1．相对固定 ICU 人员配合，包括配药、给药、临床观察和协助手术室护士清点术中特殊物品，记录数据等。

2．配合医师给药，严格查对制度。

3．观察病情变化、用药效果并随时报告医师。

三、ECMO 安装后

（一）初始阶段的监护

1. 血流动力学的观察

（1）稳定循环，记录 ECMO 运行后的各项血流动力学参数，不要急于减少血管活性药物的用量，待临床对改善机体缺氧状态的综合效果评价好转，再开始逐渐减少血管活性药物的用量，并监测减药前后循环指标的变化情况。

（2）动态监测并比较循环指标，循环好转的指标：心率、心律向正常方向稳定发展，血压稳定或逐渐升高，肺动脉压逐渐下降，右房压和肺毛细血管楔压逐渐下降，尿量增加，血气检查动脉血氧分压升高，二氧化碳分压下降，酸碱及乳酸紊乱逐渐纠正等。循环没好转的指标：主要看血压的脉压，因 ECMO 辅助血流为平流，若脉压窄甚至无脉压不能形成波动血流，当左心功能不全时，其辅助效果欠佳，此时应请各位医师讨论增加主动脉内球囊反搏辅助，以利于心血管的早日恢复。

2. 呼吸、氧合的观察与呼吸机参数的调整

（1）动态监测并比较呼吸指标，呼吸功能好转的指标：动脉血氧分压升高、氧饱和度升高、二氧化碳分压下降、酸碱紊乱逐渐纠正。

（2）在机体缺氧状况好转的同时，逐渐减少呼吸机设定参数，原则是在确保正常肺通气量又不发生肺不张的前提下，实施保护性机械通气，维持正常的血气。

3. 手术创面及插管处出血监测　密切观察手术创面及插管处出血和渗血情况，同时注意监测 ACT、血小板、体温等指标，如有异常报告医师及时处理。出血和渗血严重的应及时请外科医师探查止血；应高度警惕出血渗血造成的不良结果，即

大量输血引起的并发症、出血过多引起的机体有效循环血量不足、渗出血引流不畅引起大量心包和（或）胸腔积液造成大的循环波动，以及局部感染机会增大等。

4. 肢体血运的监测 结合血气结果，通过观察末梢皮肤颜色，温度及末梢血氧饱和度来评估组织灌注情况及机体缺氧状况的改善程度；检查置管后肢体动脉搏动、皮肤颜色、温度、感觉与置管前的变化，准确记录发生异常的时间、部位，及时报告医师。

5. 观察患者头面部是否肿胀 组织氧供恢复后可出现不同程度的血管通透性增高现象，导致皮下疏松结缔组织水肿，该现象在头面部表现较为明显。如果 ECMO 支持有效，患者肾功能维持完整或肾功能替代治疗有效，头面部水肿可逐渐消退。患者当 ECMO 支持需要进行颈部血管插管时，如成人呼吸支持需要颈内静脉插管时，有时也可发现患者头面部出现肿胀，处理方法可保持患者头部正中位，避免头部向插管对侧偏转，上半身稍微抬高，一般可很快改善。

6. ECMO 与患者连接时异常数据观察 当患者 ECMO 支持后护理团队即开始相关异常数据观察（表 25-1）。

表 25-1 ECMO 数据异常评估表（日常观察）

观察项目	置管部位	动静脉管色差	回灌小瓣	置管对应肢体围度	动静脉管	流量与转速	SvO$_2$/HCT/SaO$_2$	PCO$_2$
异常	渗出多	全黑	血浆渗出	粗细、颜色不对	抖动	快慢不匹配	下降过快	调整后仍高
措施	叫医生	快叫医生	快叫医生	叫医生	叫医生	快叫医生	快叫医生	找体外测膜肺两侧血气

（二）支持阶段的监护

1. 继续观察血流动力学的变化，根据血流动力学及组织灌注情况逐渐减少血管活性药物的用量，并监测药物调整前后循环指标的变化。

2. 随时调整呼吸机及 ECMO 氧合器参数，保证氧供和氧耗的平衡，呼吸机和 ECMO 的参数、动态血气变化、每日的 X 线片等。

3. 支持阶段的各项检查的监测

（1）出凝血：ECMO 运行期间要监测的重要出凝血数据是 ACT 及 APTT，抗凝药物普通肝素用（患者体重 kg×200IU）稀释至 50ml 静脉微量泵泵入，根据 ACT 及 APTT 结果调整肝素用量。另一出凝血的数据是血小板，因为 ECMO 支持中，血小板大量消耗，表现为血小板进行性下降，要及时监测并补充血小板。

（2）游离血红蛋白：ECMO 运行期，每日监测 1 次游离血红蛋白，及时发现溶血和血红蛋白尿，及早报告医师处理，同时应用碳酸氢钠碱化尿液，适量输入平衡液以减少血红蛋白管型在肾小管中沉积，预防肾脏的损害。

（3）血浆胶体渗透压：及时准确测定血浆胶体渗透压对预防和治疗组织水肿，维持稳定的循环血量，指导临床液体应用具有重要的参考价值。但胶体渗透压过高，也可导致无尿、排痰困难等。通常每日监测 1 次，依据循环、总蛋白和白蛋白、肺功能、X 线片、尿量等随时辅助监测。

（4）血常规：主要监控指标为红细胞总数、血红蛋白、血细胞比容、白细胞总数、中性粒细胞和血小板总数等。常规每日监测血常规 2～3 次，如治疗中存在过多的有创操作、抗生素的调整或发生寒战、高热等感染征象时，应随时监测血象，以观察其动态变化和治疗效果。

（5）生化指标：重点监测肝肾功能、心肌酶、淀粉酶等，以评价 ECMO 辅助效果，机体是否存在多脏器功能不全的情况。常规每日监测 1 次，待病情稳定可 2~3 日监测 1 次。ECMO 运行期特别要观察血胆红素和尿中尿胆原指标，因为 ECMO 是机械辅助，运行时可能会发生红细胞破坏，临床出现溶血性黄疸，护理中要严密监测患者的尿色、皮肤和巩膜有无黄染。

（6）细菌培养：做好相关细菌学监控培养可以为临床及时有效的治疗提供依据，主要监测：痰、尿、血、分泌物、无菌导管拔除时管道的培养，培养操作时按护理规范尽可能确保留取标本不被污染，及时追踪培养结果，配合医师调整治疗方案，及时反馈治疗效果。

（7）床旁 ECG、X 线片与超声：常规每日 1 次，特殊情况，随时联系相关科室进行检查。

4. 强化相关护理措施

（1）管道护理：固定管道位置，避免牵拉、打折、移位，确保机器正常运转。插管部位每日皮肤消毒更换辅料。容易污染的三通定期更换。

（2）内环境稳定的监测：保持体温在 36℃ 左右，可应用变温水箱通过 ECMO 系统调节温度，也可应用变温毯调整体温。当温度太高时，机体氧耗增加；温度太低时，易发生凝血机制和血流动力学紊乱；定时监测动脉血气及时纠正酸中毒；定时监测电解质（K^+、Na^+、Cl^-、Mg^{2+}、Ca^{2+} 等）和血糖，及时调整至正常范围。

（3）神志：此类患者临床表现多为不清醒或烦躁、定向力下降、不自主动作增加等，监护中各班需仔细观察神志的变化，特别是瞳孔变化、能否准确应答，认真做好记录，配合医师排查神志不清的因素,给予必要的药物治疗。

(4)精神症状:患者可能会表现出被害妄想症等精神系统症状,导致患者不能很好合作,甚至严重影响临床治疗和护理的进行。护理中需做好心理疏导,情绪安抚,症状严重的需做好安全防护,给予适当约束、配合抗焦虑、镇静等药物的治疗,防止意外事件的发生。同时注意降低仪器设备和医护人员谈话产生的噪声,合理安排护理和治疗操作时间,在病情允许的情况下,尽可能安排亲属探视。

(5)呼吸道:依据吸痰时的量、色、味初步评估有无气道感染,结合血象、X 线片等,实施感染监控,为医师治疗提供依据;每日各班清理口鼻咽腔,切忌损伤黏膜,因为此时患者处于抗凝状态,一旦粘膜破损容易造成局部出血,逆流入气道或食管,造成呼吸道感染或鉴别消化道出血有误。护理的关键放在口鼻咽腔清洁、避免损伤、监控感染,预防呼吸机相关并发症发生。

(6)出、入量:依据临床循环指标、有效血容量、胶体渗透压、尿量、是否超滤或血滤、皮肤弹性、X 线片等进行液体出入量调整,通常量出为入,早期多为负平衡。

(7)消化道:护理中各班监控并评价胃内排空、胃肠蠕动、肠胀气,排气等情况,观察胃液的颜色、有无反流,如有异常及时实施胃肠减压并留取胃液标本鉴定,配合医师药物治疗并观察疗效,必要时进行通便护理。

(8)营养:主要配合静脉营养治疗,适时利用肠内营养,注意静脉营养治疗以氨基酸、糖类等晶体液为主,慎用脂肪乳以防 ECMO 膜肺中空纤维损害。

(9)基础护理:严格到位的基础护理,可有效减少某些并发症的发生,各班重点完成口、鼻、咽、耳、肢体、皮肤(头、颈背、臀、足跟)、会阴等部位的观察、清洁。

5. 支持阶段的设备观察　护理中及时发现氧合功能下降的指标，如经皮血氧饱和度、血气、末梢皮肤等。出现严重氧合功能下降时应及时找医师更换氧合器。

（三）终止阶段的监护

随着 ECMO 支持的延长，心肺功能逐渐恢复。以 VA ECMO 为例，当循环流量降至总心输出量的 20% 以下或 LVEF 超过 45%，机体能够维持满意的循环、内环境、氧合和酸碱代谢，胸部 X 线片显示肺无渗出，可考虑终止 ECMO，此时遵医嘱应用肝素治疗，控制 ACT 在 200～300 秒，适当加大血管活性药物用量，并将呼吸机参数调整至正常范围，观察患者血流动力学无波动，配合医师先行夹闭 ECMO 循环管道，如循环、血氧波动不大，行管道撤除，同时仍要严格监控血流动力学变化，重点 HR、BP、氧饱和度、肺动脉压、中心静脉压、血气等，观察循环指标对血管活性药物的反应，如有严重循环波动，重行 ECMO 辅助；如循环稳定，配合医师行损伤血管修复，撤除 ECMO 后，根据 ACT 结果给予鱼精蛋白中和。整个撤机中强调血气监测，因转 ECMO 时，患者下肢可能呈现相对缺血状态，ECMO 管道拆除后，缺血下肢的酸性代谢产物将随血运快速流入全身，血气呈酸中毒表现，应马上纠正，避免循环波动。

第二节　ECMO 相关并发症的护理

一、出血

（一）纠正出血

1. 输血　纠正出血最直接的处理就是依据出血量、Hb、临床循环状态进行补充。而大量输血所带来的并发症有：①凝血功能紊乱;②肺功能不全;③低体温;④酸碱电解质紊乱;⑤过敏。

2. 止血药　由于出血多,临床应用各种止血药物,造成大量出血的血液凝集,表现为引流管引流不畅,心脏压塞症状。

3. PEEP　出现引流液过多时,加大呼吸机 PEEP 的数值是辅助止血的手段之一,通常会调整 PEEP 至 $10cmH_2O$ 左右,过大的 PEEP 可引起心输出量下降,中心静脉压升高;还可引发气胸。

（二）出血并发症的护理

1. 准确记录出血量,根据化验指标进行成分输血,如悬浮红细胞、血浆、血小板及白蛋白等,有条件时可根据凝血因子缺乏的情况相应补充。

2. 注意肺功能监护,主要依据呼吸机设定参数、血气结果、出入量、X 线片、有无肺部并发症等进行评估。

3. 需大量输血时应预防低体温的发生,可将温度过低的血制品放置 37℃ 水中预热,同时做好患者的保暖工作,将体温控制在 36℃ 左右。

4. 大量输血同时积极监测患者的血气、电解质变化,出现酸碱、电解质平衡紊乱,应及时纠正。每输 500～1000ml 血液静脉补充 10% 葡萄糖酸钙 20ml 以预防柠檬酸中毒。

5. 观察有无过敏反应,注意血压、外周血管阻力及皮肤颜色的观察,出现异常及时报告医师给予药物处理。

6. 严密观察心脏压塞症状,注意血流动力学参数动态变化,心包、纵隔引流管的引流量,结合应用血管活性药物的效果、床旁 X 线片及超声检查及早配合医师鉴别诊断。

7. 监控并记录 PEEP 的数值,观察血气参数、患者胸廓起伏、肺部听诊和叩诊的变化,观察血流动力学参数变化,疑有气胸进行床旁 X 线摄片,确诊气胸后,及时调整 PEEP 参数,协助医师胸穿或置管治疗。

二、栓塞

长时间辅助循环导致大量血液成分破坏引起血液高凝状态、抗凝不充分、ECMO 置管导致动静脉血流运行障碍、长时间卧床且置管侧肢体制动导致血流缓慢等均可引起栓塞,出现神经系统和外周组织梗死的相应症状。监护中采用触摸、多普勒超声及血管超声检查观察置管侧下肢动脉波动,记录动脉波动、皮肤颜色与健侧肢体的对照情况,同时观察有无下肢疼痛、肿胀,异常时测量下肢周径变化;加强对患者肢体主动或被动的功能锻炼;注意神志和瞳孔的动态变化,结合患者表情、肢体活动度等进行评估;加强对 ACT、PT 和纤维蛋白原等出凝血的监测及反馈。

三、感染

感染是 ECMO 辅助期间严重的并发症之一,如呼吸机相关性肺炎、营养不良、肠道菌群移位、大量抗生素应用、过多的有创管路和操作、压疮的发生等均可导致感染的发生。故感染的监控与护理十分重要,护理中强调:

1. ICU 环境需保持清洁,每日定时消毒。

2. 严格各项无菌操作,动静脉有创管路实施封闭管理,按流程规定 5～7 天进行导管更换并同时进行管道培养。

3. 呼吸机管路按预防感染流程管理,未感染的 72 小时更换,已感染的每日更换,并做好相应的标志,强调已发生感染的严格管路消毒、垃圾处理和床单位、设备、环境的终末消毒管理等。

4. 依据病情进行相关病原学培养，及时反馈培养结果报告医师，配合调整抗生素并观察使用效果。

5. 置管处敷料随时更换。

6. 观察胃肠功能恢复情况，及早恢复利用胃肠系统，预防菌群移位。

7. 加强皮肤观察与护理，适度翻身，保持皮肤清洁和干燥，应用防压疮垫和药物预防治疗压疮。

四、溶血

ECMO是机械辅助，可造成红细胞的破坏，表现为游离血红蛋白增高，血红蛋白尿，继发肺、肝、肾功能等多脏器损害。护理中严密观察监控溶血指标，即游离血红蛋白、血生化、血象、尿色、尿常规、患者皮肤有无黄染等，做到早发现、早报告、早处理，配合医师将溶血造成的并发症降到最低程度。

第三节　ECMO转运中的护理

一、转运前的评估与准备

管理者要做到决策、计划、组织和落实；实施者按转运路径即：起点、路程、终点进行充分评估。

1. 患者评估　循环是否稳定，可承受转运？

2. 医护评估　多少人？什么人？（医＋护＋体外＋麻醉＋协作人员）……

3. 设备评估　监护？呼吸？辅助（ECMO、IABP）？微量泵？起搏器？除颤器？

4. 风险评估　各类管路（脱管危险？）、电（UPS、断电应急)、氧气携带、路径(上电梯、行走顺序)？每位人员职责？衔接单元是否做好准备？

二、转运中的协调

转运过程中需要全体参与人员协调一致、统一号令、各尽其责。按管路、用药、插管、设备、辅助装置分责管理。

三、转运后的信息、文件和治疗一致

1. 交接患者程序　确认 ECMO 辅助、连接管和工作运转正常,全身其他管路衔接正常,药品确认,患者和设备放置确认,患者皮肤确认。

2. 患者生命指标确认。

3. 其他设备正常连接、工作运转正常确认。

4. 护理文件核对确认。

5. 医嘱文件确认。

6. 各治疗信息数据确认。

确保所有医护交接无误后进入 ECMO 治疗的综合护理。

上述 ECMO 安全转运需建立在良好的培训基础上。制度、流程加培训演练是完成 ECMO 安全转运的重要保障。ECMO 转运具体协调及各科室间的配合请见本手册第 17 章。

(石　丽)

第26章

ECMO 团队建设

第一节 ECMO 团队

一、ECMO 团队成员

开展 ECMO 治疗项目,一个由 ECMO 协调员带领、全天候 24 小时待命的良好团队是必备条件,ECMO 团队通常包括以下成员:

1. ECMO 专业人员(specialists) 负责 ECMO 患者的常规 24 小时管理。

2. 心脏血管外科医生(surgeon) 负责插管及某些并发症的外科处理。

3. ICU 医生(physician) 负责 ECMO 患者的常规治疗。

4. 体外循环医生(perfusionists) 离心泵及 ECMO 系统意外管理。

5. ICU 专业护理(nurses) ECMO 患者的 ICU 常规护理。

6. ECMO 顾问 负责特殊事件的协调安排及康复咨询。

7. ECMO 协调员(coordinator) 根据团队中不同人员的能力安排分工、设备材料的选择、周期性组织安排服务与技术层面的信息更新、核实专家评价、组织每天的操作性治疗。

在 ECMO 团队中,至少需要一位协调员,需监督各类

ECMO 常规的起草与执行,这些常规通常包括:①适应证与禁忌证;② ECMO 期间、ECMO 撤离拔管过程中的患者管理;③设备维护和技术更新;④终止 ECMO 辅助;⑤拔管后患者随访等。

二、团队特点

ECMO 团队的组成必须以 ECMO 服务所涵盖的范围来定,ECMO 团队通常是一个多学科组成的协作团队。

如果就是计划用 ECMO 来为患者提供 ECPR 和(或)VAD 辅助最终过渡到心脏移植,那么 ECMO 团队就必须有心脏外科医师的参与。经皮穿刺的经验、血管插管置入技术和 ECMO 管理在 ECMO 核心团队中是必需的。处理危急事件(包括临床和设备)的技能技巧也是不可或缺的。被挑选为 ECMO 团队中的医师必须具有大量危重症管理的经验和为终末期危重患者提供可靠医疗服务的能力。这就意味着 ECMO 医师必须首先接受持续、规律的临床科学训练,同时具有丰富的呼吸循环功能衰竭的医学知识,从而保证为患者提供最正确、合适的医疗服务,尤其是在实施偶然又非常急迫的体外生命支持治疗过程中既能保护危重患者重要脏器功能康复又不遗留任何并发症。

ELSO 并没有对 ECMO 专业人员做明确的定义或确定所需的专业级别,因此各个 ECMO 中心可以根据自己的实际情况确定专业人员的人选。要求每位 ECMO 团队成员具有明确的职责和独立的自主决策能力;对于这样的协作团队,多学科合作、治疗总体方向、熟悉彼此工作的能力同样是非常重要的,即每位成员具有这样的协作能力和专业知识的深度和广度。

三、团队组建

由于不同地区不同医院的实际情况和管理要求大不相同,对于 ECMO 团队的认识和组件存在一定的差异,因此 ELSO 专门就 ECMO 中心的组建提出了相应的指导要求。

1. 基本要求

(1) ECMO 中心应该建立在具有三级医疗水平的成人 ICU、儿童 ICU、新生儿 ICU。

(2) ECMO 中心的分布需要考虑到地域需求特点,一个 ECMO 中心至少每年可以实施 6 例 ECMO 治疗。低于每年 6 例的 ECMO 中心其性价比低而且会伴随临床专业人员的缺乏和流失,因此在建立这样的中心时需要充分考虑地域需求的因素。

(3) ECMO 中心应该加入 ELSO 组织并分享 ECMO 病例资料至 ELSO 登记系统。

2. 组织结构

(1) 基本结构: ECMO 中心所必需的三级治疗水平包括以下内容:

1) 一位 ECMO 项目医师主管负责整个 ECMO 治疗的实施。同时可以有几位副主管分别专注于 ECMO 治疗中的不同方面,首席医疗主管应该确保适当的专业人员培训和实施,负责质量提升的会议交流与讨论,确保正确有价值的数据向 ELSO 提交,同时应该负责其他医务工作者有资格和能力胜任 ECMO 患者的管理及 ECMO 系统的管理维护。

2) 一位 ECMO 协调员负责监督和对专业人员的培训、设备维护及患者信息收集整理。

3) 一个多学科联合组成的 ECMO 团队应该配合质量保证

回顾体系以便尖端性地行 ECMO 治疗评估,确保治疗质量的提升。

4)正式成文的规范制度需要明确注解 ECMO 适应证、禁忌证,ECMO 患者的临床管理,设备维护,ECMO 撤离指征以及 ECMO 患者的随访等。

5)适当的 ECMO 培训场所和继续再教育是 ECMO 中心所必需的。

(2)团队成员及职责分工

1)ECMO 医务工作者需要具有基本医疗服务的资质,这种资质是国家承认并授予的;除此之外,ECMO 专业人员还需要接受 ECMO 专业培训(具体内容将在本章后面的部分介绍)。

2)医疗主负责人应该是一位具有资质的重症医学专家,也可以是具有一定资质的儿童、新生儿学家;胸心血管外科医师;创伤医师,或其他被认可的接受过 ECMO 培训或有 ECMO 管理经验的相关专业人员。

3)ECMO 协调员应该是一位有经验的新生儿 / 儿童 / 成人 ICU 注册护士或具有丰富 ICU 背景的呼吸治疗师,也可以是具有 ECMO 管理经验的注册临床灌注师。

4)至少一位接受过 ECMO 管理培训的医师需要 24 小时待命,随时处理管理 ECMO 患者。ECMO 管理医师可以是具有丰富经验的重症监护医师或接受过专门 ECMO 培训的相关专业医师。例如新生儿学家,儿童或成人 ICU 专家,CCU 医师,临床主治医师等。

5)除 ICU 护士外,应该有一位 ECMO 临床专业人员(满足下面第 6 条所列要求)提供整个 ECMO 治疗期间的 ECMO 系统管理。

6)ELSO 对 ECMO 临床专业人员(specialists)的要求是应

该具有良好的重症监护背景（最少1年ICU工作经验或相应的重症监护经验）并受过至少下列一项培训：①全面完整的护士学校学习并通过官方认可的笔试，从而获得执业资格；②全面完整的呼吸治疗学校学习并通过官方认可的笔试，从而获得执业资格；③全面完整的灌注师学校学习并通过官方认可的笔试，从而获得执业资格；④受过ECMO培训并通过该医疗服务机构考核测评的临床医师；⑤其他医疗服务人员（例如技术员），他们必须获得专门ECMO培训并从一开始就从事本单位ECMO管理的专业人员，同时必须具备ECMO管理的各项技术能力并由医疗主管同意并认可。而且他们在管理ECMO时必须有上一级人员的监督和帮助。

7）在主要由ICU护士看管ECMO患者的ECMO中心，其ICU护士需要经过专门的ECMO护理和系统维护的培训。

8）其他接受过ECMO培训的人员包括：①各专科医师：儿科/成人心内科医师、心血管外科医师、普外科医师、心血管灌注医师、麻醉医师、神经外科医师、影像学医师等；②生物医学工程师；③在ICU有经验的呼吸治疗师。

9）下列人员可以作为顾问介入ECMO治疗，例如神经内科医师、肾脏病医师、肺科医师、感染科医师、理疗师、行为指导师、社会工作者、心理疏导人员等。

10）如果医院外ECMO转运可以实现，那么需要完整的接受过训练并配备转运设备的团队24小时待命。院内ECMO转运则要求在任何ECMO中心都能实现。

11）经过培训的专业人员负责提供ECMO患者的长期随访工作及康复工作。

12）其他合适的特殊医疗服务也有必要提供。

3. 硬件条件和设备

（1）ECMO 治疗的场所：通常选择高级别的 ICU。

（2）ECMO 系统：包括一个合适的血液驱动泵（通常为离心泵），血液回路（套包），血液引流插管和回输插管，一套合适的血液热交换器以及保温设备，合适的一次性耗材包括膜式氧合器及管路包，各类连接接头以及所有适合长期体外生命支持的材料。

（3）用于监测抗凝水平的仪器（ACT 或其他抗凝监测如 APTT、TEG）及其耗材。

（4）其他设备应该准备应急：例如备用 ECMO 系统及各类供给材料、充足的光源以备外科干预、手术器械包以备外科插管或处理出血并发症。

（5）需要 24 小时在岗的设备及人员：包括血气监测、生化及血液学检测、血库、影像学支持包括颈部超声和冠状动脉断层扫描（coronary artery tomography，CAT）扫描、具有体外循环能力的心血管外科手术间。

第二节 ECMO 专业人员的培训和继续教育

一、人员培训

1. 每一个 ECMO 中心都应该有一套完善的 ECMO 工作人员培训、认证、再认证的教育项目。该项目应该包括：理论课程，ECMO 设备的培训，床旁培训以及对每位 ECMO 专业人员的系统测试。

2. 每一位 ECMO 工作人员均需要完成上述培训。

3. 常规再教育及对紧急 ECMO 项目的培训应该作为参与 ECMO 管理人员的动态认证并记录在案。对于每年少于 20 例的 ECMO 中心尚需要对所有团队人员实施额外再教育。

4．ELSO 推荐对于超过 3 个月没有参与 ECMO 管理的团队成员需要再次参加 ECMO 培训项目以获得资质的再次申领。

二、项目评价

1．ECMO 中心有一套完善的管理系统以确保 ECMO 团队主要成员的定期会议讨论以回顾治疗病例、设备需要、流程补充和其他相关议题。所有会议纪要应该可以随时查询。

2．任何严重并发症或死亡病例都需要与 ECMO 团队人员讨论并上报。

3．有条件的中心可以考虑实施临床病理学诊断以获得多学科综合分析病例。

4．每年数据报表可以参照 ELSO 信息登记系统报告（ELSO Registry Report）进行汇总，以便分析总体治疗效果。

5．完整的设备维护记录同样需要记录在案。

三、系统培训

1．理论课件学习　ELSO 推荐 ECMO 专业人员在开始ECMO 治疗前需要参加的培训和学习包括 24～36 小时的理论课件学习，内容要求包括以下所列内容：

（1）ECMO 概况介绍：历史、现状、适应证、危险和获益、氧合器气体交换特点、氧含量、氧供、氧耗、动静脉短路生理特点、ECMO 类型、未来发展及相关研究。

（2）ECMO 所治疗疾病的病理、生理特点：包括各类持续肺高压、呼吸困难综合征、先天性膈疝、败血症、心脏手术后肺炎、心脏移植、扩张型心肌病、心肌炎、ARDS、肺栓塞等。

（3）ECMO 前的准备工作：明确 ECMO 团队的插管方法，直视切开、经皮穿刺、半切开等的不同准备，选择合适的设备、材料，每位 ECMO 团队成员的职责，以及其他需要配合准备的内容。

（4）ECMO 治疗的适应证和禁忌证：每个 ECMO 中心都需要根据自己的经验和治疗水平制定自己的 ECMO 治疗标准，包括禁忌证的排除，这需要多学科在对 ECMO 治疗充分认识的基础上讨论制定。在安装 ECMO 之前需要对患者进行全面准确的评估判定，才能更有效地为患者服务。

（5）抗凝生理：凝血瀑布，ACT，DIC，血制品应用及其相互作用，血液异物表面反应，实验室检测，肝素药代动力学，氨基己酸、鱼精蛋白及其他药物的使用特点等。

（6）ECMO 设备：系统预充，氧合器性能，血气管理，ECMO 管路配套物品（插管、泵头、静脉引流监测、管路氧饱和度监测、压力监测、热交换器、血液过滤器、气泡监测器等）。

（7）VA ECMO 与 VV ECMO 的区别：包括不同类型 ECMO 辅助的病理生理、适应证、优缺点等。

（8）ECMO 患者及 ECMO 系统的例行检查：①患者检查：液体出入量、电解质、营养、肺部感染、镇静与疼痛控制、血流动力学、循环状态、神经系统与精神状态评估、床旁护理；②ECMO 系统检查：无菌操作技术、泵流量、气流量、压力监测、血制品输入技术、管路注射采样技术、抗凝监测和管理、系统检查、超滤或血液净化设备的链接安装等。

（9）ECMO 期间的紧急事件和相关并发症：①患者方面：局部大出血、气胸、心脏压塞、心搏骤停、低血压、低血容量、严重抗凝疾患、癫痫发作等；②机械方面：管道打折、泵管破裂、系统报警、泵失功、设备异常、气栓、血栓形成等。

（10）复杂 ECMO 病例的管理：包括 ECMO 后需要手术、手术或插管部位出血严重以及院内院外转运的 ECMO 病例。

（11）ECMO 撤离技术和并发症：临床心脏／肺脏恢复的指针和标准、减少 ECMO 辅助流量的过程和方法、ACT 在撤离过程中的调整、呼吸机参数更改、血管活性药物的添加、试停或在低流量时直接拔管。

（12）拔除插管过程：外科操作需要、药物使用、潜在并发症、血管结扎、血管修复、伤口处理、感染预防。经皮插管的拔管过程相对简单，静脉血管局部压迫即可，但动脉插管仍然建议切开修补为好。

（13）ECMO 后并发症：血小板变化及电解质调整。

（14）近期及远期 ECMO 患者结果随访：医疗中心有责任和义务完成 ECMO 患者的预后随访，从而获得远期生存效果及质量的评估。

（15）伦理与社会问题：ECMO 患者及家庭具有知情权，需要在 ECMO 治疗后对他们进行心理及生活上的更多支持与帮助。

2. 水试验 这部分培训较少，是要求每位受训个人可以动手的过程，此部分主要针对管路意外进行培训。对于所有管路系统紧急情况都充分理解并就发生的紧急意外做出正确合适的干预是该部分的主要目的，因为管路系统只有液体预充，无任何患者相关信息，要求每位受训者能够正确描述如何在给定的时间内更换重要 ECMO 部件（例如氧合器、热交换器、静脉储血囊等）；同时可以更换一些简单部件例如滚压泵泵管、猪尾瓣（pigtail），检查并识别 ECMO 泵头远端梗阻等意外情况。紧急内容包括培训对下列事件的管理：滚压泵泵路破裂，热交换器、膜肺、静脉血囊的更换，静脉动脉管路进气，泵头梗阻检查，电源故障，无意中发生的插管移位甚至拔出等。

3. 动物实验 通常会选择小羊、狗、猪等作为试验对象，推荐这种动物实验连续持续 24～72 小时以减少对动物的需求，从而体验超过 24 小时的 ECMO 系统管理，主要以系统抗凝方面的培训为主，适当结合氧供氧耗血流动力学的维护。参与者应该被分为 2～4 人的小组，由有临床管理经验的讲师负责指导培训 4～8 小时。培训内容包括：ECMO 系统综述、管路采样、输液、静脉给药抽血气及其他实验室标本、ACT 测定等。病例记录、医嘱单等都需要在此部分培训中予以演练。

4. 高仿真模拟　通过创建真实的 ECMO 治疗环境，学员必须同时对 ECMO 系统和患者进行处理和应对，因而更加实际和有价值的学习机会就被呈现给了学员。ECMO 模拟培训是一个对 ECMO 成员非常有价值的方法，其优势集中体现在对 ECMO 专业人员操作技巧和行为能力的培训上。对于新成立的 ECMO 中心，这部分培训需要重复指导所有 ECMO 专业人员都达到对 ECMO 系统的一个全面理解和掌握，对各种 ECMO 紧急情况的模拟处理是此部分培训的重点。

通常在初次常规模拟培训后大多数中心依然推荐 1～2 次 4～8 小时的额外培训，以使对这种意外的处理固化在每位 ECMO 专业人员脑海，并在最短的时间内识别并处理。

四、总结

ECMO 治疗作为一项复杂的系统工程用于急危重症患者的有效生命支持手段，通常受到很多条件的限制，例如设备、人员、技术水平、团队合作、医院综合实力、患者财力、家属态度等的影响；而且基于 ECMO 支持的复杂性、偶然性，该技术无法成为一项常规治疗被很多医务工作者掌握。目前我国较大的 ECMO 中心每年的 ECMO 数量在 20 例以上，绝大多数医院每年的 ECMO 数量在 5 例以下，如何保证 ECMO 团队在极少数病例实践情况下依然保持 ECMO 治疗的可靠性和有效性成为 ECMO 培训和继续再教育的重点。

如何在我国建立规范、科学、有效的 ECMO 培训和专业人员的继续再教育是中国体外生命支持（ChECLS）正在积极探索的内容。从 2013 年开始，在 ELSO 教育委员会的支持和帮助下，ChECLS 创建了我国第一套适合中国国情的 ECMO 理论与模拟培训系统，依照 ELSO 指南将 ECMO 理论学习和 ECMO 系统与患者管理充分结合起来，开展手把手、小组培训、团队协调的方法，定期举办全国 ECMO 模拟培训班，目前已在全国范围内举办 30 多期，接受培训的 ICU、心胸外科医师、护士达到 1000 多位，为我国开展 ECMO 治疗打下了坚实基础。

ELSO 要求所有 ECMO 专业人员都应该首先完成 ECMO 理论与模拟培训，而后根据实际临床 ECMO 数量和累积经验来决定是否具有应对 ECMO 系统管理和意外情况的能力。如果 2～3 个月没有实施 ECMO 治疗，那么作为 ECMO 专业人员就有必要对 ECMO 系统和管理进行再次熟悉和培训，而最有效的培训巩固方法目前公认的就是高仿真模拟培训，在借助"假人"模拟器的仿真医疗环境下，受训者能够真实体验 ECMO 临床治疗状态，实现"床旁"教学、巩固实战技巧、增强动手能力，达到培训巩固的目的。

（赵　举）

附录一

常用文本

一、ECMO安装记录单

统一编号：＿＿＿＿＿＿＿

ECMO安装　　记录单

患者姓名：＿＿＿＿＿＿　性别：□男　□女　　年龄：＿＿＿岁＿＿＿月＿＿＿天
住　院　号：＿＿＿＿＿＿　体重：＿＿＿Kg　　ECMO次数：＿＿＿＿＿＿
临床诊断：＿＿＿＿＿＿＿＿＿＿＿＿＿＿＿＿＿＿＿＿＿＿＿＿＿＿＿＿＿＿＿＿

ECMO辅助目的：＿＿＿＿＿＿＿＿＿＿＿＿＿＿＿＿＿＿＿＿＿＿＿＿＿＿＿＿＿
ECMO开始辅助时间：＿＿＿＿＿年＿＿＿月＿＿＿日＿＿＿时＿＿＿分
ECMO模式：　□VA　　□VV
建立ECMO的地点　□手术室　□ICU　其他＿＿＿＿＿＿＿＿＿＿＿＿＿＿＿

插管部位：
1＿＿＿＿＿＿＿＿　□切开 □经皮穿刺　型号＿＿＿＿＿＿Fr　厂家＿＿＿＿＿＿＿
2＿＿＿＿＿＿＿＿　□切开 □经皮穿刺　型号＿＿＿＿＿＿Fr　厂家＿＿＿＿＿＿＿
3＿＿＿＿＿＿＿＿　□切开 □经皮穿刺　型号＿＿＿＿＿＿Fr　厂家＿＿＿＿＿＿＿
氧合器型号：＿＿＿＿＿＿＿＿＿＿
离心泵＿＿＿＿＿＿＿＿＿＿＿＿＿＿　变温水箱：＿＿＿＿＿＿＿＿＿＿＿＿

ECMO前患者情况：
　1）血流动力学参数：
　　　HR＿＿＿＿＿SBP＿＿＿＿＿DBP＿＿＿＿＿MAP＿＿＿＿＿CVP＿＿＿＿＿
　　　CO＿＿＿＿＿CI＿＿＿＿＿LAP＿＿＿＿＿PAP＿＿＿＿＿
　2）血气参数：
　　　pH＿＿＿＿＿PaCO2＿＿＿＿＿PaO2＿＿＿＿＿SaO2＿＿＿＿＿
　　　SpO2＿＿＿＿＿HCO3＿＿＿＿＿BE＿＿＿＿＿Lac＿＿＿＿＿
　3）呼吸机参数：
　　　RR＿＿＿＿＿Vt＿＿＿＿＿FiO2＿＿＿＿＿PIP＿＿＿＿＿PEEP＿＿＿＿＿
　4）心血管活性药：（μg/kg/min）
　　　多巴胺＿＿＿＿＿＿＿多巴酚丁胺＿＿＿＿＿＿＿肾上腺素＿＿＿＿＿＿＿
　　　去甲肾上腺素＿＿＿＿＿＿＿异丙肾上腺素＿＿＿＿＿＿＿垂体加压素＿＿＿＿＿＿＿
　　　其他＿＿＿＿＿＿＿＿＿＿＿＿＿＿＿＿＿＿＿＿＿＿＿＿＿＿＿
ECMO前心肺复苏　□是　□否　　　CPR持续时间＿＿＿＿＿＿＿（min）
瞳孔散大　□是　□否　　　瞳孔大小＿＿＿＿＿＿＿mm
起搏器　□是　□否　　　　IABP　□是　□否

特殊说明：

签名：＿＿＿＿＿＿＿＿＿＿

二、ECMO 支持治疗患者辅助信息记录表

姓名_____ 年龄_____ 体重_____ 病案号_____ 临床诊断_____ ECMO 第___天 日期_____ 第___页

ECMO支持治疗患者辅助信息记录表

实际时间 hh:mm	ECMO时间（h）	ECMO系统				血流动力学					呼吸机					血气							生化离子					抗凝			正性肌力	温度	尿量 透析	备注
		泵转速	泵流量	通气量	氧浓度	SBP	DBP	MAP	CVP	LAP	RR	PIP	PEEP	FiO2	Vt	pH	PaCO2	PaO2	SaO2	BE	Lac	SvO2	HCT/Hb	PLT	K+	Na+	血糖	肝素	ACT	APTT				

特殊说明：COP____mmHg；FnB____mg/L；膜肺前压力____mmHg；膜肺后压力____mmHg；跨膜肺压差____mmHg；静脉负压____mmHg；
总入量____ml；总出量____ml；（引）流量____ml；
超声评价：EF____%

签名：_____

三、ECMO交接班登记及每日核对单

ECMO每日核对单（Checklist）

项目	正常	异常	备注
离心泵转速			
离心泵流量监测			
离心泵电源			
耦合剂涂抹			
离心泵报警设定			
气源压力			
氧合器通气			
水箱工作			
水箱水位			
UPS供电			
氧饱和度监测			
跨膜肺压力			
离心泵入口端静脉负压			
氧合器肉眼可见血栓			
管路血栓滑查			
插管部位出血			
肢体远端血供监测			

日期：

ECMO交接班登记

	ECMO系统情况		
	离心泵特性	氧合器性能	辅助管路
		热交换	监测
电源及电池			
附属配件			
患者情况 循环			
呼吸			
抗凝			
血气			
内环境			
肾脏			
消化系统			
神经系统			
肢体远端			
感染			
其他			

签名：

四、ECM 撤机记录单

统一编号：_____

ECMO撤机　　记录单

患者姓名：_____　性别：□男　□女　　年龄：____岁____月____天
住　院　号：_____　体重：____Kg　　ECMO次数：_____
临床诊断：_____

ECMO辅助目的：_____
ECMO开始辅助时间：_____年____月____日____时____分
ECMO结束辅助时间：_____年____月____日____时____分
ECMO运转时间：_____小时_____分钟
撤离ECMO的地点　□手术室　□ICU　其他_____

插管部位血管修复：　□是　□否

ECMO撤离后患者情况：
  1）血流动力学参数：
    HR_____SBP_____DBP_____MAP_____CVP_____
    CO_____CI_____LAP_____PAP_____
  2）血气参数：
    pH_____$PaCO_2$_____PaO_2_____SaO_2_____
    SpO_2_____HCO_3_____BE_____Lac_____
  3）呼吸机参数：
    RR_____Vt_____FiO_2_____PIP_____PEEP_____
  4）心血管活性药：（$\mu g/kg/min$）
    多巴胺_____　多巴酚丁胺_____　肾上腺素_____
    去甲肾上腺素_____异丙肾上腺素_____垂体加压素_____
    其他_____

瞳孔散大　□是　□否　　瞳孔大小_____mm
起搏器　□是　□否　　IABP　□是　□否

撤机说明：

签名：_____

附录二

技 术 流 程

一、出血及渗血的处理流程

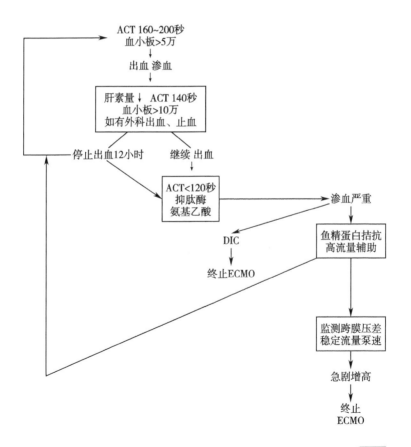

二、静脉回流不足的管理流程

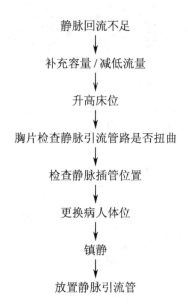

静脉回流不足

↓

补充容量 / 减低流量

↓

升高床位

↓

胸片检查静脉引流管路是否扭曲

↓

检查静脉插管位置

↓

更换病人体位

↓

镇静

↓

放置静脉引流管

三、溶血的管理流程

检查是否有管路凝血 / 扭曲

↓

检查动脉插管阻塞、动脉管路阻力 >300mmHg

↓

调整流量和静脉引流、泵前负压绝对值 <30mmHg

↓

根据需要更换 ECMO 管路

↓

碱化尿液、利尿（速尿或甘露醇）、保持尿量 >3ml/（kg·h）

四、VA ECMO 的管理流程

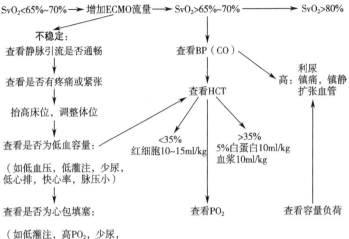

五、VV ECMO 的管理流程

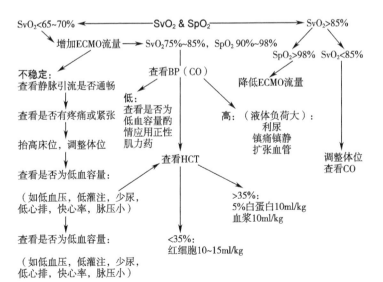

六、血胸气胸和心脏压塞的诊断与处理

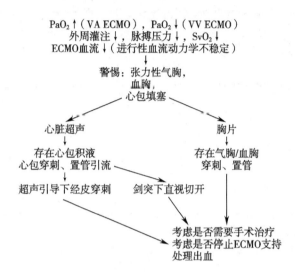

$PaO_2\uparrow$（VA ECMO），$PaO_2\downarrow$（VV ECMO）
外周灌注↓，脉搏压力↓，$SvO_2\downarrow$
ECMO血流↓（进行性血流动力学不稳定）
↓
警惕：张力性气胸，
血胸，
心包填塞

心脏超声　　　　　　　　　　　　　胸片

存在心包积液　　　　　　　　　　存在气胸/血胸
心包穿刺、置管引流　　　　　　　　穿刺、置管
↓
超声引导下经皮穿刺　　　剑突下直视切开

考虑是否需要手术治疗
考虑是否停止ECMO支持
处理出血

附录三

ECMO 常规

一、ECMO 检查记录和操作

	1 小时	3 小时	12 小时	24 小时	必要时
生命指征	*	×			
泵基本性能	*	×			
膜肺基本性能	*	×			
管道检查	*	×			
呼吸参数		×			
心血管活性药		×			
血气		×			
血糖		×			
ACT		×			
负压流量校正			×		
膜肺跨膜压差			×		
膜肺吹干水气			×		
报告小结			×	×	
胸 X 线片			×	×	
超声			×	×	
胶体渗透压				×	
Free Hb				×	
胆红素				×	
PT，aPTT，TT				×	
FDP，FIP，D-Dimer				×	
血常规				×	
血生化				×	
肾功能				×	
交班讨论				×	
更换敷料					×

* 观察　　× 记录或操作

二、ECMO 启动运行流程

病情讨论

↓

领导审批

↓

患者家属谈话

↓

领 ECMO 套件

↓

ECMO 装置预允

↓

辅助前检查

↓

建立 ECMO 操作记录

↓

平稳度过危险期

↓

稳定期

↓

剩余物品及时归库

↓

填写 ECMO 记录（电子版）

↓

每天早晨按交班项目核查

↓

写交班记录（两班签字）

↓

护理部参与医生巡视，按警示报告

↓

重大问题请示主管医生或主任

↓

每天早上当班医师、主管医师、相关中心医师病情讨论

↓

ECMO 终止

↓

清洗管道，观察血栓

↓

清理器械，按固定器材清单入库

↓

3 天内 ECMO 资料科内存档

↓

1 周内组织科内相关人员讨论

三、体外循环科 ECMO 前和转运检查及常规操作

（注：检查确认后请在□内打√）

（一）ECMO 前检查

□ 管道消毒；

□ 用 CO_2 预充 3 分钟；

□ 与水箱管道连接；

□ 应用晶体预充，循环管道排气；

□ 在管道中循环 5 分钟；

□ 药品准备 药物名称：

□ 检查所取血液及新鲜冰冻血浆 记录编号：

□ 气体管道与氧合器连接，调节气体流量；

□ 将晶体排出，加入全血或新鲜冰冻血浆；

□ 核对并加药；

□ 校准流量转换器并调零；

□ ECMO 前血气分析，测 ACT 生理值；

□ 填写 ECMO 记录单。

（二）转运前检查

□ 检查所有的电源线连接情况；

□ 检查空气、氧气及各气体连接通路；

□ 检查水箱的电源，管道及流量；

□ 检查流量传感器；

□ 关闭循环旁路；

□ 入泵管道压力调零；

□ 检查 ECMO 记录单。

体外膜肺氧合（ECMO）知情同意书
样　本

患者姓名	性　别	年　龄	病房及床号	住　院　号

　　ECMO是一种特殊的装置，它用人工心肺机对暂时已无其他治疗措施的心脏或肺进行支持。ECMO装置由人工心脏（泵）和肺（提供氧合）组成，它可以部分替代心脏和肺的工作使它们得以休息和恢复。病人一旦接上ECMO，这套系统将部分替代病人本身的心脏和肺进行工作。主动的氧合和排除二氧化碳有利于心脏和肺得到休息。一般ECMO对病人支持时间比较久，有时候会需要两个或多个氧合器。

　　任何需要ECMO的病人状况严重，而且随时可能死亡。然而在ECMO期间还有其他一些危险因素存在：

1. 出血——在ECMO运行期间，我们会用肝素进行抗凝。虽然严密监测血液凝集时间并适当调整肝素用量，但有时出血难免发生。出血会发生在任何部位，但最严重的是脑出血。这有可能导致永久性脑损伤。还可能有插管部位、消化道等其他部位出血。
2. 凝血——一些小血栓可能进入病人体内。这些栓子会导致类似脑、肾等重要脏器损伤。
3. 卒中——可能发生于脑出血或脑梗塞。
4. 下肢功能障碍——插管侧肢体可能出现功能障碍，甚至截肢。
5. ECMO系统故障——虽然很少，但有可能会发生。
6. 其他——外科操作可能引起感染、出血等。
7. ECMO支持下心脏功能可能没有任何改善。

　　如果您完全理解ECMO的必要性及所带来的风险，并同意使用该技术，请在下面签名，如果还有不理解之处可进一步向相关医护人员咨询。

我已理解上述内容并同意进行体外膜肺氧合（ECMO）！

家属意见：_____

家属姓名：_____ 与患者关系：_____ 日期时间：_____

谈话医生：_____ 日期时间：_____

医院名称：_____

附录四

中英文缩写对照表

缩写	英文全称	中文名
A		
ACT	activated clotting time	激活凝血时间
ADP	adenosine diphosphate	腺苷二磷酸
AHA	American Heart Association	美国心脏协会
AKI	acute kidney injury	急性肾损伤
AMI	acute myocardial infarction	急性心肌梗死
APE	acute pulmonary embolism	急性肺栓塞
APTT	activated partial thromboplastin time	活化的部分凝血活酶时间
ARDS	acute respiratory distress syndrome	急性呼吸窘迫综合征
ARF	acute renal failure	急性肾衰竭
ATN	acute tubular necrosis	急性肾小管坏死
ATP	adenosine triphosphate	腺苷三磷酸
B		
BMI	body mass index	体质指数
C		
CABG	coronary artery bypass grafting	冠状动脉旁路移植术
CAT	coronary artery tomography	冠状动脉断层扫描
CCU	coronary care unit	冠心病监护治疗病房
CDH	congenital diaphragmatic hernia	先天性膈疝
CFA	common femoral artery	股总动脉
CFV	common femoral vein	股总静脉
CGD	chronic granulomatous disease	慢性肉芽肿疾病

CO	cardiac output	心输出量
COP	colloid osmotic pressure	胶体渗透压
COPD	chronic obstructive pulmonary disease	慢性阻塞性肺疾病
CPAP	continuous positive airway pressure	持续正压通气
CPB	cardiopulmonary bypass	体外循环
CPR	cardio-pulmonary resuscitation	心肺复苏
CRRT	continuous renal replacement therapy	连续性肾脏替代治疗
CS	cardiogenic shock	心源性休克
CVP	central venous pressure	中心静脉压

D

DIC	diffuse intravascular coagulation	弥散性血管内凝血
DLC	double lumen cannula	双腔插管

E

ECC	extracorporeal circulation	体外循环
ECLS	extracorporeal life support	体外生命支持
ECMO	extracorporeal membrane oxygenation	体外膜式氧合
ECPR	extracorporeal cardio-pulmonary resuscitation	体外心肺复苏
EF	ejection fraction	射血分数
ELSO	extracorporeal life support organization	体外生命支持组织
EPO	erythropoietin	促红细胞生成素
ESRD	end-stage renal disease	终末期肾脏疾病

F

FDP	fibrinogen degradation product	纤维蛋白原降解产物

G

GFR	glomerular filtration rate	肾小球滤过率

H

HCT	hematocrit	血细胞比容
HFOV	high frequency oscillatory ventilation	高频振荡通气
HIT	heparin-induced thrombocytopenia	肝素诱导性血小板减少症

| HITT | heparin-induced thrombocytopenia and thrombosis | 肝素诱导的血小板减少与血栓形成 |

I

IABP	intra-aortic balloon pump	主动脉内球囊反搏
ICH	intracerebral hemorrhage	颅内出血
iLA	interventional lung assist	介入性肺支持
IVC	inferior vena cave	下腔静脉
IVOX	intravenous oxygenator	静脉内氧合

L

LAP	left atrial pressure	左心房压力
LAS	lung allocation score	肺分配评分
LCOS	low cardiac output syndrome	低心排综合征
LMWH	low molecular weight heparin	低分子量肝素

M

MAP	mean arterial pressure	平均动脉压
MAS	meconium aspiration syndrome	胎粪吸入综合征
MODS	multiple organ dysfunction syndrome	多器官功能障碍综合征

N

| NIRS | near-infrared spectroscopy | 近红外光谱 |

P

PCI	percutaneous coronary intervention	经皮冠状动脉介入治疗
PC-IRV	pressure-controlled inverse ratio ventilation	压力控制反比通气
PCWP	pulmonary capillary wedge pressure	肺毛细血管楔压
PDA	patent ductus arteriosus	动脉导管未闭
PEEP	positive end-expiratory pressure	呼气末正压
PGD	pulmonary graft dysfunction	移植肺失功
PIP	peak inspiratory pressure	吸气压峰值
PLT	platelet	血小板
PPHN	persistent pulmonary hypertension of the newborn	新生儿持续性肺动脉高压

| PT | prothrombin time | 凝血酶原时间 |
| PTCA | percutaneous transluminal coronary angioplasty | 经皮冠状动脉腔内成形术 |

R

RA	right atrium	右心房
RCCA	right common carotid artery	右颈总动脉
RDS	respiratory distress syndrome	呼吸窘迫综合征
RIJV	right internal jugular vein	右侧颈内静脉
RR	respiratory rate	呼吸率（频率）
RST	renal surpport treatment	肾脏支持治疗
RVP	right ventricular pressure	右心室压力

S

| SIRS | systemic inflam-matory response syndrome | 全身炎症反应综合征 |

T

TAPVC	total anomalous pulmonary venous connection	完全性肺静脉异位引流
TCM	temperature control management	温度控制管理
TEG	thromboelastogram	血栓弹性图
TPN	total parenteral nutrition	全胃肠外营养
TPO	thrombopoietin	血小板生成素
TV	tricuspid valve	三尖瓣

U

| UPS | uninterrupted power supply | 无间断供电 |

V

| VILI | ventilator-induced lung injury | 呼吸机所致肺损伤 |

索 引